AF672291

Dr. Angela Fetzner

Die Lymphe

Die verborgene Heilquelle unseres Körpers

Dr. Angela Fetzner

Die Lymphe

Die verborgene Heilquelle unseres Körpers

Bibliografische Information der Deutschen Nationalbibliothek
Die Deutsche Nationalbibliothek verzeichnet diese Publikation in der Deutschen Nationalbibliografie; detaillierte bibliographische Daten sind im Internet über http://dnb.dnb.de abrufbar.

© 2022 by Dr. Angela Raab geb. Fetzner

2. Auflage 2022

Herstellung BoD - Books on demand - 22848 Norderstedt

Herausgeber & Vertrieb:

Achiel Verlag

Gartenstr. 10 - 56462 Höhn

Covergestaltung: ZERO Werbeagentur, München unter Verwendung von Motiven von shutterstock.com

Cover-Foto: © eshana_blue depositphotos.com

ISBN 9783986680053

Fotos und Abbildungen

Depositphotos.com:
Rognar , srenethos, byheaven,Dirima, Ambrophoto, panxunbin, pixologic, eastfenceimage, racom, Healing63, fizkes, wavebreakmedia, sebastiangauert, DmitryRukhlenko, lunamarina, baranq, vchalup2, AlexanderPokusay, microgen, ka2shka, AndreLobov, glisic_albina, Milkos, animaxx3d, filmfoto, pablocalvog, Shyntartanya, shkyo30, svitlanaozima, split271992.gmail.com

Shutterstock.com:
nexus 7, Vladimir Gjorgiev, Mihai Blanaru, michaelheim, Tatyana Dzemileva, Mangostar, aijiro, Andrii Medvednikov, transurfer, AXL, metamorworks, Roman Samborski, fizkes, Prostock-studio, VK Studio

stockfood.com:
Brigitte Sporrer,
Gaby Zimmermann,
Peter Kooijman,
News Life Media,
PhotoCuisin,
für ZS Verlag Barbara Bonisolli,
für ZS Verlag Mathias Neubauer,
Gräfe & Unzer Verlag Lang, Coco,
Gräfe & Unzer Verlag Katrin, Winner,

Inhaltsverzeichnis

Prolog 11
Entgiftung über das Lymphsystem 13
Keine Lymphreinigung ohne Entgiftung des Darms 18
Eine gründliche Reinigung des Lymphsystems hat vor allem zwei Hauptziele 19
Warum ist Entgiften nötig? 20
Was bringt eine Entgiftung des Körpers? 22
Entgiftung entspricht dem natürlichen Instinkt aller Lebewesen 26
Was vergiftet den Körper? 28
Modell der überlaufenden Mülltonne 30
Wie kann die Entgiftungsfunktion des Körpers gesteigert werden? 31
Die natürlichen Entgiftungswege unseres Körpers 32
Leber 33
Darm 34
Nieren 35
Haut 36
Lymphsystem 37
Lunge 38
Warum die Lymphe fließen muss 39
Das Lymphgefäßsystem 41
Was ist Lymphe? 44
Lymphknoten 47
Das lymphatische System - Aufbau und Funktion 53
Lymphatische Organe 54
Lymphozyten 55
Welche Krankheiten sind mit einem gestörten Lymphfluss verbunden? 59
Hinweis 62

Die Lymphe flüssig halten 64
Das Lymphsystem muss aktiv stimuliert werden 65
Minitrampolin 67
Seilspringen 70
Detox-Yoga 72
Auch beim Sitzen in Bewegung bleiben 74
Meiden Sie einengende Kleidung 77
Tragen Sie Kompressionsstrümpfe 78
Vorsicht bei der Verwendung von Deos 80
Sonstige Tipps zur Aktivierung des Lymphsystems 81
Fußreflexzonenmassage zur Aktivierung des Lymphgefäßsystems 83
Entgiftungs-Turbo Schröpfen 91
Trockenbürstenmassagen 94
Wechselduschen und -bäder 99
Wassertreten 102
Kalte Güsse 104
Basische Bäder 107
Übersäuerung führt zu Lymphstau 108
Zu viel Eiweiß und Fett - Gift für die Lymphe 110
Ölziehen zur Entgiftung des Lymphsystems 112
Das Lymphsystem muss aktiv stimuliert werden 121
Mit Faszientraining die Lymphe in Schwung bringen 123
Mit Qi Gong die Lymphe in Fluss bringen 131
Qi Gong aktiviert den Lymphfluss 133
Yoga-Übungen zum Aktivieren der Lymphe 137
Spezielle Gymnastikübungen zur Aktivierung der Lymphe 152
Entstauungsgymnastik 161
Sanfte Gymnastikübungen zur Entstauung 171
Lymphmassage 174
Die richtige Umgebung für die Massage 177

Lymphmassagen zur Entgiftung des Körpers/ Lymphdrainage 178
Indikationen zur Selbstmassage 181
Lymphmassage der einzelnen Körperregionen - Gesund vom Kopf bis zu den Füßen 186
Massage zur Entgiftung 203
Massage zur Vorbeugung von Erkältungen 209
Was ist der Unterschied zwischen Lymphmassage und Lymphdrainage? 211
Wann sollte eine Lymphmassage unterbleiben? 213
Unterstützung der Lymphmassage durch Bewegung und Ernährung 216
Ausreichender Schlaf hält gesund und entgiftet den Körper 220
Eine bewusste Atmung putzt das Lymphsystem 222
Die richtige Atmung kann Wunder wirken 224
Die Feueratmung 227
Atemübungen 228
Reichlich trinken entgiftet die Lymphe 238
Heilpflanzen zur Aktivierung und Entgiftung des Lymphsystems 240
Steinklee 240
Stinkender Storchschnabel 242
Rosskastanie 244
Löwenzahn 245
Schachtelhalm 248
Echte Goldrute 249
Brennnessel 251
Birke 253
Teemischungen zur Aktivierung der Lymphe 255
Bewährte Teemischungen zur Aktivierung der Lymphe 256
Basismittel zur Regulation des Lymphsystems 259
Schüßler-Salze zum Entgiften und Stärken des Lymphsystems 261

Schüßler-Salze zum Entgiften und Stärken des Lymphsystems 262
Homöopathische Mittel zum Entgiften und Stärken des Lymphsystems 265
Homöopathische Mittel zum Entgiften und Stärken des Lymphsystems 268
Allgemeine Maßnahmen zur Entgiftung des gesamten Körpers 277
Sulfur - Universelle Entgiftung des Körpers 279
Birke - Weckt alle Lebensgeister 280
Ingwer - Intensive Wärme entgiftet 281
Stress wirksam abbauen 283
Stress - Ein Phänomen unserer heutigen Zeit 283
Entspannungstechniken 286
Eselwandern 286
Meditation 288
Progressive Muskelentspannung nach Jacobson 291
Autogenes Training 293
Regelmäßige Bewegung zur Aktivierung der Lymphe 295
Bewegungsmangel 295
Ausreichend körperliche Aktivität 296
Bewegung bringt die Entgiftung des Körpers auf Trab 297
Ausdauersport 298
Laufen, Laufen, Laufen 299
Tanzsport 300
Schwimmen 301
Radsport 301
Auf dem Rücken der Pferde liegt das Glück der Erde 302
Leckere und gesunde Rezepte für die Lymphe 303
Overnight Oats mit Feigen und Honig im Glas 303
Frühstücks-Cookies und Gurken-Smoothie 305
Kräuterrührei im Glas 309
Lauchcremesuppe mit Petersilienöl 311

Pastinaken-Kartoffelpuffer mit Kräuterdip 314
Basische Gemüsebrühe mit Ingwer 317
Gefüllte Avocado mit Caprese 320
Roter Rettichsalat mit Sonnenblumenkernen und Leinölsonnenblumen 323
Schnelles Hähnchencurry mit Erbsen 325
Gebratener Butternusskürbis, dazu Gerstensalat mit Apfel und Pekannüssen 328
Epilog **331**
Literatur (Auswahl) **332**
Studien 332
Printliteratur 334
Internetquellen 336
Videoquellen 338
Zur Autorin **339**
Ein herzliches Dankeschön **340**
Bücher von Dr. Angela Fetzner 340
Leseprobe **341**
Die Nieren - Kraftwerk und Klärwerk 342

Prolog

Die Lymphe - Das Originalbuch

Auf über 300 Seiten finden Sie erstmals alles Wissenswerte über die Lymphe - Wie funktioniert das Lymphsystem, wie wird die Lymphe aktiviert, entgiftet und im Fluss gehalten.

Das Lymphsystem - Kläranlage unseres Körpers

Als Müllabfuhr des Körpers vernichtet das Lymphsystem schädliche und unbrauchbare Stoffe wie Krankheitserreger, Toxine und Zelltrümmer.

Das Lymphsystem ist daher ein überaus wichtiger Teil der Immunabwehr und der körpereigenen Entgiftung.

Die ganzheitliche Lymphreinigung - Der Weg zur Heilung beginnt mit fließender Lymphe

In diesem Buch werden alle natürlichen Therapien und Behandlungsmethoden zur Entgiftung und Reinigung beschrieben.

Es handelt sich hierbei um alltagstaugliche, motivierende und effiziente Maßnahmen zur Selbstbehandlung. Hierzu gehören alle Maßnahmen zur Entgiftung wie Heilpflanzentherapie, Homöopathie, Schüßler-Salze, spezifische Reinigung der Lymphe, Wasseranwendungen, Abbau von Stress, moderate Bewegung usw. Weiter wird geschildert, wie eine geeignete Ernährung den Lymphfluss unterstützt. - Ein spezieller Rezeptteil mit vielen leckeren und bebilderten Rezepten zeigt, dass man hierbei nicht auf Genuss verzichten muss.

Daneben enthält der Ratgeber präzise beschriebene, bebilderte Anleitungen zu

- Selbstmassage/Lymphmassage
- Spezieller Gymnastik für die Lymphe
- Faszientraining für die Lymphe
- Qi Gong für die Lymphe
- Speziellen Yoga-Übungen für die Lymphe
- Speziellen Atemübungen

Mit Unterstützung der vorgestellten, ausgewählten Anwendungen werden Sie bereits nach kurzer Zeit wieder mehr Vitalität, Kraft und Lebensfreude verspüren.

Entgiftung über das Lymphsystem

Der Blutkreislauf ist jedem Menschen bekannt, während das Lymphsystem, das zweite wichtige Zirkulationssystem unseres Körpers - das einen Halbkreislauf darstellt - immer noch weitgehend unbekannt ist.

Und während etwa die Darmreinigung oder auch die Leberentgiftung ganz oben auf dem Programm jeder Entgiftungstherapie stehen, wird die Entgiftung des Lymphsystems meist immer noch allzu stiefmütterlich behandelt. Dies rührt sicher auch von der Tatsache her, dass das Lymphsystem weitgehend im Verborgenen agiert und damit zu den allgemein vernachlässigten Teilen unseres Körpers gehört. Selbst in medizinischen Lehrbüchern wird auf das Lymphsystem und seine lebenswichtigen Aufgaben kaum eingegangen.

Jedoch durchzieht das unterschätzte und verkannte Lymphsystem den gesamten menschlichen Körper wie ein fein gesponnenes Netz, um jeweils an Ort und Stelle seinen wichtigen Funktionen nachkommen zu können. Unermüdlich - gleichsam einer Müllabfuhr mit angeschlossener Kläranlage - steht das Lymphsystem in unseren Diensten, um Abfallstoffe zu transportieren und letztendlich zu vernichten. Außerdem gehören auch die Immunabwehr und die Entwässerung des Gewebes zu den vornehmlichen Aufgaben des Lymphsystems.

Meist kümmern wir uns aber erst um das Lymphsystem, wenn das Kind schon in den Brunnen gefallen ist, d. h., wenn mehr oder weniger schwere Krankheiten auftreten - wobei häufig selbst dann nicht erkannt wird, dass viele Beschwerden auf einen gestörten Lymphfluss zurückzuführen sind.

Oft werden in solchen Fällen ziellos darm- oder leberreinigende Maßnahmen durchgeführt - die an sich sinnvollen und gesundheitsfördernden Therapien sind jedoch wirkungslos oder sogar kontraproduktiv, wenn das Lymphsystem bereits überfordert ist. Denn entsprechende Leber- und Darmreinigungen würden das ohnehin überlastete Lymphsystem noch weiter überfordern und dies ist einer der häufigsten und verhängnisvollsten Fehler überhaupt, der beim Entgiften gemacht wird.

Man kann sich das so vorstellen: So wie in einer Stadt zunächst die Müllabfuhr die Abfälle abholt und die Kanalisation erst zu einem späteren Zeitpunkt tätig wird und das Abwasser durch die Kanalisation transportiert - so fungiert das Lymphsystem gleichsam als die erste Anlaufstelle, nämlich sozusagen als Müllabfuhr. So wird denn auch allerlei nicht mehr benötigter und von anderen Entgiftungsorganen nicht zu verarbeitender ***„Abfall"*** von diesen ohne Erbarmen in das Lymphsystem gekippt und dort abgeladen. Wenn das Lymphsystem jedoch ohnehin schon überlastet ist, kann es seine Aufgaben nicht mehr wahrnehmen und ist mit den Unmengen an Abfall heillos überfordert.

Daher ist die intakte Entgiftungsfunktion des Lymphsystems von immenser Bedeutung, da über diesen Weg die von körpereigenen Abwehrzellen isolierten Schadstoffe (Chemikalien, Medikamentenrückstände, Gifte, Schlacken, alte und unbrauchbare Zellen, Zelltrümmer, Krebszellen, Bakterien und Viren) zunächst vernichtet und anschließend zur Ausscheidung gebracht werden.

Deshalb sollte zu jeder Ausleitungstherapie stets auch die Anregung des Lymphsystems gehören. - Denn durch die Anregung des Lymphflusses werden vermehrt Stoffwechselendprodukte, Toxine und Krankheitserreger zur Ausscheidung gebracht.

Man kann das Lymphsystem aus diesem Grund mit Fug und Recht als die Kläranlage unseres Körpers bezeichnen - wenn diese Kläranlage und dieses ausgezeichnete Filtersystem jedoch nicht mehr reibungslos funktionieren, wird der Körper mit Giften, Bakterien, Viren, Pilzen, Zelltrümmern, Schlacken und entarteten Zellen überschwemmt. Dass dies der Beginn zahlreicher akuter und chronischer Krankheiten ist, braucht angesichts der drohenden Schadstoffflut in unserem Körper nicht näher erläutert zu werden. Dazu kommt noch, dass alle wichtigen Körperzellen aufgrund des Lymphstaus nicht mehr ausreichend mit Nährstoffen versorgt werden können.

Eine ganzheitliche Lymphreinigung ist also eine der wichtigsten Maßnahmen zur Heilung und Vorbeugung von Krankheiten aller Art - denn nur durch die kontinuierliche Klärung, Aktivierung und Entgiftung der Lymphe wird dieses wichtige Körperwasser wunderbar sauber und gesund gehalten.

Man muss es dem Lymphsystem auch hoch anrechnen, dass es sich v. a. auch des groben und unhandlichen Abfalls annimmt: So nehmen die Lymphkapillaren Bakterien, Bakteriengifte, Viren, Pilze, Schwermetalle, Chemikalien, Zelltrümmer, funktionsuntüchtige und entartete Zellen auf und transportieren diesen hochgiftigen Müll, der in der Lymphflüssigkeit schwimmt, zu den Lymphknoten. Die Reinigung der mit Abfall schwer beladenen Lymphe findet schließlich in den Lymphknoten statt, welche als Filter- und Entgiftungsstation des Lymphsystems fungieren. Denn die Lymphknoten schnappen sich alle Arten von Schadstoffen und machen diese unschädlich - die gereinigte Lymphe wird anschließend in den Blutkreislauf übergeben.

Dass unsere Gesundheit also maßgeblich von der Leistungsfähigkeit des Lymphsystems abhängt, darf nicht wundernehmen - ist doch das Lymphsystem geradewegs die Polizei und der Wächter für unsere Gesundheit.

So sind die Lymphknoten etwa vollgepackt mit Fresszellen und Lymphozyten, welche mit großem Appetit Bakterien vernichten und Krebszellen buchstäblich auffressen. Kein Wunder, dass das Lymphsystem bei einer derartigen Leistungsfähigkeit von allen Seiten pausenlos mit Abfällen aller Art wie Giftstoffen, Bakterien, Viren, Parasiten, Pilzen, Schlacken, Verschleimungen und entarteten Zellen überhäuft wird. Gerade auch der Abfall, der für die anderen Entgiftungsorgane zu grob, zu sperrig oder einfach zu giftig ist, wird vom selbstlosen Lymphsystem ohne Murren übernommen.

Wird das Lymphsystem aber kontinuierlich überlastet und wird weiter die Lymphtätigkeit nicht genügend angeregt, so lässt die Leistungsfähigkeit der Lymphknoten bzw. der darin befindlichen Abwehr- und Fresszellen nach. Auch die Lymphe fließt nur noch sehr langsam und schleppend, bis sich schließlich ein Lymphstau entwickelt.

Man kann den Lymphstau ohne Weiteres mit einem stehenden Gewässer vergleichen, in das Gift geleitet wird - da der natürliche Fluss des Gewässers beim Überschwemmen mit toxischen Stoffen behindert und blockiert wird, können Gifte nicht mehr abtransportiert werden, infolgedessen stirbt der Fluss ab.

Das drastische Bild des abgestorbenen Flusses kann man durchaus auf unser Lymphsystem übertragen: Bei Überlastung des Lymphsystems können Gifte und Schlacken aus der Lymphflüssigkeit ins Blut gelangen und auf diese Weise eine schleichende, aber verhängnisvolle Vergiftung des Körpers herbeiführen.

Ein Lymphstau kann zahlreiche Beschwerden wie geschwollene Augen, dicke Beine und Hände sowie Cellulite nach sich ziehen. Auch unerklärliche und bleierne Müdigkeit, Leistungsabfall, Konzentrationsschwierigkeiten, chronische Kopfschmerzen sowie andere Schmerzen, weiter Anfälligkeit für Erkältungen, chronische Nasennebenhöhlenentzündungen, Halsentzündungen, Allergien, Akne und Menstruationsbeschwerden können Folge eines Lymphstaus sein. Langfristig können sogar schwere chronische Erkrankungen, bspw. chronische Entzündungen und auch Krebserkrankungen, resultieren.

Da das Lymphsystem nicht nur für die Entgiftung zuständig ist, sondern neben dem Darm der wichtigste Teil unseres Immunsystems ist, kann der ganzheitlichen Lymphreinigung gar nicht genug Beachtung geschenkt werden.

Daneben gibt es noch ein besonderes Merkmal des Lymphsystems, welches dessen regelmäßige Entgiftung umso wichtiger werden lässt. Die Gefäße des Lymphsystems verlaufen parallel und benachbart zu den Blutgefäßen. Dennoch gibt es einen signifikanten Unterschied zwischen dem Blutkreislauf und dem Lymphsystem: Während der Blutkreislauf von der Pumpe des Herzens angetrieben wird, hat das Lymphsystem keine derartige Pumpe und damit keinen Antrieb, um die Flüssigkeit zirkulieren zu lassen. Deshalb ist das Lymphsystem auf eine Aktivierung von außen angewiesen, welcher wir ausreichend Aufmerksamkeit schenken sollten.

Ein ausreichender Lymphfluss ist auch deswegen sehr wichtig, weil die Lymphe nur sehr langsam fließt - innerhalb eines Tages werden nur 1,5 bis 2,5 l Flüssigkeit durch die Lymphgefäße transportiert. Zum Vergleich: Die gesamte Blutmenge eines Menschen (ca. fünf Liter) wird in etwa einer Minute durch den Kreislauf geschleust.

Keine Lymphreinigung ohne Entgiftung des Darms

Aufgrund der engen Verbindung von Darm und Lymphsystem sollten bei einer Reinigung des Lymphsystems immer auch Maßnahmen ergriffen werden, die dem Aufbau einer gesunden Darmflora dienen. Denn bei Vorhandensein einer großen Menge von Giftstoffen, Schlacken und anderen Abfallstoffen im Darm kann die Lymphe nicht zum Fließen gebracht werden, da der Darm einen Teil seiner Abfallstoffe stets an die Lymphe abgibt. Deshalb sollte man bei einer Lymphreinigung bspw. nicht auf die Einnahme eines hochwertigen Probiotikums verzichten - denn dieses sorgt dafür, dass sich die Darmschleimhaut regenerieren kann und Störenfriede wie Fäulnisbakterien und Pilze vernichtet werden. Zusätzlich stärkt das Probiotikum auch das Immunsystem des Darms, weiter wird dessen Entgiftungsfunktion unterstützt. Eine Darmreinigung empfiehlt sich also stets als parallel verlaufende Maßnahme im Rahmen einer Lymphreinigung.

Eine gründliche Reinigung des Lymphsystems hat vor allem zwei Hauptziele

Da die Lymphflüssigkeit nicht eigenständig zirkuliert, muss der Lymphfluss angeregt und aktiviert werden, damit die Lymphe rasch und ungehindert fließen kann - und somit auch Schlacken, Krankheitserreger, Krebszellen und Gifte schnell und effektiv aus dem Körper geschleust werden können. Durch die Anregung der Lymphtätigkeit wird auch der so gefürchtete Lymphstau vermieden.
Auch die anderen entgiftenden Organe sollten entlastet und gereinigt werden, damit sich das Lymphsystem von Zeit zu Zeit der Regeneration widmen kann. Von einer Reinigung und Entgiftung von Leber, Darm und Nieren profitiert letztendlich auch das Lymphsystem - denn sind die anderen entgiftenden Organe mit Schadstoffen belastet oder gar überlastet, leidet auch das Lymphsystem, weil die anderen Entgiftungsorgane nur allzu gerne ihren anfallenden Müll an das Lymphsystem abgeben.

Bevor wir uns nun aber Klarheit darüber verschaffen, wie wir das Lymphsystem gesund erhalten, wollen wir einen allgemeinen Blick auf alle Aspekte der Entgiftung des Körpers werfen.

Warum ist Entgiften nötig?

Unser Stoffwechsel funktioniert wie eine Fabrik ohne Ruhezeiten. Jeden Tag werden bei der täglichen Nahrungsaufnahme Stoffe aufgenommen, umgebaut, gespeichert und - wenn sie nicht mehr gebraucht werden - ausgeschieden. Abfallstoffe fallen somit auch bei der Verdauung an, Entgiftung ist hier ein natürlicher Vorgang, der ein wesentlicher Teil des Stoffwechsels ist. Für die Aufrechterhaltung der Gesundheit ist die Entgiftung ein wichtiger Prozess - zumal als Schadstoffe nicht nur Stoffwechselendprodukte anfallen, sondern unser Körper auch durch zahlreiche Umweltgifte, Viren und Bakterien belastet wird. Entgiftung ist also ein notwendiger und selbstverständlicher Prozess unseres Körpers - und nicht eine Erfindung der Naturheilkunde oder ein mystischer, nicht fassbarer Vorgang.

Viele Schulmediziner sagen, dass eine Entgiftung des Körpers nicht erforderlich sei, da der Körper sich selbst reinige. Dies ist nur teilweise richtig, denn der menschliche Körper wird aufgrund der zunehmenden Verschmutzung der Umwelt mit Schwermetallen, Giften, Chemikalien aller Art sowie radioaktiver Strahlung immer größeren Belastungen ausgesetzt. Dazu kommen Zusatzstoffe in der Nahrung und in Körperpflegemitteln - während auf der anderen Seite entlastende Faktoren wie gesunde Ernährung, ausreichende Bewegung und Stressabbau im Allgemeinen zu kurz kommen. Und während kaum jemand widersprechen würde, dass man täglich die Zähne putzen sollte und auch ausreichende Körperhygiene vonnöten ist, wird die viel wichtigere innere Reinigung des Körpers vielfach in Zweifel gestellt.

So weiß jeder um den Nutzen und die Notwendigkeit einer gründlichen Zahnpflege Bescheid - doch was ist mit lebenswichtigen Organen wie Leber, Darm und Nieren? Putzt und reinigt man diese in ähnlich akkurater und sorgsamer Weise wie die Zähne? Würde man diese Frage in den Raum werfen, würde man wohl in den meisten Fällen ein gleichgültiges oder ungläubiges Achselzucken als Antwort erhalten. Wir gehen doch außerdem auch regelmäßig zum Friseur, zum Nagelstudio, pflegen weiter unsere Haut, die äußere Hülle, mit diversen Ampullen, Masken, Cremes und Seren. Warum nur vernachlässigen wir dann unseren Körper so sträflich, führen ihm schädliche und ungesunde Nahrung zu? Aus Nachlässigkeit, Bequemlichkeit, Gewohnheit oder mangelndem Bewusstsein?

Vermutlich aus einer Kombination von alledem. Vielleicht auch, weil Nachlässigkeit bei Frisur und Fingernägeln sofort sichtbar werden, unser Körper aber lange schweigt und Vernachlässigung allzu lange und beharrlich duldet, bis die ersten Befindlichkeitsstörungen oder gar Krankheitszeichen auftreten. Uns und unseren Körper sollen wir aber pflegen und hegen wie eine zarte Pflanze, damit sie blüht und gedeiht und uns Freude bereitet - und nicht traurig und vergessen in einer dunklen Ecke ihr Dasein fristet und vor lauter Kummer die Blätter hängen lässt und unbemerkt verwelkt.

Was bringt eine Entgiftung des Körpers?

Entgiften - also das Ausleiten von Schadstoffen aus dem Körper - blickt auf eine lange Tradition zurück.

Seit jeher haben Menschen den Wunsch verspürt, ihren Körper und auch ihre Seele in regelmäßigen Abständen zu reinigen und von allem überflüssigen und schädlichen Ballast zu befreien. Vielleicht entspricht dieses Bedürfnis dem instinktiven Spüren, dass die Reinigung eine große Entlastung für Körper und Seele bedeutet, die notwendig ist, um die Gesundheit zu erhalten oder wieder zu erlangen. Gleichzeitig ist eine gründliche Entgiftung und Reinigung des Körpers Voraussetzung für alle tiefer greifenden Heilungsprozesse.

Die Maßnahmen zur Entgiftung dienen v. a. auch dazu, die Selbstheilungskräfte des Körpers in Gang zu setzen. Denn erst durch eine tiefgreifende Befreiung von Schadstoffen wird vielen Krankheiten die Grundlage entzogen und Körper und Seele können wieder genesen.

Eine gründliche Entgiftung befreit Körper und Seele von unnötigem Ballast und schädlichen Stoffen - hierbei kann es sich um körpereigene Stoffwechselrückstände und Säuren handeln, weiter um Schimmel, organische Lösungsmittel, Schwermetalle, Formaldehyd, Dioxin, Radioaktivität usw. Natürlich macht uns seelischer ***„Müll“*** gleichermaßen zu schaffen, hier kann es sich um traumatische Erlebnisse, Ängste oder um unverarbeitete Probleme handeln. Da die Last der Schadstoffe uns unnötig beeinträchtigt, schwächt und am Ende krank macht, ist es vonnöten, Körper und Seele vom Joch der schädlichen Stoffe zu befreien.

Denn unzählige Umweltgifte und sonstige Schadstoffe vermindern die physische und psychische Widerstandskraft und machen so auf vielfältige Weise krank. Eine sorgfältige Entgiftungs- und Reinigungskur kann hier gezielt ansetzen - am besten gelingt diese mittels mehrerer Entgiftungsmaßnahmen, die in Kombination ein Vielfaches ihrer möglichen Einzelwirkungen erzielen können. Grund hierfür ist, dass ganz unterschiedliche Reinigungs- und Behandlungsverfahren tief und fein verzahnt ineinandergreifen und alle Behandlungen genau aufeinander abgestimmt sind.

Die Reinigungsprozesse dienen ferner dazu, die Selbstheilungskräfte des Körpers in Gang zu setzen und fehlgeleitete Energien im Körper zu harmonisieren.

So ist es denn auch nicht verwunderlich, dass wir uns nach einer Entgiftungskur wie befreit und neugeboren fühlen. Denn Körper, Geist und Seele werden einem umfassenden Reinigungs- und Regenerationsprozess unterworfen, sodass wir nach einer gründlichen Entgiftung idealerweise tief entspannt, voller Lebensfreude und Vitalität sowie mit gesteigerter Leistungsfähigkeit in den Alltag zurückkehren. Wichtig ist, dass man der Entgiftungskur viel Zeit, Raum und die nötige Aufmerksamkeit schenkt, damit es zu tiefgreifenden und lang anhaltenden positiven Veränderungen kommen kann. Viele chronische Beschwerden wie ständige Müdigkeit, Erschöpfung, Schlafstörungen und Energielosigkeit verschwinden völlig oder bessern sich nachhaltig. Auch der Magen-Darm-Trakt profitiert von einer umfassenden Reinigung des Körpers, so gehören Beschwerden wie Verstopfung, Völlegefühl, Blähungen, Sodbrennen und Übelkeit bald der Vergangenheit an. Bei Allergien sowie bei Hauterkrankungen wie unreiner Haut, Ekzemen und schlecht heilenden Wunden erweist sich eine sorgfältige Reinigung des Körpers ebenfalls als sehr nützlich. Bei Erkrankungen der Gelenke, bei Schmerzen unterschiedlicher Ursache sowie bei jeder Art von Entzündung bringt eine Entgiftung weiterhin großen Gewinn. Auch der Psyche kommt eine gründliche Entgiftung zugute - Nervosität und innere Unruhe verschwinden häufig, während mit Depressionen und Ängsten belastete Menschen häufig eine starke Linderung ihrer Beschwerden erfahren. Eine Reinigung des Körpers führt ferner zu geistiger Frische - Konzentration und Merkfähigkeit steigen merklich an. Nicht zuletzt führt eine Entgiftung des Körpers häufig zu einem eindrucksvollen Abbau von Übergewicht. Aufgrund der Erneuerung aller Zellen profitieren Haut und Haare ebenfalls von einer Entgiftungskur, generell ist ein imposanter Verjüngungs- und Anti-Aging-Effekt festzustellen. Von dieser umfassenden Regeneration profitieren natürlich nicht nur Haut und Haare, sondern alle Organe.

Insbesondere unsere Entgiftungsorgane, das sind hauptsächlich Leber, Nieren, Haut und Lunge, ferner auch das Lymphsystem, freuen sich über eine ausgiebige Reinigung - das positive Resultat ist eine Steigerung der Aktivität und Leistungsfähigkeit eben dieser Entgiftungsorgane.

Eine gründliche Entgiftung ist überdies die Basis und Voraussetzung für Vitalität, Wohlbefinden und Lebenskraft sowie der wichtigste und erste Schritt zur Heilung von Krankheiten jeglicher Art - so besagt die Naturheilkunde, dass allen Erkrankungen eine Überlastung des Körpers und/ oder der Psyche mit Schadstoffen zugrunde liegt. Durch eine nachhaltige Entgiftung werden die Selbstheilungskräfte des Körpers aktiviert, der Organismus wird angeregt, selbstständig den Weg in Richtung Heilung und vollständiger Genesung einzuschlagen.

Eine Entgiftungskur ist vornehmlich jedoch auch für Gesunde angezeigt, um die Vitalität und Lebensqualität zu steigern. Ferner werden durch Reinigungsmaßnahmen Alterungsprozesse aufgehalten, außerdem wird die psychische und physische Widerstandskraft gesteigert. Nicht zuletzt wird auch das Immunsystem gestärkt, häufige Erkältungen und grippale Infekte können so in Schach gehalten werden.

Auch der Weg hin zu einer gesünderen Lebensweise kann durch eine Entgiftungskur geebnet werden, ebenso können verschiedene Laster wie Rauchen oder zu ausgiebiger Alkoholgenuss reduziert oder ganz aufgegeben werden.

Entgiftung entspricht dem natürlichen Instinkt aller Lebewesen

Entgiften ist eines der wichtigsten Therapieverfahren, - wenn nicht das wichtigste Verfahren überhaupt - um viel für die körperliche und seelische Gesundheit zu tun. So weiß man, dass jede chronische Erkrankung immer auch durch eine Überlastung des Körpers mit Schadstoffen mit verursacht wird.

Die Praxis der Entgiftung des Körpers blickt auf eine lange Tradition zurück, ja es gibt diese schon so lange wie die Menschheit selbst. Das Entgiften des Körpers ist zudem in praktisch allen Kulturen und Religionen vertreten.

So entspricht das gelegentliche Reinigen des Körpers einem grundlegenden Instinkt des Menschen.

Dieses intuitive Handeln ist auch im Tierreich vertreten - auch Tiere entgiften, indem sie bspw. instinktiv fasten und jede Nahrung verweigern, wenn sie krank sind oder etwas Unbekömmliches gegessen haben. Dieser angeborene Schutzmechanismus sorgt dafür, dass Tiere auf diese Weise entgiften und sich so selbst heilen.

Häufig vertrauen Tiere auch auf entgiftende Pflanzen, die sie zu sich nehmen, um auf diese Weise zu gesunden. Manche Tiere wälzen sich wiederum im Schlamm oder scheuern sich an Ästen von Bäumen, um Ungeziefer wie Mücken oder Läuse loszuwerden - auch diese Praktiken sind als Entgiftungsprozesse anzusehen. In der heutigen Zeit, wo wir uns vielfach von einer naturgemäßen Lebensweise entfernt haben, ist jedoch nicht wenigen Menschen der natürliche Instinkt zur Reinigung und Entgiftung des Körpers abhandengekommen. Das Bewusstsein für den gesunden Umgang mit dem eigenen Körper ist oftmals verloren gegangen, die natürlichen Sinne und der Instinkt für das Gute und Hilfreiche sind meist nicht mehr aktiv, sondern durch falsche Lebensweise abgestumpft - es gilt nun, diese Sinne wieder zu aktivieren und zu wecken.

Was vergiftet den Körper?

Im Dunstkreis der chronischen Vergiftung des Körpers stehen viele Verdächtige, die nachfolgend aufgelistet sind.

- Fäulnis- und Gärungsprozesse im Körper
- Abbauprodukte des Stoffwechsels
- Übersäuerung
- Krankheitserreger wie Bakterien, Viren und Pilze
- Chemikalien in Textilien, Nahrungsmitteln, Möbeln, Kosmetik
- Lösungsmittel wie Aceton
- Farbstoffe
- Weichmacher
- Schwermetalle wie Quecksilber, Blei, Cadmium
- Fasern wie Asbest, Glaswolle
- Insektizide, Fungizide, Herbizide
- Gülle als ***„natürlicher“*** Dünger
- Schimmelgifte
- Medikamente
- Chemotherapeutika
- Strahlenbelastung
- Alkohol, Nikotin und andere Drogen
- Fehlernährung, Überernährung
- Zucker, Weißmehl, zu viel tierisches Eiweiß
- Lebensmittelzusatzstoffe wie Konservierungsmittel, Antioxidantien, Stabilisatoren, Emulgatoren, Farbstoffe, Aromastoffe, Geschmacksverstärker, Pökelsalze, Süßstoffe und Zuckeraustauschstoffe
- Schwermetalle in der Nahrung (Aluminium z. B. in Laugengebäck, Quecksilber im Fisch. Kupfer als Stabilisator für Chlorophyll, das als grüner Farbstoff z. B. in Likören oder Süßwaren vorkommt)

- Rückstände von Antibiotika und Hormonen im Fleisch
- Rückstände von Insektiziden und Herbiziden im Obst und Gemüse
- Verunreinigte Luft (Ozon)
- Narben
- Verkrampfte, verspannte Körperhaltung
- Angst, Depressionen
- Schlafmangel bzw. schlechte Schlafqualität
- Mangelnde Bewegung, v. a. Mangel an Bewegung an der frischen Luft
- Stress
- Lärm
- Leistungs-, Termin- und Zeitdruck

Durch die anhaltende Vergiftung des Körpers kommt es zum einen zur Überlastung der entgiftenden Organe (Leber, Niere, Darm, Lunge, Lymphe und Haut).

Aufgrund der nachhaltigen Überlastung der eigentlichen Ausscheidungsorgane sucht sich der Körper außerdem andere, nicht natürliche Ausscheidungswege. So stellen bspw. Fieber, Ekzeme, Durchfall und Akne Erkrankungen zur Entgiftung des Körpers dar, wenn die natürlichen Ausscheidungsorgane überlastet sind. Die Überlastung des Körpers mit Schad- und Giftstoffen führt weiterhin zur Ablagerung von Stoffwechselschlacken. Hierdurch verdicken die Wände der Zellen, was zu einer nachhaltigen Störung der Versorgung der Zellen mit Nährstoffen und zur Veränderung des Zell- und Gewebemilieus führt. Weiterhin kommt es zu Durchblutungsstörungen, auch die Blutkörperchen verlieren an Elastizität und werden starr. Allgemein ist der Körper stark übersäuert. So stellt die anhaltende Vergiftung des Körpers einen Teufelskreis dar, der immer weitreichendere Folgen hat. Diesen Teufelskreis zu durchbrechen, ist die fundamentale Basis aller Entgiftungsmaßnahmen.

Modell der überlaufenden Mülltonne

Das Prinzip der chronischen Vergiftung des Körpers kann gut anhand des Modells der überlaufenden Mülltonne veranschaulicht werden. Grundsätzlich reinigt der Körper sich selbst, - wie wir bereits gelesen haben - das Reinigungssystem des Körpers besteht aus einem ausgeklügelten System von verschiedenen, miteinander verzahnten Entgiftungsprozessen, bei denen zahlreiche Organe in aufeinander abgestimmter Weise zusammenarbeiten. Man kann diesen ausgetüftelten Entgiftungsmechanismus fürwahr als ein Meisterwerk der Schöpfung bzw. der Evolution bezeichnen.

Wieso dann noch zusätzlich entgiften - der Körper macht diesen Prozess doch selbstständig, gleichsam automatisiert - so könnte Ihr Einwand lauten. Nun, der Körper entgiftet tatsächlich eigenständig und ist tagein, tagaus damit beschäftigt, schädliche Stoffe aller Art abzuwehren und unschädlich zu machen.

Darüber hinaus darf man aber nicht vergessen, dass der Mensch heutzutage in jeder Lebenssituation unendlich vielen Noxen ausgesetzt ist - und zwar dringen Schadstoffe in großer Zahl und ohne jedes Erbarmen in Lunge, Darm oder über die Haut in den Körper ein. Selbst wer ein möglichst achtsames Leben führt und versucht, Schadstoffen so weit wie möglich aus dem Weg zu gehen, wird nichtsdestotrotz viele schädliche Stoffe zwangsläufig aufnehmen.

Wie kann die Entgiftungsfunktion des Körpers gesteigert werden?

Die Organe müssen in ihrer Entgiftungsfunktion unterstützt werden, das entsprechende Organ wird hierbei angeregt, seine Entgiftungsleistung zu steigern. Ebenso sollten die jeweiligen Organe durch entsprechende Maßnahmen geschützt und regeneriert werden. Es gilt, die Organe achtsam zu behandeln, damit diese gesund bleiben und ihrer Entgiftungsfunktion nachkommen können. Außerdem sollte eine universelle Entgiftung des Körpers stattfinden.

Die im Körper eingelagerten Schadstoffe müssen aus dem Körper eliminiert werden. Um akute Vergiftungserscheinungen auszuschließen, sollte dies langsam und umsichtig geschehen. Denn werden alle Gifte quasi ***„mit einem Schlag"*** aus dem Bindegewebe gelöst, kann der Organismus akut vergiftet werden. Im Umkehrschluss heißt das natürlich nicht, dass man die Gifte im Bindegewebe belassen kann, weil man fälschlicherweise der Ansicht ist, dass diese dort gleichsam den Schlaf der Gerechten schlafen.

Im Bindegewebe richten die Gifte zwar zunächst keinen direkten Schaden an, aber irgendwann läuft - wie wir gesehen haben - die Mülltonne über. Dann ist Gefahr in Verzug, weil der Körper mit einem Mal von einer riesigen Menge an Giftstoffen überschwemmt wird. Durch eine langsame, aber nachhaltige Entgiftung soll dieses Fiasko umgangen werden.

Die Neuaufnahme von Giftstoffen sollte verhindert oder zumindest reduziert werden. Schädigende Einflüsse aller Art (z. B. Nikotin, Alkohol) sollten weitgehend vermieden werden, damit der Körper optimal entgiftet und gereinigt werden kann, zudem sollten alle Formen von Stress ausgeschaltet werden - auf diese Weise kann der Körper endlich zur Ruhe kommen und sich auf die notwendigen Heilungsprozesse konzentrieren. Der Mensch kann wieder zu sich und zu seinem inneren Gleichgewicht gelangen.

Die natürlichen Entgiftungswege unseres Körpers

Unser Körper verfügt über verschiedene Entgiftungsorgane sowie zahlreiche Regulationsmechanismen, welche für die Reinigung und Entgiftung unseres Körpers zuständig sind. So werden über diese natürlichen Entgiftungswege im Rahmen der allgemeinen Stoffwechseltätigkeit Schlacken, Säuren und Gifte aus dem Körper ausgeschieden. Man muss sich hierbei jedoch gewahr sein, dass die Entgiftung nicht nur über Organe abläuft, sondern dass der Entgiftungsprozess bis in den zellulären Bereich reicht. So hat jede einzelne Zelle ihren eigenen Stoffwechsel und damit auch ihren eigenen Entsorgungs- und Entgiftungsmechanismus.

Für die Entgiftung und Entschlackung unseres Körpers sind hauptsächlich folgende Organe verantwortlich:

- Leber
- Darm
- Nieren
- Haut
- Lymphsystem
- Lunge

Anmerkung: Das Lymphsystem ist natürlich kein einzelnes Organ, sondern es durchzieht als Netzwerk aus lymphatischen Organen und Lymphgefäßen den gesamten Körper - wie das Lymphsystem im Einzelnen funktioniert, wird an späterer Stelle beschrieben.

Leber

Die Leber ist Tag und Nacht für uns im Einsatz. Unzählige Prozesse des Stoffwechsels finden in diesem wichtigen Organ statt - nicht zu Unrecht wird die Leber deshalb zuweilen auch als Kraftwerk des Körpers bezeichnet.

Als zentrales Organ unseres Stoffwechsels hat die Leber ein enormes Aufgabenspektrum zu bewältigen - ihre wichtigsten Aufgaben sind die Steuerung vom Energie- und Hormonhaushalt, die Verarbeitung und Speicherung von Fetten, Eiweißen und Kohlenhydraten, die Produktion lebenswichtiger Eiweißstoffe (z. B. Gerinnungsfaktoren) sowie die Herstellung von Galle.

Auch an der Regulierung des Säure-Basen-Haushalts ist die Leber beteiligt. Durch Umbau in der Leber werden weiter einige fettlösliche Stoffe in wasserlösliche Stoffe umgewandelt, auf diese Weise können diese mit dem Urin ausgeschieden werden.

Vor allem fungiert die Leber jedoch als unser Entgiftungsorgan Nummer 1. In das wichtige Organ gelangen alle Gifte, die wir bspw. über die Haut, den Darm oder die Lunge aufnehmen. Die Leber ist somit unermüdlich damit beschäftigt, Giftstoffe so zu verändern, dass diese über die Nieren oder den Darm ausgeschieden werden können. Die Leber ist also die erste Adresse für die Entgiftung aller körperfremden, schädlichen Substanzen wie Alkohol, Chemikalien, Bakterien und Viren. Ferner werden in der Leber auch körpereigene Substanzen wie bspw. nicht mehr benötigte Hormone abgebaut, weiter defekte Körperzellen, alte und geschädigte rote Blutkörperchen sowie Abfallprodukte des Eiweißstoffwechsels. Außerdem werden Keime aus dem Magen-Darm-Trakt abgewehrt, wodurch auch das Immunsystem unterstützt wird.

Darm

Der Darm spielt eine ganz wesentliche Rolle bei der Ausscheidung von Giften und Stoffwechselendprodukten. Zum einen wird der unbrauchbare Rest der Nahrung eingedickt - das Wasser wird also entzogen - und über den Kot ausgeschieden. Eine gesunde Darmflora sowie eine geregelte Verdauung sind wichtige Voraussetzungen für einen reibungslosen Entgiftungsprozess des Darms. Auch für die Aufrechterhaltung eines intakten Immunsystems spielt der Darm eine wichtige Rolle. So sind 80 % der Zellen des Immunsystems im Darm lokalisiert, d. h. rund ¾ aller Abwehrzellen des Körpers sitzen in der Darmschleimhaut.

Eine gesunde Darmflora stellt eine wichtige Barriere für die Abwehr von Schadstoffen dar, sodass z. B. Gifte und Krankheitserreger erst gar nicht in den Körper eindringen können.

Die Aufrechterhaltung einer gesunden Darmfunktion ist für die Entgiftung essenziell. Eine intakte Darmfunktion hängt hierbei von vielen Faktoren ab, wichtige Aspekte sind - neben einer gesunden Darmflora - eine ausgewogene Zusammensetzung der Nahrung, eine gute Durchblutung des Darms, eine reibungslose Aufnahme von Nahrungsbestandteilen von den Darmzotten, die Verweildauer des Speisebreis im Darm sowie die Darmperistaltik.

Nieren

Auch die Nieren arbeiten im menschlichen Körper stets auf Hochtouren, mehrmals täglich werden Stoffwechselendprodukte mit dem Harn ausgeschieden. Die Nieren reinigen und filtern das Blut, wasserlösliche Gift- und Schadstoffe werden aus dem Blut gefiltert und mit dem Urin ausgeschieden. Das Blut zirkuliert ständig durch die Nieren, auf diese Weise wird die gesamte Gewebsflüssigkeit durchspült und gereinigt. Sage und schreibe 1500 Liter Blut werden tagtäglich von den Nieren gefiltert und gereinigt, bis ein Urinkonzentrat von etwa 1,5 Litern pro Tag über die Nieren ausgeschieden wird. Eliminiert werden hierbei u. a. stickstoffhaltige Abbauprodukte wie z. B. Harnstoff aus proteinreichen Nahrungsmitteln - für den Körper wichtige Substanzen wie Mineralstoffe werden dagegen rückresorbiert.

Diese Abläufe können allerdings nur funktionieren, wenn genügend Flüssigkeit getrunken wird, mit welcher die Schadstoffe ausgespült werden können.

Die Nieren spielen außerdem eine ganz wichtige Rolle bei der Regulierung des Säure-Basen-Haushalts in unserem Körper. Mittels mehrerer ausgetüftelter Mechanismen setzen sie sich erfolgreich gegen einen Säureüberschuss zur Wehr: So scheiden sie bei Vorliegen einer Säureflut weniger Basen aus als im Normalfall und setzen diese zum Säureausgleich ein. Außerdem können organische Säuren und saure Stickstoffverbindungen mit dem Harn ausgeschieden werden.

Haut

Mit einer Fläche von bis zu 2 m^2 und einem Anteil von einem Sechstel am Körpergewicht ist die Haut unser größtes Organ. Ein derart großes Organ hat natürlich viele wichtige Aufgaben zu erfüllen - so bietet unsere Haut Schutz vor Hitze, Kälte und Strahlung und die inneren Organe werden gegen Druck und Stöße abgeschirmt.

Auch Krankheitserreger werden von der Haut vom Eindringen in den Körper abgehalten.

Außerdem produzieren die in den unteren Hautschichten liegenden Schweißdrüsen Schweiß, der sich wie ein schützender Mantel auf unsere Haut legt. Wenn der Körper jedoch übersäuert ist oder mit Schadstoffen belastet ist, legen die Schweißdrüsen eine Extraschicht ein und produzieren mehr Schweiß. Durch vermehrtes Schwitzen werden also mehr Schadstoffe und Säuren nach außen abgegeben.

Deshalb ist Schwitzen - ob beim Sport oder auch in der Sauna - auch so gesund, und geeignet, den Säure-Basen-Haushalt des Körpers wieder ins Lot zu bringen. Nicht zuletzt kennt man den Ausdruck ***„sich gesund schwitzen“*** auch von Erkältungskrankheiten und grippalen Infekten, wo es darum geht, durch Schwitzen vermehrt Bakterien und Viren zu eliminieren.

Die Hautdrüsen wirken hierbei wie ein Filter für Krankheitserreger, Säuren und einige Giftstoffe (z. B. Quecksilber), die dann über den Schweiß aus dem Organismus geleitet werden. Hierzu muss die Blutzirkulation in der Haut effizient arbeiten. Nun gibt es verschiedene Möglichkeiten, gesundes Schwitzen auszulösen oder zu verstärken. So stimulieren körperliche Betätigung und die damit verbundenen Muskelkontraktionen die Blutzirkulation. In nur einer Stunde körperlicher Aktivität kann ein halber Liter Schweiß abgesondert werden.

Auch die Hitzezufuhr in der Sauna fördert gesundes Schwitzen und somit die Eliminierung von Schadstoffen, aufgrund der Erweiterung der Gefäße infolge der Einwirkung von Wärme. Außer körperlicher Bewegung und Saunabesuchen ermöglichen auch Überwärmungsbäder oder allgemein heiße Bäder sowie Massagen eine stärkere Elimination von Schadstoffen über die Haut.

Unter normalen Bedingungen verlieren wir zwischen 1 und 1,5 Liter Schweiß pro Tag. Aufgrund der schnellen Verdunstung erfolgt dies jedoch fast unbemerkt.

Schwitzen ist also ein natürlicher Vorgang - wird allerdings übermäßig geschwitzt, so kann dies ein Symptom von teils schweren Erkrankungen sein oder aber auf einen vermehrten Entgiftungsbedarf hinweisen.

Bei Personen, die den Tag überwiegend im Sitzen verbringen, kann sich die Schweißentwicklung dagegen auf einen halben Liter pro Tag beschränken, sodass nur sehr wenige Schadstoffe über die Haut ausgeschieden werden.

Lymphsystem

Das Lymphsystem ist u. a. für die Reinigung und Entgiftung des Körperwassers verantwortlich - denn durch das Lymphsystem wird das Körperwasser sauber, gesund und klar gehalten. In den Lymphgefäßen sammeln sich Bakterien, Bakteriengifte, Viren, Pilze, Schwermetalle, Chemikalien, Zelltrümmer, entartete Zellen sowie nicht mehr funktionstüchtige Zellen. Dieses ganze Abfallmaterial schwimmt in der Lymphflüssigkeit, bis es seine Filterstation, die Lymphknoten, erreicht. Dort kann die mit Müll und Giften beladene Lymphflüssigkeit ihren Ballast abgeben. In den Lymphknoten werden Krankheitserreger und Gifte vernichtet - so sind die Lymphknoten bspw. vollgepackt mit Fresszellen, weshalb hier Krebszellen vernichtet, Gifte neutralisiert und Bakterien eliminiert werden können.

Lunge

In der Lunge findet der Sauerstoffaustausch statt. Beim Einatmen nehmen wir mit jedem Atemzug Sauerstoff auf, beim Ausatmen geben wir einen Teil des Kohlendioxids ab. Sauerstoff wird hierbei über das Blut in die Lunge transportiert, Kohlendioxid nimmt dagegen die entgegengesetzte Richtung, also weg von der Lunge. Da Kohlendioxid sauer reagiert, ist es immens wichtig, dass wir uns beim Ausatmen von diesem gefährlichen Gas befreien. Oft werden wir das schädliche Kohlendioxid aber nicht in ausreichendem Maß los, da wir meist zu flach atmen. Dazu tragen eine falsche Atemtechnik, Bewegungsmangel, Stress und innere Anspannung bei. Eine entscheidende Rolle zur Erlernung der richtigen Atemtechnik spielen also körperliche Betätigung sowie die Reduzierung von Stress.

Im Ruhezustand atmet der Mensch bei jedem Einatmen rund einen halben Liter Luft ein, ein Sportler atmet dagegen im Moment der größten körperlichen Anstrengung 10 bis 12 Mal mehr Luft ein. Je intensiver die körperliche Anstrengung ist, desto mehr Sauerstoff können wir einatmen.

Bei unzureichender Sauerstoffversorgung besteht jedoch die Gefahr einer Übersäuerung des Körpers. Beim Kampf gegen eine Übersäuerung des Körpers neigen Menschen mit Stoffwechselstörungen dazu, spontan stärker auszuatmen, als einzuatmen, denn dies ist intuitiv der richtige Weg, um vermehrt Säuren auszuscheiden.

Über die Lunge können auch gasförmige Giftstoffe wie Aceton sowie stickstoff- und schwefelhaltige Fäulnisgase abgegeben werden.

Eine tiefe Atmung fördert die Entgiftung über die Lunge. Deshalb ist es sinnvoll, dass wir unsere Atmungsamplitude verbessern, indem wir körperliche Bewegung wie Gehen, Laufen, Radfahren, Gymnastik und Schwimmen - also sogenannte Ausdauersportarten - praktizieren.

Warum die Lymphe fließen muss

Jeden Tag produziert der menschliche Körper - von uns weitgehend unbemerkt - zwischen zwei und drei Litern Lymphe, die durch ein fein verästeltes System von Lymphgefäßen durch den Körper transportiert wird.

Die Lymphe erfüllt hierbei vor allem folgende Aufgaben

- Drainagefunktion: Abtransport von Flüssigkeit, Eiweiß, Zelltrümmern, Giften und Krankheitserregern aus dem Zwischenzellenraum.
- Immunfunktion: Die in den Lymphbahnen kursierenden Lymphozyten verspeisen Krankheitserreger aller Art. Damit erklärt sich auch, warum sich gerade im Bereich des Halses sehr viele lymphatische Strukturen (Lymphknoten, Mandeln) befinden: Hier ist die Haupteintrittspforte für Erreger aller Art. Für die Immunfunktion des Lymphsystems spielen auch die lymphatischen Organe eine wichtige Rolle (siehe Kapitel **„Lymphatische Organe“**).
- Entgiftung: Die Lymphe transportiert allerhand Abfall zu den Lymphknoten, wo die Entgiftung der Lymphflüssigkeit stattfindet.
- Die Lymphe dient der Rückführung von Flüssigkeit in den Blutkreislauf.
- Die Lymphe befördert Nährstoffe, vor allem Fette, an ihren Bestimmungsort. Denn verschiedene Stoffe können z. B. aufgrund ihrer Größe (bspw. Fette) nicht über das Blutsystem transportiert werden - derartige Moleküle wählen dann der Einfachheit halber den Transportweg der Lymphe.

Die Lymphe sammelt Abfallstoffe wie Harnstoff, Fremdmaterialien (beispielsweise Pigmente von Tätowierungen), geschädigte, sterbende oder abgestorbene körpereigene Zellen und Mikroorganismen. Eigens darauf spezialisierte Fresszellen, die Makrophagen, vernichten einen Großteil der Abfallstoffe, indem sie diese ***phagozytieren***, also mit großem Appetit auffressen.

Ohne den konstanten Fluss der Lymphe treten früher oder später Krankheiten auf. Mikroorganismen können sich leichter vermehren, wenn sie nicht dem Immunsystem zugeführt oder gemeldet werden. Der Lymphfluss ist folglich essenziell für ein funktionstüchtiges und starkes Immunsystem.

Zusätzlich sind die Muskeln und Fettzellen auf das Fett angewiesen, das die Lymphe unter Umgehung des Leberkreislaufs direkt zu den Empfängern bringt.

Eine Ansammlung von Lymphflüssigkeit wird als Lymphödem bezeichnet. Ein Lymphödem muss zeitnah und konsequent behandelt werden, da sich das Gewebe durch das Ödem verändert und immer derber und härter wird. Ab einem gewissen Maß der Fibrose - das ist eine bindegewebige Verhärtung von Gewebe - ist der Prozess nicht mehr umkehrbar.

Das Lymphgefäßsystem

Das Lymphgefäßsystem unterscheidet sich in zwei wesentlichen Punkten vom Blutkreislauf: Zum einen handelt es sich nicht um einen geschlossenen Kreislauf, stattdessen beginnen die Lymphkapillaren blind inmitten von Gewebe. Zum anderen sind die Wände der Lymphgefäße mit Lücken versehen, die den steten Zustrom auch von größeren Abfallstoffen und Zellen ermöglichen.

Das Lymphsystem ist neben dem Blutkreislauf das wichtigste Zirkulations- und Transportsystem in unserem Körper. Im Gegensatz zum Blutkreislauf wird das Lymphgefäß-System nicht von einer zentralen Pumpe angetrieben.

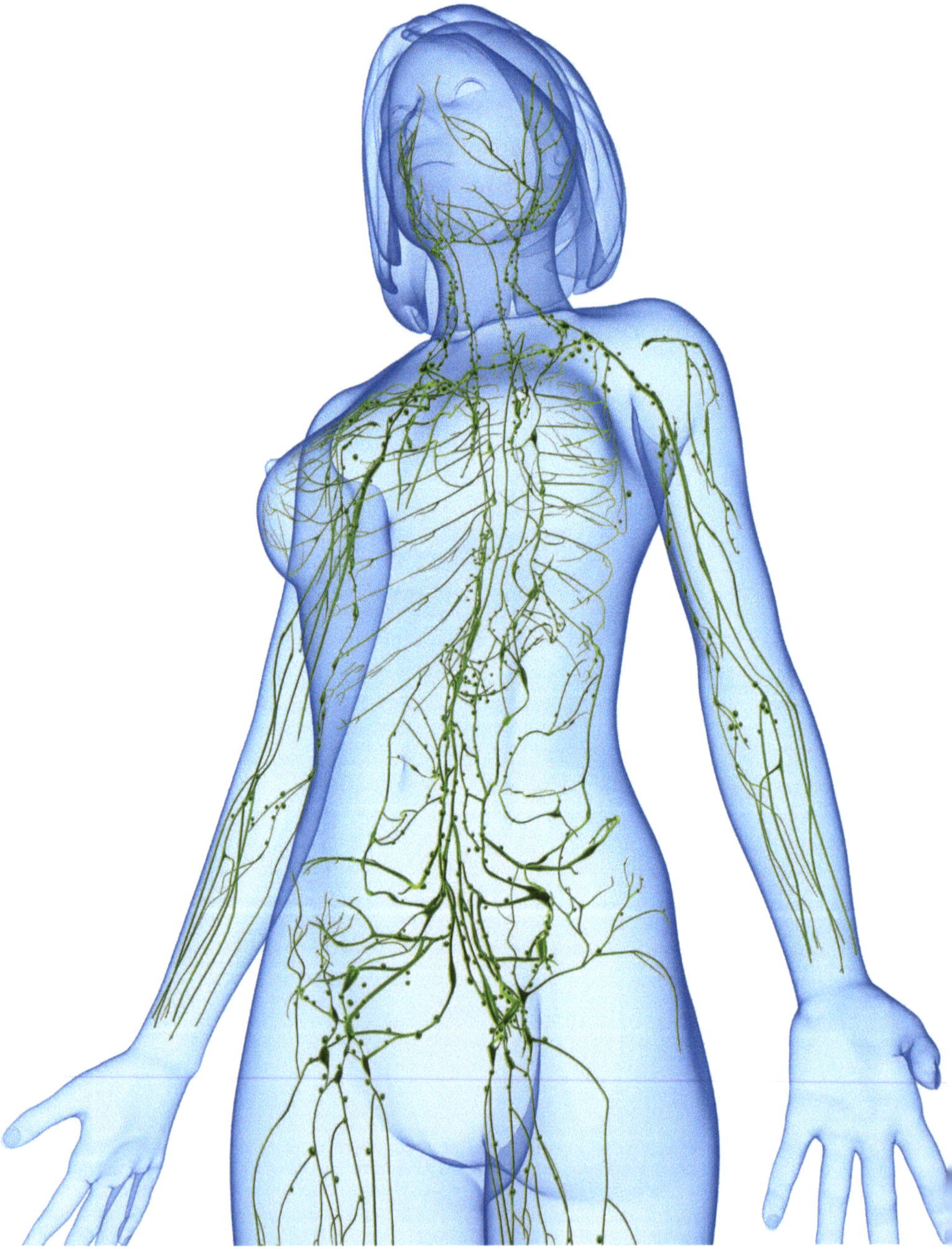

Das Lymphsystem

Das Lymphsystem besteht aus den Lymphbahnen als Leitungsbahnen, den Lymphknoten und der Lymphflüssigkeit (Lymphe).

Das Lymphgefäßsystem ist ein aus Lymphgefäßen bestehendes Einbahnsystem, dessen Hauptfunktion der Rücktransport der Lymphe aus der Peripherie in den zentralen Blutkreislauf ist. Das Lymphgefäßsystem ist Teil des lymphatischen Systems.

Das Lymphgefäßsystem durchzieht fast unseren gesamten Körper, wobei es in enger Nachbarschaft zum Blutgefäßsystem verläuft, um mit diesem interagieren zu können. So saugen die Lymphgefäße Flüssigkeit auf, die aus den Blutgefäßen in das Gewebe übertritt. Neben der Entwässerung des Gewebes übernimmt das Lymphsystem jedoch noch weitere wichtige Aufgaben.

So transportiert die Lymphe nicht nur überschüssiges Wasser, sondern auch diverse Nährstoffe. Vor allem größere Moleküle, welche nicht durch die Kapillarwand zurück in die Blutgefäße gelangen können, werden durch das Lymphsystem transportiert. Zu solchen größeren Molekülen gehören vornehmlich Fette (Lipide) und Eiweiße (Proteine). Die Zellen werden außerdem von den Lymphgefäßen mit Nährstoffen versorgt - was die Zellen indes nicht gebrauchen können, bleibt in den Lymphgefäßen zurück. Die Zellen werden jedoch nicht nur von der Lymphe gespeist - als ***„Dank“*** dafür laden die Zellen auch noch ihren eigenen Abfall wie Stoffwechselprodukte an die Lymphe ab.

Lymphkapillaren sind übrigens fast überall im Körper vorhanden, sogar im Gehirn. Frei von Lymphkapillaren sind nach aktuellem Forschungsstand nur das Knochenmark und der Knorpel.

Was ist Lymphe?

Der Begriff ***Lymphe*** lässt sich vom lateinischen Wort **lympha** ableiten, das mit ***„klarem Wasser"*** übersetzt werden kann. Allerdings ist die weißgelbe Lymphe nicht immer klar wie Wasser, sondern je nach Gehalt an Fett und Eiweiß auch gelegentlich trüb.

Die Farbe der Lymphe variiert je nach Körperregion: Während die Lymphe in den Extremitäten des Körpers klar und farblos ist, ist sie im Bauchbereich milchig weiß bis gelb. Dies rührt daher, dass die Lymphe im Magen-Darm-Bereich kleinste Fettpartikel aufnimmt.

Die Lymphe bildet das Zwischenglied zwischen der Gewebsflüssigkeit (Interzellularflüssigkeit) und dem Blutplasma. Die Lymphe entsteht, indem aus den Blutgefäßen Gewebsflüssigkeit abgepresst wird.

Lymphe besteht aus geformten Elementen (Zellen) und Lymphplasma. Ihr pH-Wert beträgt 7,41. Anfangs ist sie ähnlich wie die Gewebsflüssigkeit zusammengesetzt, aus der sie sich bildet.

Die Lymphe besteht aus der sogenannten Wasserlast, der Zelllast (Zelltrümmer, Krankheitserreger, weitere Schadstoffe), der Fettlast und der Eiweißlast.

Der Eiweißgehalt der Lymphe beträgt zwischen einem und fünf Prozent. Im Vergleich dazu ist der Eiweißgehalt des Blutes mit etwa sieben bis acht Prozent durchschnittlich doppelt so hoch. Dafür ist die Lymphe deutlich fettreicher als Blut, das nur Spuren von Fett enthält. Der Fettanteil der Lymphe liegt zwischen 2,5 und sechs Prozent - besonders hoch ist dieser nach der Passage des Magen-Darm-Traktes. Diese fettreiche Lymphe wird auch als Chylus bezeichnet - diese versorgt Muskel- und Fettzellen ohne Umweg über das Pfortader-System der Leber mit speicherbarer Energie.

Die Lymphe besitzt außerdem Gerinnungsfaktoren, die sie dazu befähigt, ähnlich wie Blut zu gerinnen.

Die Zellen, die sich von der Lymphe tragen lassen, sind außerdem vor allem Abwehrzellen unseres Immunsystems. In deutlich geringeren Mengen sind Mikroorganismen und defekte Körperzellen zu finden. Die Bildung der Lymphe beginnt mit einem Filtrat, das durch den Austritt von Flüssigkeit aus den Blutgefäßen gebildet wird. Dies ist das Resultat aus den entgegengesetzt wirkenden Kräften des Wasserdrucks einerseits und des kolloidosmotischen Drucks andererseits.

Der Wasserdruck, auch als hydrostatischer Druck bezeichnet, presst das Filtrat aus den Gefäßen. Der kolloidosmotische Druck hält die Flüssigkeit zurück. Die Kraft des Wasserdrucks überwiegt und führt zum langsamen, aber steten Austritt des Filtrats.

Rund 20 Liter Filtrat fallen täglich an, von denen aber der Großteil über die feinsten Blutkapillaren der Mikrozirkulation zurück in den Blutkreislauf transportiert wird. Nur etwa zehn Prozent, nämlich zwei bis drei Liter, verbleiben im Gewebe und werden nach Eintritt in die Lymphgefäße zur Lymphe.

Auf ihrem Weg durch den Körper sammelt die Lymphe Abfallstoffe ein, zu denen gelöste Stoffwechselprodukte wie Harnstoff, weiter Fremdkörper, Zellschrott und Mikroorganismen gehören. Harnstoff ist im Blut mit einem maximalen Prozentanteil von 0,02 % vorhanden und kann in der Lymphe einen Prozentanteil von 0,06 % ausmachen. Bei Harnstoff handelt es sich um ein ungiftiges Abbauprodukt des giftigen Ammoniaks, es gelangt über die Nieren in den Urin, mit dem es ausgeschieden wird. Obwohl Harnstoff selbst ungiftig ist, sind erhöhte Konzentrationen im Blut mit Übelkeit und Erbrechen sowie Kopfschmerzen und vermehrtem Zittern assoziiert.

Als Müllabfuhr des Körpers befördern die Lymphgefäße unbrauchbare und schädliche Bestandteile wie Zelltrümmer, Krankheitserreger und Toxine - diese Störenfriede werden durch die Lymphgefäße zu den Lymphknoten verfrachtet, wo deren Vernichtung ansteht.

Exakte Zusammensetzung der Lymphe

- Wasser
- Calcium
- Kalium
- Natrium
- Glucose
- Kreatin
- Harnstoff
- Phosphat
- Weiße Blutkörperchen
- Fett
- Eiweiß
- Zahlreiche Enzyme (Amylasen, Katalasen, Dipeptidasen und Lipasen)
- Außerdem enthält die Lymphe Fibrin, Fibrinogen und Fibrinvorläufer - Fibrinogen und Fibrin sind für die Gerinnung bei länger stehender Lymphe verantwortlich.

Lymphknoten

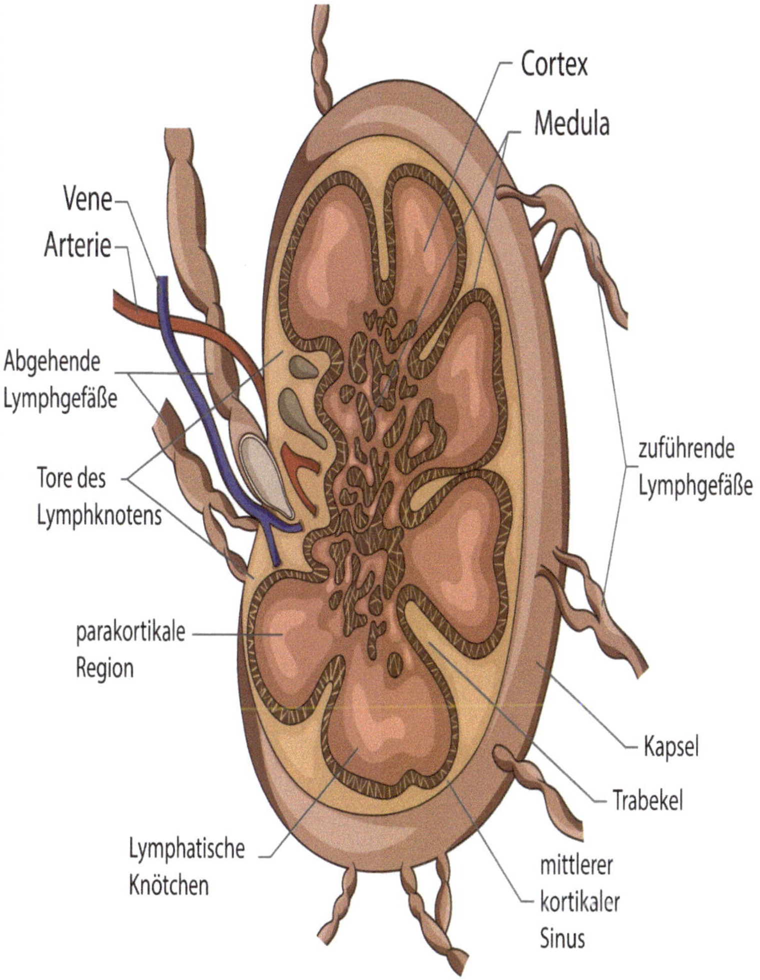

Bevor sich die Lymphe mit dem Blut vereint, passiert sie zahlreiche Lymphknoten.

In den Lymphknoten wird die Lymphe gefiltert, weiter laufen hier wichtige Prozesse der Immunabwehr ab. So zieht die Lymphe die jeweiligen schädlichen Erreger von Krankheitsherden ab und schleppt sie zu den Lymphknoten, wo sie von dendritischen Zellen erkannt und zerstört werden. Im Krankheitsfall treibt die Lymphe also gezielt die verschiedenen Krankheitserreger in die Lymphknoten und schließt sie dort ein.

Lymphknoten sind also Filterstationen, welche die Lymphe reinigen. Die Lymphflüssigkeit liefert unermüdlich Krankheitserreger, Gifte und Zelltrümmer an, welche in den Lymphknoten durch Makrophagen und Lymphozyten unschädlich gemacht werden.

In den Lymphknoten werden ferner Lymphozyten explosionsartig vermehrt, um den Massen an Eindringlingen Herr werden zu können. Die Lymphknoten können diese Aufgabe besonders gut erfüllen, da sie emsige Bildungsstätten der Lymphozyten sind - die dort gebildeten Lymphozyten halten sich vorwiegend im lymphatischen System auf und nur zu einem geringen Teil in der Blutbahn. Die Reste der zerstörten Krankheitserreger und Zelltrümmer werden alsdann ins venöse Blut abgegeben und letztlich über die Nieren ausgeschieden.

Die Lymphknoten sind außerdem bspw. mit Fresszellen vollgepackt, weshalb hier Krebszellen vernichtet, Gifte neutralisiert und Bakterien eliminiert werden.

Lymphknoten befinden sich überall im Körper, eine Ausnahme stellt das zentrale Nervensystem dar. Meist sind die Lymphknoten in dichten Gruppen angelegt. Insgesamt verfügt der menschliche Körper über etwa 600 Lymphknoten.

Bekannt sind v. a. die Lymphknoten im Hals, in den Achseln und in der Leistengegend. An diesen Stellen treten die Lymphknoten in hoher Dichte auf, weil sie hier als Sammelstellen für die Lymphgefäße aus den Gliedmaßen sowie dem Kopf- und Halsbereich fungieren.

Die bohnenförmigen Knoten sind fünf bis zwanzig Millimeter groß, umgeben werden sie von einer bindegewebsartigen Kapsel.

Diese Kapsel umschließt wiederum eine äußere Rinde (**lat. Cortex**) und ein inneres Mark (**lat. Medulla**). Mithilfe von abführenden Gefäßen (**lat. Vasa efferentia**) kann die gefilterte Flüssigkeit alsdann die Lymphknoten wieder verlassen.

Die Lymphknoten haben sich insbesondere auf die Entgiftung des Körpers sowie auf die Immunabwehr spezialisiert. So wird die eintreffende Lymphe genauestens auf Schadstoffe und Krankheitserreger überprüft - werden Krankheitserreger und Schadstoffe aufgespürt, wird die Entgiftung eingeleitet. Lymphozyten werden zur Hilfe gerufen - Bei Vorliegen von vielen Schadstoffen wird die Zahl der Lymphozyten schlagartig vermehrt, um effektiv alle Fremdstoffe vernichten zu können.

Auf diese Weise kommt es auch zur charakteristischen Schwellung der Lymphknoten, wie sie bspw. beim Vorliegen von Infektionskrankheiten auftritt. Bei Erkältungskrankheiten, Halsentzündungen und grippalen Infekten können bspw. die Lymphknoten im Bereich von Hals, Unterkiefer und Nacken anschwellen. Beim Pfeifferschen Drüsenfieber können dagegen die Lymphknoten an Hals, Achseln, Nacken und/ oder in den Leisten geschwollen sein. Bei bösartigen Tumoren oder auch bei bestimmten schweren Infektionskrankheiten (HIV, Syphilis) können die Lymphknoten im gesamten Körper anschwellen. Die gebildeten Lymphozyten kommen jedoch nicht nur in den Lymphknoten zum Einsatz, sondern die für den jeweiligen Keim spezifischen Abwehrzellen werden in den gesamten Körper ausgeschüttet, um dort effektiv Infektionen bekämpfen zu können. In den Lymphknoten findet man allerdings die größten und dichtesten Ansammlungen von Lymphozyten und Fresszellen.

In der Lymphe wird zudem die Lymphflüssigkeit filtriert, sodass die nach der Passage der Lymphknoten gereinigte, geprüfte und konzentrierte Lymphe nur noch Immunzellen und Eiweiß enthält.

Während einige Zellen des Lymphknotens auf die Abfallvernichtung durch ***Phagozytose*** (***„Auffressen“***) spezialisiert sind, prüfen andere Zellen auf einen möglichen Befall von Viren, oder sie erkennen Bakterien und schlagen dann Alarm. Diese Vorgänge passieren zu jeder Zeit in allen Lymphknoten, trotzdem können Sie die meisten der bohnenförmigen Lymphknoten weder tasten noch sehen.

Eine Ausnahme bildet der sogenannte ***„Rosenmüller“***-Lymphknoten, der sich beidseits in der Leiste befindet. Er kann regelhaft als prall-elastischer Knubbel getastet werden.

Ein Foto von eingefärbtem Lymphgefäßgewebe

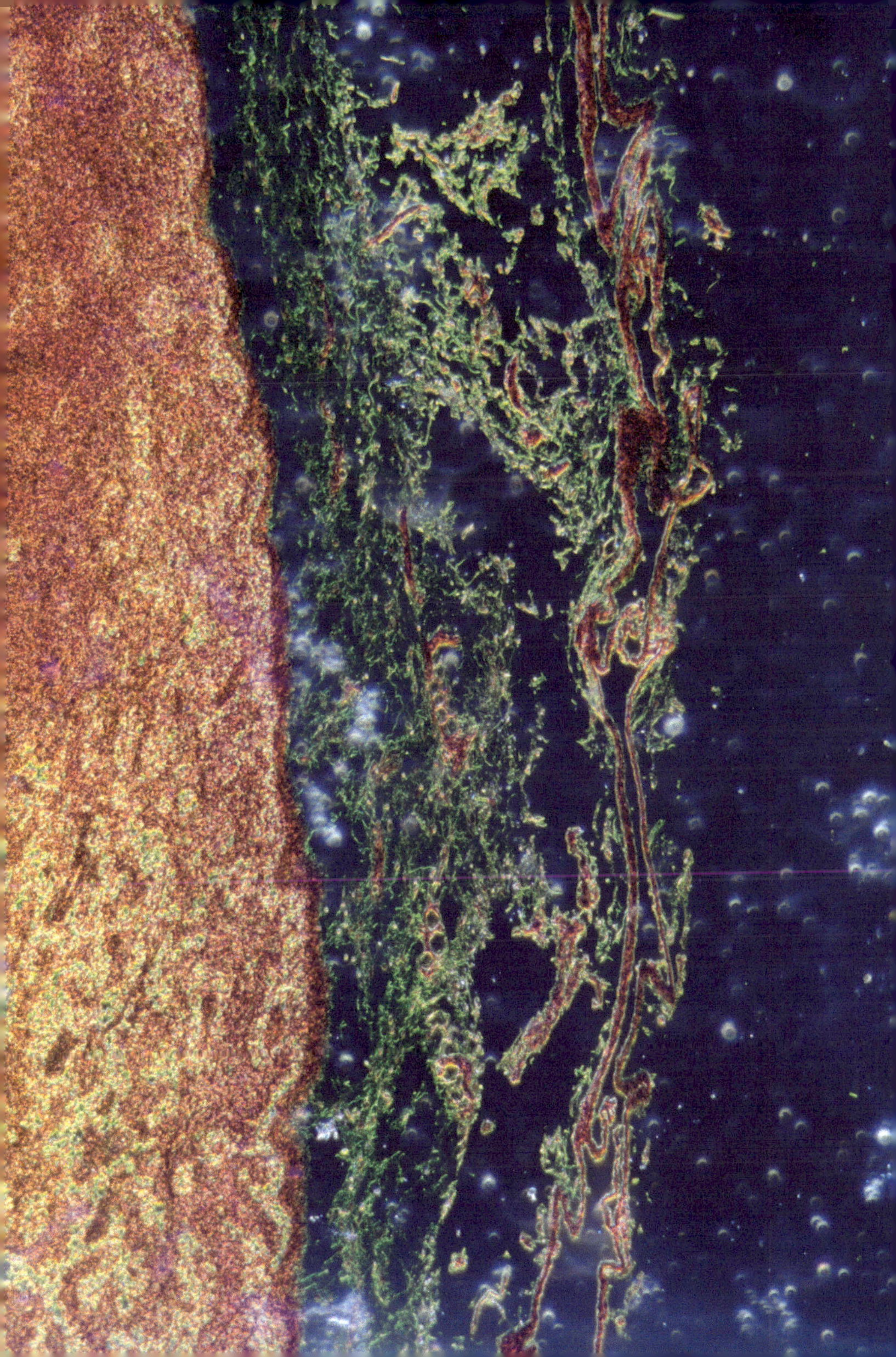

Wenn andere Lymphknoten an Größe zunehmen, können sie auch tastbar werden. Die Größenzunahme ist meist die Folge einer Aktivierung des Lymphknotens: Ist im Lymphknoten ein Eindringling, zum Beispiel ein Bakterium, entdeckt worden, vermehren sich die Abwehrzellen reaktiv. Diese Zellvermehrung benötigt Platz und bedingt das Wachstum des Lymphknotens. Ein Lymphknoten kann durchaus bis zu vier Wochen vergrößert und tastbar sein, ohne dass dies ein Grund zur Sorge wäre. Wenn ein Lymphknoten jedoch länger als vier Wochen geschwollen ist oder kontinuierlich weiterwächst, sollten Sie einen Arzt konsultieren.

Je mehr Erreger außerdem im Körper sind, desto mehr Antikörper werden produziert - Das Lymphsystem läuft also auf Hochtouren, um die lästigen Eindringlinge so schnell wie möglich zu vernichten und aus dem Körper zu katapultieren. Die sichtbare Folge hiervon ist, dass die Lymphknoten anschwellen. Angeschwollene Lymphknoten sind also nicht nur schmerzhaft, sondern sie zeigen an, dass unser Lymphsystem funktioniert.

Ist der Lymphabfluss jedoch gestört, kommt es zu Überlastungssituationen, die sich in Vergiftungserscheinungen, dem vermehrten Auftreten von Krankheiten, Lymphödemen oder Entzündungen der Lymphgefäße äußern können.

Das Lymphgefäßsystem wird zudem auch von einigen bösartigen Krebsarten ***„zweckentfremdet“*** und dient den Krebszellen als weiterer Ausbreitungsweg zur Ausbildung von Metastasen (Tochtergeschwülsten). Aus diesem Grund gehört bei vielen Krebserkrankungen je nach Maß der Ausbreitung die mehr oder weniger radikale Entfernung von Lymphknoten zur Behandlung unabdingbar dazu. Diese notwendige Therapie zieht nach sich, dass (ehemalige) Krebspatienten und -patientinnen häufiger an Störungen des Lymphflusses sowie an Lymphödemen leiden.

Das lymphatische System - Aufbau und Funktion

Als lymphatisches System (**lat. Systema lymphaticum**) bezeichnet man die Gesamtheit der Lymphbahnen im ganzen Körper sowie die lymphatischen Organe, zu denen die Lymphknoten gehören, weiter die Milz, die Thymusdrüse sowie die lymphatischen Gewebe im Magen-Darm-Trakt (z. B. die ***Peyer-Plaques*** des Dünndarms) und im Rachen (Rachen-, Zungen- und Gaumenmandeln).

Das lymphatische System ist ein wichtiger Teil des Immunsystems, das sich die Bekämpfung von Krankheitserregern, Fremdpartikeln und krankhaft veränderten Körperbestandteilen (z. B. Tumorzellen) zur Aufgabe gemacht hat. Das Lymphsystem hat neben der Funktion der Entgiftung und der körpereigenen Abwehr auch eine große Bedeutung für den Transport von diversen Molekülen (siehe Kapitel ***„Was ist Lymphe?“***). Das lymphatische System steht in enger Beziehung zum Blutkreislauf.

Das lymphatische System ist hierbei nicht mit einem einzelnen Organ zu vergleichen - es ist vielmehr über den gesamten Körper verteilt.

Lymphatische Organe

Die lymphatischen Organe sind spezialisierte Organe zur Differenzierung und Vermehrung der Lymphozyten. Sie werden in primäre und sekundäre lymphatische Organe unterteilt.

Primäre lymphatische Organe

- Thymus
- Knochenmark

In den primären lymphatischen Organen erfolgt die Differenzierung von Vorläuferzellen in immunkompetente T- bzw. B-Lymphozyten.

Sekundäre lymphatische Organe

- Lymphfollikel
- Peyer-Plaques
- Tonsillen (Mandeln)
- Milz
- Lymphknoten
- Wurmfortsatz (Anhang des Blinddarms)

In den sekundären lymphatischen Organen wird durch das Zusammentreffen von Antigenen und immunkompetenten Lymphozyten eine spezifische Immunantwort ausgelöst.

Lymphozyten

In der Lymphe befinden sich die für die Immunabwehr so wichtigen Lymphozyten. Lymphozyten gehören zur Gruppe der weißen Blutkörperchen (der Leukozyten) - sie sind hierbei zwar die kleinsten Vertreter der weißen Blutkörperchen, nichtsdestotrotz sind sie jedoch die wichtigsten Träger der gezielten Immunabwehr. So machen sie auch 25 bis 40 % der weißen Blutkörperchen im Blut eines Menschen aus.

Zur Gruppe der Lymphozyten gehören die B-Lymphozyten, die T-Lymphozyten und die natürlichen Killerzellen (NK-Zellen).

Die hauptsächlichen Aufgaben der Lymphozyten sind das Erkennen und Entfernen von im Organismus befindlichen Fremdkörpern.

Bei den B- und T-Lymphozyten erfolgt eine Prägung auf körperfremde Stoffe - die Lymphozyten gehören demnach zum adaptiven (erworbenen) Immunsystem. Dies bedeutet, dass die Lymphozyten etwas Zeit benötigen, um auf Krankheitserreger reagieren zu können - allerdings ist dann die erworbene Immunabwehr effektiver als die angeborene Abwehr.

B-Lymphozyten (B-Zellen)

B-Lymphozyten, die im Knochenmark gebildet werden, sind ebenfalls Teil der sogenannten erworbenen Immunabwehr. Das ***„B“*** steht für ***Bursa fabricii*** - dies ist ein lymphatisches Organ bei Vögeln, das der Produktion von Lymphozyten dient. Mittlerweile ist auch ***bone marrow*** (**engl. Knochenmark**) eine gängige Bezeichnung für das ***„B“*** geworden. Nach der Produktion im Knochenmark zirkulieren die reifen B-Lymphozyten im lymphatischen System und im Blutkreislauf. Sie sind als einzige Zellen in der Lage, Antikörper zu bilden. Somit kann man B-Lymphozyten fürwahr als die wichtigsten Bodyguards des menschlichen Körpers im Kampf gegen Viren, Bakterien und Pilze bezeichnen.

B-Zellen erkennen mithilfe ihrer B-Zell-Rezeptoren bestimmte körperfremde Strukturen - die Rezeptoren schnappen sich die körperfremden Antigene kurzerhand und binden sie fest. Die alleinige Bindung genügt allerdings nicht - zusätzlich müssen auch zielgerichtete Antikörper zur Vernichtung des Antigens produziert werden.

Deshalb wandert das B-Lymphozyt zum nächstgelegenen Lymphknoten, wo die Bildung von Antikörpern beginnt. Später wandelt sich ein kleiner Anteil der B-Lymphozyten zu B-Gedächtniszellen um - die Gedächtniszellen zirkulieren auch nach überstandener Infektion noch im Blut. Gelangt das Antigen erneut in den Organismus, führt der Kontakt mit einer B-Gedächtniszelle deutlich schneller zu einer Immunreaktion, da dieses unmittelbar von den Gedächtniszellen erkannt wird. Man bezeichnet den Abwehrmechanismus der B-Lymphozyten auch als humorale Immunität - was bedeutet, dass eine Wechselwirkung zwischen Antigen und Antikörper vorliegt.

T-Lymphozyten

T-Lymphozyten - auch T-Zellen genannt - werden ebenfalls im Knochenmark gebildet, anschließend wandern sie jedoch zum Thymus (deshalb der Name T-Lymphozyten), wo sie ausreifen. Nach der Reifung entstehen verschiedene Unterformen der T-Lymphozyten, was die Abwehrzellen für verschiedene Aufgaben prädestiniert.

T-Zellen erkennen fremde Stoffe und dienen damit der strengen und stetigen Kontrolle des Blutes auf mögliche Fremdstoffe. Die T-Zellen wandern durch den Körper - sie verteilen sich hierbei über das Blut und das lymphatische Gewebe im gesamten Körper. Hier kontrollieren und überwachen sie die Zellen hinsichtlich ungewollter und krankhafter Veränderungen.

Die T-Lymphozyten produzieren jedoch - im Gegensatz zu den B-Lymphozyten - keine Antikörper, sondern heften sich direkt ohne weitere Zwischenschritte an von Krankheitserregern betroffene Zellen. Auch abwehrende Stoffe werden produziert. Da die T-Lymphozyten sehr langlebig sind, merken sie sich einmal in den Organismus eingedrungene Krankheitserreger und behalten diese in ihrem Gedächtnis. Bei einer erneuten Infektion können sie so rasch und effektiv reagieren.

Natürliche Killerzellen

Natürliche Killerzellen (NK-Zellen) haben die Aufgabe, abnormale Zellen, z. B. infizierte Zellen oder Krebszellen, zu erkennen und direkt zu zerstören. Man spricht hier vom Programmierten Zelltod (***Apoptose***), den die natürlichen Killerzellen einleiten. Natürliche Killerzellen besitzen keine Antigen-spezifischen Rezeptoren, sie gehören vielmehr zum angeborenen Immunsystem.

Wie die anderen Lymphozyten entwickeln sich natürliche Killerzellen aus lymphatischen Vorläuferzellen im Knochenmark, später wandern sie in den Blutkreislauf. Natürliche Killerzellen sind größer als T-Lymphozyten und B-Lymphozyten.

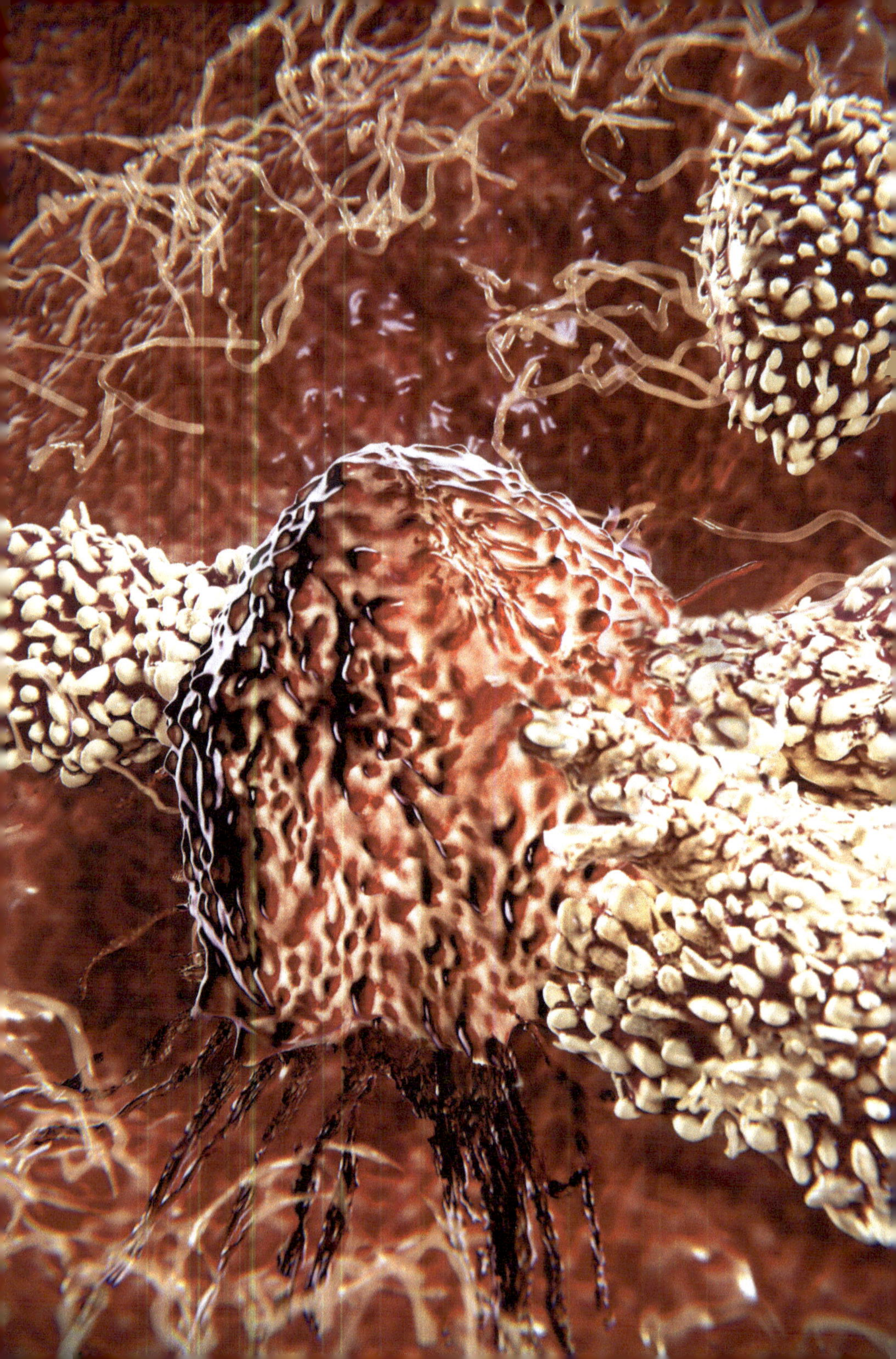

Welche Krankheiten sind mit einem gestörten Lymphfluss verbunden?

Ein funktionstüchtiges Lymphsystem ist für jeden Menschen wichtig, da sich ansonsten giftige Substanzen oder nicht mehr benötigte Abbauprodukte, Zellreste und tote Zellen sowie Flüssigkeit im Gewebe ansammeln, zusätzlich verliert das Immunsystem an Abwehrkraft.

Allgemeine Befindlichkeitsstörungen können mit einem trägen Lymphfluss assoziiert sein, weshalb sich viele Menschen nach einer Lymphmassage oder professionellen Lymphdrainage wohler fühlen.

Darüber hinaus entwickelt sich aus einer bestehen bleibenden Abflussstörung je nach Schweregrad der Abflussbehinderung allmählich oder plötzlich ein Lymphödem.

Das Lymphödem kündigt sich durch Spannungs- und Schweregefühle in der betroffenen Körperregion an. Bald darauf lässt sich eine beginnende Schwellung erkennen. Wenn das Ödem längere Zeit bestehen bleibt, wird die Haut zusehends derber. Der Prozess der Fibrosierung ist ab einem gewissen Grad nicht mehr umkehrbar. Zusätzlich entwickelt die Haut der betroffenen Region eine zunehmende Verhornung (Hyperkeratose), zudem kommt es zu einer Vergrößerung (Hyperplasie) des Gewebes. Auch nimmt das Gewebe eine dunklere Farbe an (Hyperpigmentierung). Schließlich bilden sich ***„verruköse Protuberanzen"*** - vom Volksmund einfach und treffend als ***„Elefantenhaut"*** bezeichnet.

Ein Lymphödem ist jedoch weitaus mehr als ein kosmetisches Problem: Es kann Schmerzen verursachen und stört die dortige Immunabwehr, sodass vor allem Bakterien, aber auch Pilze, leichter eindringen und sich vermehren können. Die häufigste Komplikation des Lymphödems ist die Wundrose (Erysipel), die durch Bakterien ausgelöst wird.

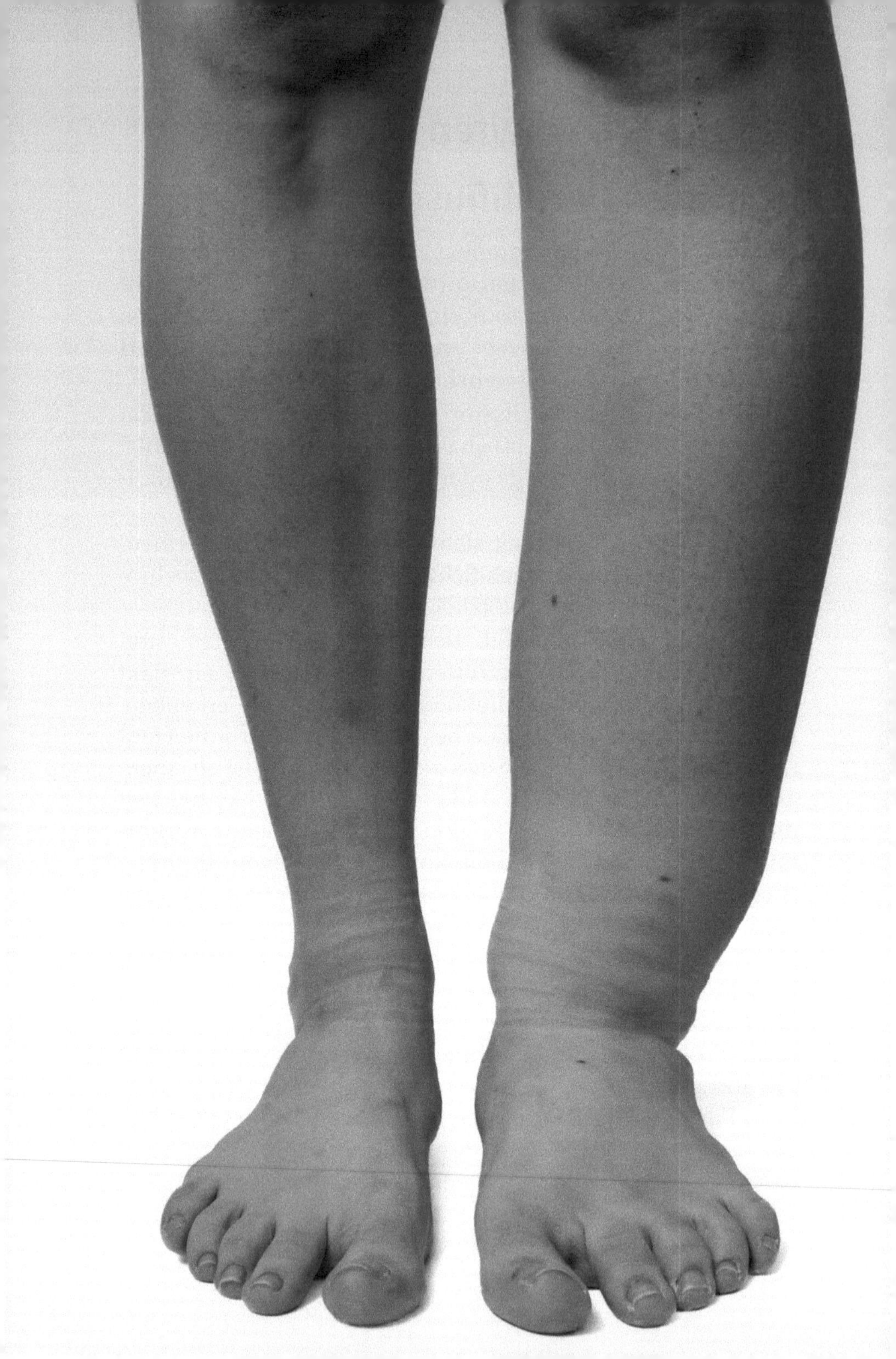

Ein ***Erysipel*** kann jedoch nicht nur die Komplikation eines Lymphödems sein, sondern begünstigt seinerseits auch umgekehrt die Entstehung eines Lymphödems, kann diesem also vorangehen. In unseren Breitengraden sind die Auslöser eines Erysipels üblicherweise Bakterien (***ß-hämolysierende Gruppe-A-Streptokokken***, gelegentlich auch ***Staphylococcus aureus***), die durch Hautschäden in die Unterhaut eindringen. Als solche Eintrittspforten können sowohl kleine Risswunden als auch Pilzerkrankungen (die meist in den Zehenzwischenräumen angesiedelt sind und darum ***Interdigitalmykose*** genannt werden) oder ein Geschwür des Unterschenkels (**lat. Ulcus cruris**) dienen. Betroffene entwickeln eine flammenförmige, scharf begrenzte Rötung, die sich warm und schmerzhaft anfühlt. Zusätzlich können sich Betroffene krank fühlen, auch das Auftreten von Fieber und Kopfschmerzen sowie eventuell Übelkeit, Erbrechen und Gelenkschmerzen ist möglich. Die Wundrose kann durch die Gabe von Antibiotika gut behandelt werden. Lymphödeme bilden sich am häufigsten an Armen oder Beinen.

In etwa zehn Prozent der Fälle liegen angeborene Anlagefehler des Lymphsystems zugrunde. Das darauf folgende Lymphödem wird als ***„primäres Lymphödem“*** bezeichnet. Bei den übrigen 90 Prozent handelt es sich um ein ***„sekundäres Lymphödem“***, das als Folge einer anderen Erkrankung oder eines medizinischen Eingriffs entsteht. Als Auslöser sind hier vor allem operative Lymphknotenentfernungen bei Krebserkrankungen, Bestrahlungen, aktive bösartige Erkrankungen, Verletzungen und Narben, Infektionen, starkes Übergewicht (Adipositas) und fortgeschrittene Formen der chronisch venösen Insuffizienz zu nennen.

Weitere Krankheiten, die zu einem gestörten Lymphfluss führen können, sind Herzschwäche, Venenschwäche, Nieren- und Leberschwäche.

Hinweis

Bezüglich der im Folgenden gemachten Ausführungen darf die Leserin/ der Leser darauf vertrauen, dass die Autorin große Sorgfalt darauf verwendet hat, dass die Angaben in diesem Buch dem neuesten Stand der Wissenschaft entsprechen.

Die Erkenntnisse in der Medizin und Pharmazie sind jedoch niemals statisch, sondern unterliegen einem fortlaufenden Entwicklungsprozess. Alle Angaben können von daher immer nur dem aktuellen Wissensstand zum Zeitpunkt des Erscheinens des Buchs entsprechen. Deshalb kann die Autorin für die gemachten Angaben keinerlei Verantwortung und Gewähr übernehmen.

Die Durchführung der in diesem Buch empfohlenen Anwendungen und Übungen erfolgt auf eigene Gefahr des Benutzers. Die Autorin übernimmt keine Haftung für Personen-, Sach- und Vermögensschäden aufgrund der Ausführung der hier erteilten Ratschläge.

Auch betreffend der zu den genannten Arzneimitteln und Nahrungsergänzungsmitteln angegebenen und empfohlenen Dosierungen - seien es nun pflanzliche, biochemische, homöopathische oder andere Arzneimittel oder Nahrungsergänzungsmittel - darf der Leser darauf vertrauen, dass die Autorin große Sorgfalt darauf verwendet hat, dass diese Angaben dem neuesten Stand der Wissenschaft entsprechen.

Nichtsdestotrotz kann die Autorin für Angaben zu Dosierungsanweisungen keine Gewähr übernehmen. Jede Dosierung erfolgt auf eigene Gefahr des Benutzers.

Die Autorin hat im Übrigen keine Beziehung zu den Herstellern der genannten Arzneimittel und Nahrungsergänzungsmittel und erzielt keinerlei finanziellen Vorteil aufgrund der Erwähnung bestimmter Arzneimittel oder Nahrungsergänzungsmittel.

Nun wollen wir uns aber Klarheit darüber verschaffen, wie wir das Lymphsystem gesund erhalten. Die im Folgenden genannten Anwendungen, Massagen und Übungen sorgen dafür, dass die Lymphe sauber und im Fluss gehalten wird.

Die Lymphe flüssig halten

Trinken Sie ausreichend, d. h. mindestens 2,5 Liter täglich, und zwar vorzugsweise (stilles) Wasser, Früchte- und Kräutertee oder verdünnte Säfte. Im Sommer, beim Ausüben von Sport oder bei vermehrtem Schwitzen, kann der Bedarf an Flüssigkeit nochmals steigen. Allein die Tatsache, dass unser Körper doppelt so viel Lymphflüssigkeit wie Blut enthält, macht den enormen Flüssigkeitsbedarf der Lymphe deutlich. Je flüssiger die Lymphe ist, umso besser kann sie fließen und damit ihrer Entgiftungsfunktion nachkommen. Trinkt man indes zu wenig, dickt die Lymphe ein, sie wird zähflüssig und es kommt schlimmstenfalls zum gefürchteten Lymphstau.

Ist die Lymphe zähflüssig, umso länger verbleiben außerdem schädigende Gifte, Bakterien, Schlacken und Krebszellen im Körper und umso wahrscheinlicher ist es, dass sich infolgedessen Krankheiten entwickeln. Nur bei Aufnahme von genügend Flüssigkeit kann die Lymphe gereinigt werden - und allein dann können alle anderen Entgiftungsmaßnahmen überhaupt Wirkung zeigen. Auch Leber und Niere werden beim Trinken von genügend Wasser besser durchblutet und können so effektiver ihrer Entgiftungsfunktion nachkommen.

Das Lymphsystem muss aktiv stimuliert werden

Bewegung ist unerlässlich, damit auch die Lymphe ausreichend mobilisiert wird. Da das Lymphsystem nicht wie das Herz über eine Pumpe verfügt, welche die Flüssigkeit bewegt, muss das Lymphsystem aktiv stimuliert und die Lymphflüssigkeit voran geschoben werden. Dies kann bspw. durch tiefe Bauchatmung und v. a. durch körperliches Training wie z. B. Schwimmen, Wandern, Tanzen, Radfahren oder auch strammes Spazierengehen geschehen - auf diese Weise wird die Zirkulation der Lymphe gewährleistet und das Lymphsystem in Gang gehalten.

Die Zirkulation der Lymphe ist abhängig vom Druck in den Geweben, in den Muskeln, in der Wand der Lymphgefäße und auch von der Bewegung des gesamten Muskelsystems.

Durch Bewegung wird Druck in den Geweben erzeugt, welcher die Lymphe vorwärtstreibt.

Muskeltätigkeit unterstützt den Lymphfluss - diese bewirkt, dass die Lymphgefäße zwischen den Muskeln rhythmisch zusammengedrückt werden, wodurch die Lymphe wie bei einer Pumpe nach oben transportiert werden kann.

Neben der alltäglichen Bewegung sollte man sich jeden Tag mindestens 30 Minuten spezifische Bewegung gönnen. Grundsätzlich hilft jede Form von Bewegung, um das Lymphsystem zu aktivieren. Neben Schwimmen und Laufen ist insbesondere auch Schwingen und Federn auf einem Minitrampolin eine sehr effektive Übung zur Reinigung des Lymphsystems. Ein Minitrampolin ist deswegen besonders empfehlenswert für die Lymphreinigung, weil hierbei auch tiefer liegende Lymphbahnen aktiviert werden. Es wird geraten, dreimal täglich zehn Minuten zu trainieren.

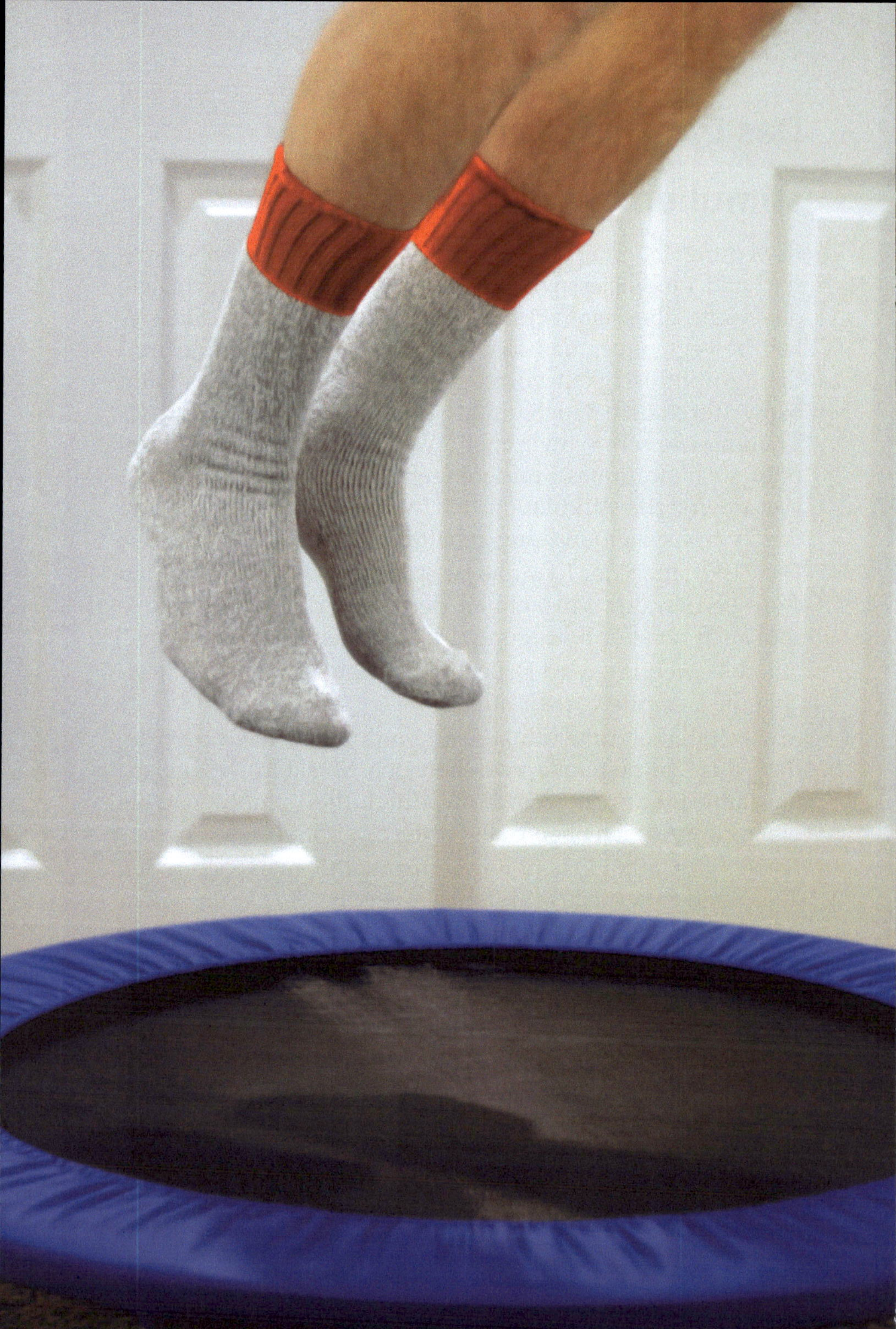

Minitrampolin

Das Üben auf dem Minitrampolin ist eine sehr einfache, aber wirksame Methode, das Lymphsystem in Bewegung zu bringen. Ohne sich verausgaben zu müssen oder unnötig ins Schwitzen zu geraten, gehört das Minitrampolin dennoch zu den effektivsten Geräten zur Stimulierung des Lymphsystems. Insbesondere das Schwingen und Federn auf einem Minitrampolin ist eine sehr effektive Übung zur Reinigung des Lymphsystems. Große Sprünge sind hierbei nicht nötig, sanftes Auf- und Abfedern genügt. Grund hierfür ist, dass der ständige Wechsel von Schwerelosigkeit und leichter Belastung des Gefäßsystems für einen stetigen Wechsel von Anspannung und Entspannung der Muskulatur sorgt.

Das Trainieren auf dem Minitrampolin ist auch besonders deswegen empfehlenswert für die Lymphreinigung, weil hierbei auch tiefer liegende Lymphbahnen aktiviert werden. Das Training auf dem Minitrampolin gleicht also einer Lymphdrainage für den gesamten Körper. Hinzu kommt natürlich noch, dass neben der aktiven Lymphdrainage durch das Hüpfen zusätzlich die entsprechende Muskulatur gestärkt und aufgebaut wird. Da eine starke Muskulatur wiederum den Fluss der Lymphe fördert, hat das Trampolin-Training gleich einen doppelten Effekt.

Es wird geraten, dreimal täglich zehn bis zwanzig Minuten zu trainieren. Da das Trampolin in der Regel in den eigenen vier Wänden aufgestellt wird, kann man dieses jederzeit ohne großen Aufwand nutzen.

Wenn Sie Schwierigkeiten haben, beim Springen auf dem Trampolin das Gleichgewicht zu halten, können Sie das Trampolin so platzieren, dass Sie sich an einer bestimmten Stelle festhalten können. Alternativ können Sie sich gleich ein Trampolin mit speziellen Halte-Vorrichtungen kaufen.

Wer aus gesundheitlichen Gründen trotzdem nicht auf dem Trampolin springen kann oder möchte, kann auf dem Gerät auch andere Übungen absolvieren - auch einfaches Walken auf dem Minitrampolin hilft, die Lymphe in Gang zu bringen.

Nach dem Trampolin-Training sollten Sie bitte ausreichend trinken - da das Trampolin-Hüpfen meist nicht als anstrengend empfunden wird, wird das anschließende Trinken oftmals schlichtweg vergessen. Da Wasser aber die Tätigkeit des Lymphsystems und die Entgiftung fördert, ist es unerlässlich, nach dem Sport ausreichend zu trinken.

Da das Trampolin in der Regel in den eigenen vier Wänden aufgestellt wird, kann man dieses jederzeit ohne großen Aufwand nutzen. Auch Seilspringen eignet sich, um das Lymphsystem auf Vordermann zu bringen.

Auch langsame, fließende Bewegungen in Verbindung mit tiefem, bewusstem Atmen aktivieren und stimulieren den Lymphfluss. Deshalb eignen sich v. a. Yoga, Qi Gong und Tai Chi zur Aktivierung und Reinigung des Lymphsystems.

Die Wirbelsäule sollte ebenfalls beweglich erhalten werden, um den Fluss vom Liquor in unserem Rückenmark zu stimulieren. Dies kann durch wellen- oder spiralförmige Bewegungen der Wirbelsäule geschehen. Die wellen- und spiralförmigen Bewegungen der Wirbelsäule sind grundlegende Elemente des Yoga - neben der Stimulation des Liquors in der Wirbelsäule fördern sie auch die Beweglichkeit, Energie und Kraft der Wirbelsäule.

Grundsätzlich sollte man ein sanftes, moderates Bewegungstraining absolvieren - zu erschöpfender und zu strapaziöser Sport ist weder notwendig noch sinnvoll. Auch Sportarten mit abrupten Bewegungen, wie z. B. Tennis oder Squash, sind wenig förderlich. Sport, bei dem man sich viel bewegt, möglichst noch an der frischen Luft, stimuliert die natürliche Lymphdrainage. Das Lymphsystem freut sich über jede Form der natürlichen Bewegung, wird es doch auf diese Weise massiert und gesund erhalten. Im Kapitel ***„Regelmäßige Bewegung zur Aktivierung der Lymphe"*** finden Sie eine Erklärung aller sinnvollen Sportarten.

Seilspringen

Was im Kindesalter das Kinderspiel schlechthin ist und den Kleinen auch kinderleicht fällt - das Seilspringen - bringt beim erwachsenen Menschen das Lymphsystem auf Vordermann. So ist Seilspringen nicht nur ein exzellentes Training für das Herz-Kreislauf-System sowie eine vorzügliche Methode, um Gewicht, zu verlieren - nein, auch das Lymphsystem profitiert von diesem einzigartigen Sport. So kommt es beim Seilspringen zu einem erheblichen Kompressionsreiz auf den Körper, der sich positiv auf das Lymphsystem auswirkt. Die Kompressionswirkung kommt hierbei durch die hüpfenden Bewegungen zustande sowie durch die Körperspannung, die beim Seilspringen aufgebaut wird. Überdies ist Seilspringen ein ganzheitliches Workout, mit positiven Auswirkungen nicht nur auf das Lymphsystem, sondern auch auf die Kondition, die Koordination, den Gleichgewichtssinn und die Kräftigung der Beckenboden- und Beinmuskulatur.

Weitere Vorteile des Seilspringens sind, dass man das Training jederzeit und auch zu Hause ausführen kann, man ist also nicht vom Wetter oder bestimmten Zeiten in einem Fitnessstudio abhängig. Alles, was man braucht, sind ein Springseil und gute Turnschuhe. Alternativ kann man auch barfuß springen. Die Länge des Springseils richtet sich nach der individuellen Körpergröße.

Am Anfang kann es sein, dass das Seil sich ständig verheddert oder dass man nur ein paar halbherzige Sprünge schafft - lassen Sie sich hiervon nicht entmutigen, aller Anfang ist bekanntlich schwer.

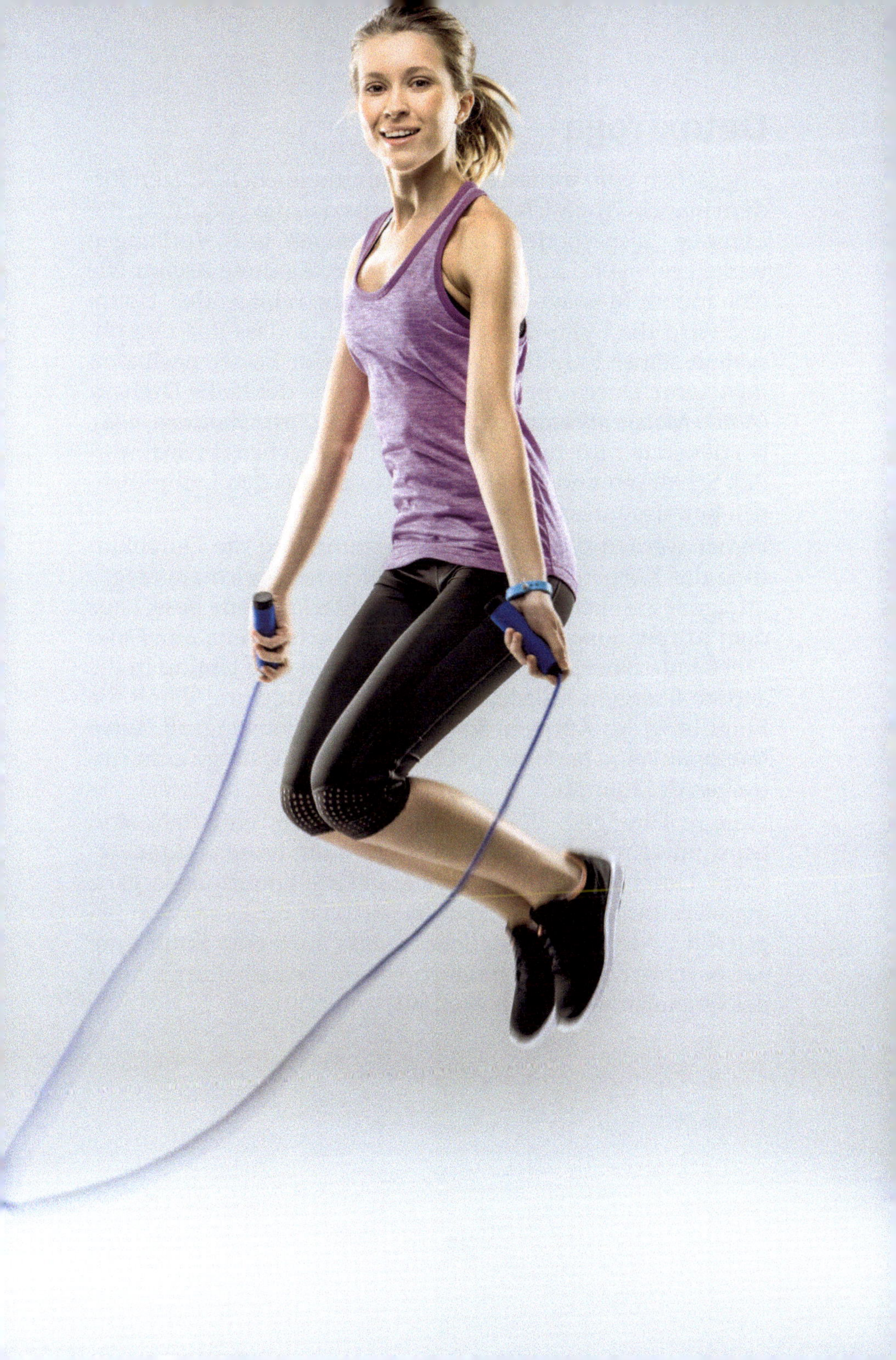

Detox-Yoga

Abgesehen vom umfassenden gesundheitlichen Nutzen fördern manche Yoga-Übungen auch speziell die Entgiftung der Lymphe. Insbesondere Drehbewegungen und Vorbeugen wirken reinigend auf den Organismus, da diese ***Asanas*** wie eine innere Massage wirken. Durch die reinigenden Übungen wird die Lymphtätigkeit angeregt, sodass das Lymphsystem seiner Entgiftungsleistung wieder besser nachkommen kann. Durch spezielle Übungen wie der halbe Drehsitz (***Ardha Matsyendrasana***) oder die Zange (***Paschimottanasana***), bei denen der Körper stark gedreht oder gebeugt wird, werden Schlacken und Giftstoffe gleichsam aus den Lymphbahnen herausgepresst.

Ferner werden die Stoffwechselleistung und die Durchblutung des Körpers optimiert, die Verdauung wird angeregt - infolgedessen können Schad- und Schlackenstoffe besser aus dem Körper ausgeschieden werden. Auch sogenannte ***Flows*** - fließende Bewegungsabläufe, bei denen eine Übung in die andere übergeht - fördern die Durchblutung und damit die Entgiftung des Körpers. So ist bspw. der Sonnengruß (***Surya Namaskar***) eine perfekte fließende Bewegungsfolge zum Antreiben der Lymphe.

Weitere Übungen, die besonders wirksam entgiften, sind bspw. das Krokodil (***Makarasana***) und der Frosch (***Mandukasana***). Durch diese Übungen werden die Entgiftungsorgane massiert und stimuliert, zudem wird das Loslassen von negativen Gedanken ermöglicht, sodass auch eine Entgiftung auf psychischer Ebene möglich ist. Die Selbstheilungskräfte des Organismus werden ebenfalls gefördert.

Ebenso sind alle Umkehrhaltungen - z. B. der Kopfstand (***Sirsasana***) und der Schulterstand (***Saravangasana***) - bestens geeignet, um das Lymphsystem anzukurbeln. Bei Ausübung der Umkehrhaltungen fließt die Lymphflüssigkeit in die entgegengesetzte Richtung - beim Aufrichten in die normale Position wird die Lymphflüssigkeit in die Lymphknoten gespült, wo sie gereinigt und entgiftet wird.

Weiter eignen sich der sitzende Twist (***Ardha Matsyendrasana***) und der gedrehte Stuhl (***Parivtta Utkatasana***), um dem Lymphsystem auf die Sprünge zu helfen. Bei jedem Twist werden Gifte und Krankheitserreger aus dem Körper gewrungen. Man kann sich das Geschehen wie einen dreckigen Putzlappen vorstellen, den man mehrmals kräftig auswringt - wie aus dem Putzlappen, so wird auch der ganze Schmutz aus dem Körper ausgewrungen.

Drehbewegungen der Wirbelsäule - z. B. als Übungsfolge in den acht Bewegungsformen der Wirbelsäule umgesetzt - sorgen ebenfalls für eine grundlegende Entgiftung und Stärkung des Körpers. Die beim Yoga häufig eingesetzte Kapalabhati-Atmung, eine schnaubende Atemtechnik, wirkt zudem stark reinigend und entgiftend.

Yoga-Übungen zur Anregung des Lymphflusses finden Sie im Kapitel ***„Yoga-Übungen zur Aktivierung des Lymphsystems“***.

Auch beim Sitzen in Bewegung bleiben

Die meisten Menschen verbringen den Großteil des Tages in sitzender Position - sowohl am Arbeitsplatz, aber auch abends wird vorzugsweise vor dem Fernseher oder dem Computer gesessen. Auf die Sitztätigkeit am Arbeitsplatz haben wir meist keinen Einfluss - nach Feierabend könnten wir uns natürlich nach Herzenslust bewegen, was wir meist aber nicht tun.

So gilt es, beim Sitzen einige einfache Tipps zu beherzigen, um der Lymphe und dem Körper allgemein etwas Gutes zu tun.

Zunächst sollte man die Mittagspause und kleinere Kaffeepausen nach Möglichkeit nicht vor dem Computer oder dem Handy verbringen, sondern die Zeit lieber für Bewegung nutzen, vorzugsweise für Spaziergänge an der frischen Luft. Auf diese Weise wird nicht nur die Lymphe in Fluss gebracht, auch der Geist erholt sich und allfälliger Stress wird abgebaut.

Bei jeder sitzenden Tätigkeit sollte man einige Ratschläge befolgen: Auch wenn man sich noch so gerne stundenlang in die Arbeit vergräbt und vertieft und am liebsten bewegungslos wie eine Mumie und gleichsam angewurzelt am Arbeitsplatz sitzt - so sollte man doch dem Körper und damit auch der Lymphe zuliebe ständig in Bewegung bleiben, auch im Sitzen. So sollte man etwa alle fünf Minuten die Sitzhaltung wechseln - auf diese Weise wird eine einseitige Belastung der gesamten Wirbelsäule verhindert, weiterhin wird die Muskelbildung aktiviert und somit dem Muskelabbau beim Sitzen Einhalt geboten. Räkeln und strecken Sie sich bei jeder sich bietenden Gelegenheit, strecken Sie die Wirbelsäule und lehnen Sie sich zurück. Kreisen Sie mit den Schultern und ziehen Sie diese zwischendurch nach oben. Strecken Sie die Arme weit nach oben und auch nach hinten oder zur Seite. Drehen Sie den Hals nach rechts und links sowie nach unten. Auch die Füße sollten beim Sitzen Beachtung finden. Kreisen Sie die Füße in beide Richtungen. Ziehen Sie weiter den Fuß für einige Momente zum Körper und strecken ihn anschließend vom Körper weit weg nach unten.

Auch ein Igelball - ein Gummiball, der mit weichen Stacheln versehen ist - kann Ihnen auf der Arbeit beim Sitzen wertvolle Dienste erweisen. Lassen Sie Ihren Fuß ganz langsam und mit leichtem Druck über den Igelball rollen. Auf diese Weise werden Muskeln und Bänder gestärkt, die Lymphe kommt ins Fließen und die Durchblutung wird angeregt. Zudem werden die Fußreflexzonen aktiviert und die Faszien bearbeitet. Anstelle eines Igelballs können Sie auch einen Fußroller oder einen Tennisball verwenden.

Auch die anderen Körperteile können trainiert werden, indem Sie bspw. die Knie beugen und wieder strecken. Auch die Po- und Bauchmuskulatur freuen sich, wenn sie gelegentlich angespannt werden.

Generell sollte man bei der Arbeit mindestens einmal pro Stunde aufstehen. Bei der Gelegenheit kann man bspw. ein Glas frisches Wasser trinken, sodass man gleich zwei Fliegen mit einer Klappe schlägt.

Wichtig ist auch richtiges Sitzen am Schreibtisch. So sollte man gerade, aber nicht angespannt sitzen. Ober- und Unterarme sollten hierbei ungefähr einen rechten Winkel bilden, Ober- und Unterschenkel sollten auch mindestens einen 90 Grad Winkel aufweisen, die Beine sollten hierbei ausreichend Bewegungsspielraum haben. Der Rücken sollte entspannt an der Rückenlehne gestützt sein, die gesamte Sitzfläche des Stuhls sollte genutzt werden, ein Lümmeln ausschließlich auf der vorderen oder seitlichen Kante des Stuhls sollte vermieden werden.

Meiden Sie einengende Kleidung

Meiden Sie Ihrer Lymphe zuliebe einengende Kleidung.

Denn durch einschnürende Kleidung werden die Lymphbahnen abgequetscht, die Lymphe kann nicht mehr frei und ungestört fließen - tragen Sie deshalb vorzugsweise atmungsaktive, bequeme, lockere Kleidung.

Frauen sollten BHs tragen, deren Träger bequem sind und nicht einschneiden. Vorzugsweise sollten BHs mit breiten Trägern gewählt werden, die sich nicht einrollen. Auch das Unterbrustband sollte weich, breit und nicht einengend sein. Nachts sollte kein BH getragen werden. Auch einschnürende Slips mit engem Bund sollten Sie lieber links liegen lassen. Gummizüge an Hosen und Röcken dürfen ebenfalls nicht einschnüren oder Druck ausüben.

Auch etwaige Gürtel sollten nicht zu eng geschnallt sein.

Beim Autofahren sollte man darauf achten, dass der Sicherheitsgurt nicht einschnürt.

Tragen Sie vorzugsweise bequeme, flache Schuhe ohne Absatz - sind die Absätze höher als vier Zentimeter, funktioniert der Blutrückfluss nicht mehr richtig. Ferner sollte luftundurchlässiges Schuhwerk (z. B. Gummistiefel) vermieden werden.

Tragen Sie Kompressionsstrümpfe

Kompressionsstrümpfe bzw. -verbände fördern den Lymphfluss, indem sie einen Druck von außen erzeugen, der vom Knöchel nach oben hin abnimmt. Auf diese Weise verhindern Kompressionsstrümpfe den Rückfluss der Lymphe, zusätzlich wird das Gewebe entstaut.

Ideal sind individuell nach Maß hergestellte Kompressionsstrümpfe, da diese perfekt sitzen. Kompressionsstrümpfe sollten tagsüber regelmäßig getragen werden, nachts können sie abgelegt werden. Anziehhilfen erleichtern das manchmal schwierige Überziehen der Strümpfe.

Die Bandbreite der erhältlichen Kompressionsware reicht von Kniestrümpfen, über Oberschenkelstrümpfe bis hin zu Strumpfhosen - hierbei sind Kompressionswaren in vier Kompressionsklassen erhältlich, entscheidend für die Einteilung ist der erzeugte Druckwert im Fesselbereich. Kompressionsverbände aus Kurzzugbinden haben den Vorteil, dass sie individuell angepasst werden können - da die Technik des Anlegens von Kompressionsverbänden aber eher komplex ist, sollte der Verband von speziell ausgebildeten Therapeuten angelegt werden.

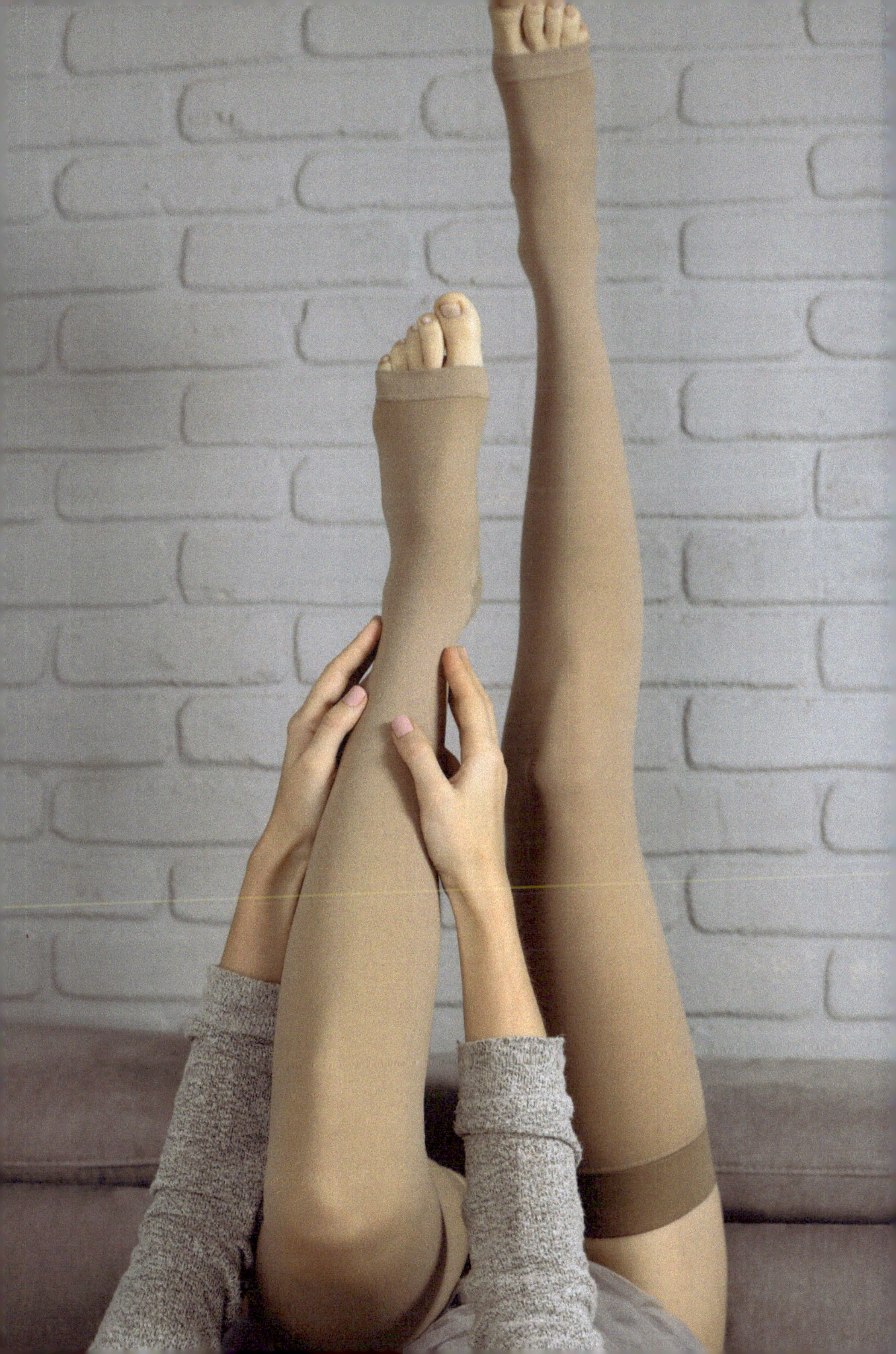

Vorsicht bei der Verwendung von Deos

Die Entgiftung der Lymphe wird durch die Anwendung von Antitranspirantien (insbesondere von Aluminiumverbindungen, welche die oberflächlichen Schweißdrüsenausgänge verschließen) unterdrückt. Die langfristige Unterdrückung der Schweißbildung kann zur Übersäuerung des Körpers und zum Stau von Schadstoffen aller Art in den Schweißdrüsen führen. Da die Achselhöhlen die Hauptlymphzentren im Körper sind, kann es durch Blockierung der Schweißdrüsen in den Achseln neben einer Überlastung mit Schadstoffen zur Entstehung von ernsten Krankheiten kommen. So wird bspw. ein Zusammenhang zwischen der Entstehung von Brustkrebs und der Verwendung von aluminiumhaltigen Antitranspirantien diskutiert, auch wenn dieser Zusammenhang noch nicht bewiesen ist.

Was also tun? Niemand will wohl als müffelndes Stinktier durch die Gegend marschieren und beim Auftreten in Gesellschaft wegen seines Geruchs Anstoß erregen. Nun, soweit muss es natürlich nicht kommen.

Viel ist schon durch regelmäßiges Rasieren der Achselhaare gewonnen - da die Oberfläche der Achselhaare eine große Oberfläche für den Angriff von Bakterien bietet, welche für Schweißgeruch sorgen, kann die Entfernung der Achselhaare hier eine sinnvolle Maßnahme sein. Auch die Verwendung eines Deos, das unangenehme Gerüche bindet, ist eine hilfreiche Alternative zu Antitranspirantien, welche die schweißbildenden Poren verschließen. Ein Deo reduziert im Gegensatz zum Antitranspirant nicht die Schweißproduktion, sodass auch die natürliche Funktion der Schweißdrüsen nicht beeinträchtigt wird. Schließlich ist bei der Wahl der Kleidung luftdurchlässige Baumwollkleidung zu bevorzugen - eng anliegende, synthetische Kleidung fördert die Transpiration sowie einen üblen Geruch des Schweißes.

Sonstige Tipps zur Aktivierung des Lymphsystems

- Schlagen Sie die Beine möglichst nicht übereinander, da dies den Blutfluss behindert.
- Die beiden „S" (Stehen und Sitzen) sollten vermieden werden, stattdessen besser die beiden „L" (Liegen und Laufen) praktizieren.
- Die Beine sollten so oft wie möglich hochgelegt werden.
- Lagern Sie auch nachts die Beine etwas erhöht, damit das Blut besser zum Herzen zurückfließen kann.
- Möglichst oft die Stellung der Füße und Beine wechseln und immer wieder mit den Füßen kreisen oder wippen.
- Starten Sie in den neuen Tag, indem Sie schon im Bett mit den Beinen in der Luft „Fahrradfahren".
- Machen Sie zwischendurch Fußgymnastik - auch unter dem Bürotisch oder im Flugzeug kann man unauffällig die Füße bewegen.
- Tragen Sie keine schweren Lasten.
- Versuchen Sie, bei Vorliegen von Übergewicht dieses abzubauen.
- Raucher sollten nach Möglichkeit das Rauchen einstellen oder zumindest reduzieren.
- Vermeiden Sie Stress.
- Essen Sie viel Gemüse und Obst, während Fleisch und Wurst nur selten auf dem Speiseplan stehen sollten.

- Direkte Sonneneinstrahlung vermeiden: Hitze führt dazu, dass sich die Gefäße weiten, was zum Stau von Blut und Lymphe in den entsprechenden Gefäßen führt. Deshalb sollten Sie auf ausgedehnte Sonnenbäder verzichten und nach einem kurzen Aufenthalt in der Sonne lieber im Schatten relaxen.
- Bei Hitze können Sie sich mit kühlenden Umschlägen und Kaltkompressen Linderung verschaffen.

Fußreflexzonenmassage zur Aktivierung des Lymphgefäßsystems

Die Wirkung der Fußreflexzonenmassage beruht auf der Vorstellung, dass sämtliche Körperbereiche und Organe mit den Füßen in Verbindung stehen. So geht man speziell in der Traditionellen Chinesischen Medizin davon aus, dass die Energiemeridiane - die durch den ganzen Körper ziehen - in den Händen und Füßen enden. Die Lebensenergie Qi, die im menschlichen Körper über den Meridianen zirkuliert, soll durch die Fußreflexzonenmassage ins Gleichgewicht gebracht werden, etwaige Ungleichgewichte im Energiefluss werden dagegen ausgeglichen. Im gesunden Körper bzw. in gesunden Organen fließt die Energie frei und ungehindert, während bei kranken Körperteilen die Energie blockiert ist. Die Fußreflexzonenmassage ist ein Therapieverfahren, - neben der Akupunktur, Akupressur, Bewegungstherapien usw. - das einen gestörten Energiefluss wieder harmonisiert.

Ein wichtiger Punkt bei der Fußreflexzonenmassage ist der Solarplexus-Punkt mittig am unteren Rand des Fußballens. Er sollte bei jeder Behandlung stimuliert werden.

Die Reflexzonen für die Lymphbahnen der oberen Körperhälfte liegen an den Zehen. Die Lymphbahnen der Leiste liegen im Bereich des unteren Sprunggelenks über dem Fußrücken. Die Lymphbahnen um den Oberschenkel sind um den distalen Unterschenkelbereich des Fußes angeordnet, während die Lymphbahnen des Beckens im medialen Fersengebiet angeordnet sind. Ist das Lymphsystem überlastet oder nicht mehr voll funktionsfähig, findet man im entsprechenden Bereich am Fuß Gewebeveränderungen, z. B. Verhärtungen.

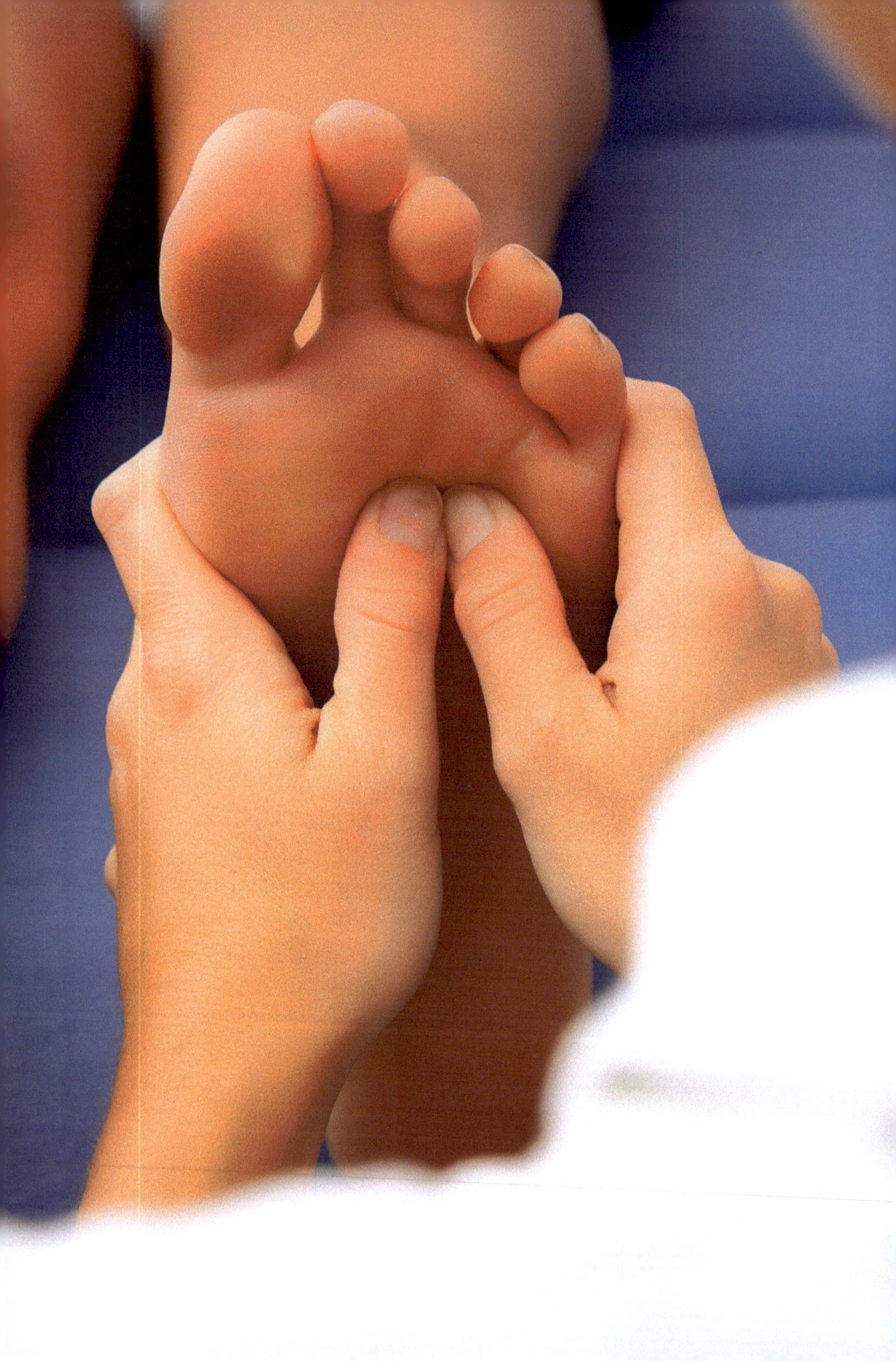

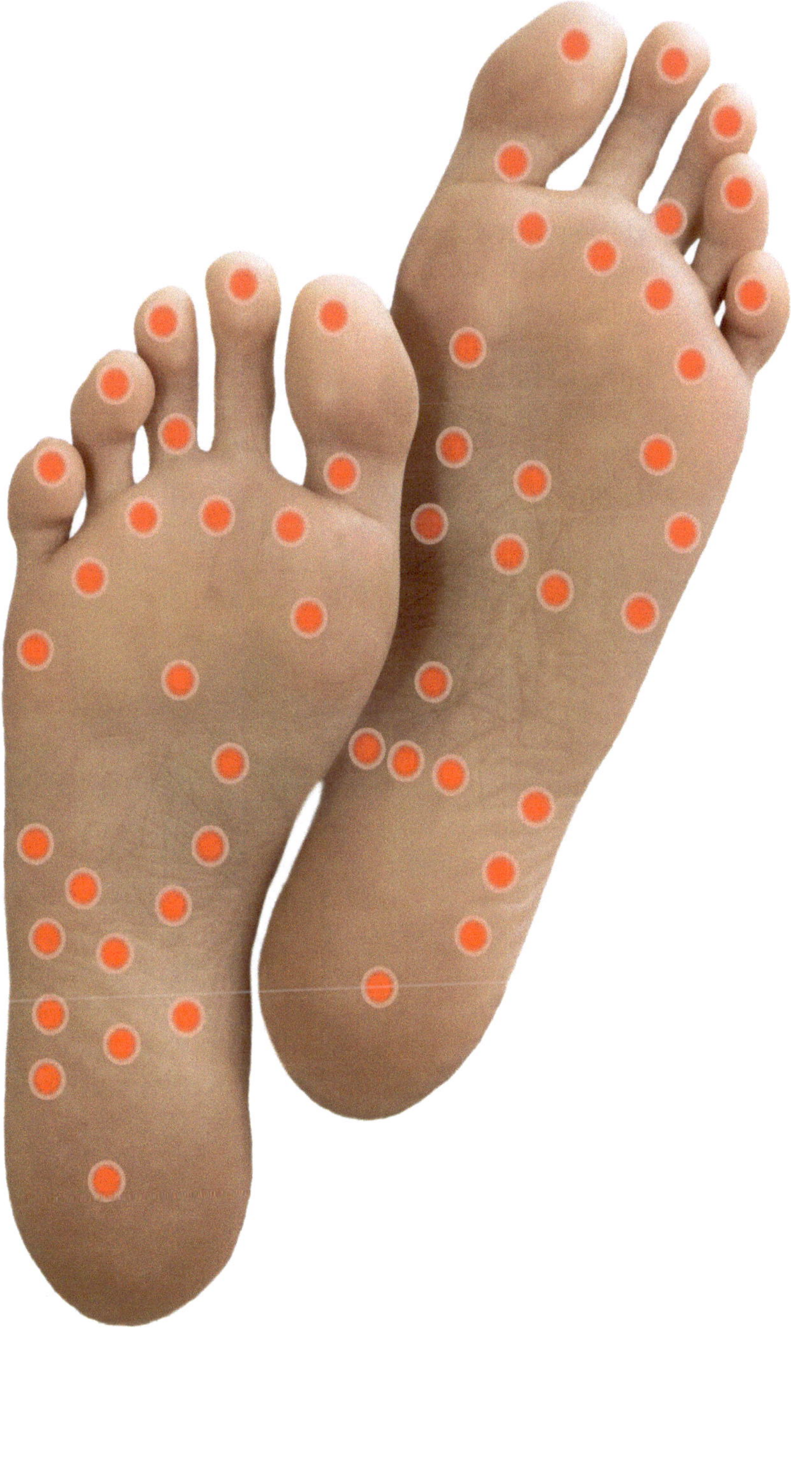

Um die Aktivität und Leistungsfähigkeit des Lymphsystems zu erhöhen, werden schnelle, kreisende, und kräftige Griffe angewandt, wobei der Druck auf das Gewebe langsam gesteigert wird. Nach einigen Sekunden wird der Druck nach und nach verringert, bis die gesamte Spannung, die auf das Gewebe ausgeübt wird, abgeklungen ist. Die Bewegungen sind stets harmonisch und fließend, niemals oberflächlich und hektisch auszuführen. Durch die entsprechende Fußreflexzonenbehandlung der Lymphbahnen und Lymphknoten wird erreicht, dass die Lymphe schneller und intensiver fließt, weiter können Giftstoffe aller Art mühelos durch die Lymphbahnen zu den Lymphknoten verfrachtet werden, wo die Vernichtung dieser Giftstoffe ansteht. Auch die Selbstheilungskräfte des Körpers werden gestärkt, ebenso ist eine positive Wirkung auf die Psyche zu verbuchen, sodass nicht nur das Lymphsystem, sondern der gesamte Körper profitiert.

Neben den Lymphbahnen, den Lymphknoten und den lymphatischen Organen sollte auch der Solarplexus-Punkt bei jeder Behandlung miteinbezogen werden, da er der wichtigste Punkt bei der Fußreflexzonenmassage ist. Der Solarplexus, das sogenannte Sonnengeflecht, ist ein großes Nervengeflecht zwischen Brustbein und Nabel. Der Solarplexus ist das dritte der sieben Chakren und steht für persönliche Kraft, Selbstbewusstsein und Emotionen. Die Reflexzone für den Solarplexus befindet sich auf dem oberen Drittel der Fußsohlen, wo sich Groß- und Kleinzehenballen treffen.

Die Fußreflexzonenbehandlung wird nicht nur zur Therapie von Krankheiten und zur Steigerung der Leistungsfähigkeit von Organen - meist in Kombination mit anderen Therapien - angewandt, sondern auch zur Diagnose von Erkrankungen. Ist etwa eine Reflexzone auffällig, weil sie schmerzt oder verhärtet ist, so ist das ein Anzeichen dafür, dass beim korrespondierenden Organ etwas nicht stimmig ist.

So wird bei einer Fußreflexzonenmassage oft per Zufall aufgrund von Schmerzen an einer bestimmten Zone eine zuvor nicht erkannte Krankheit aufgedeckt.

Umgekehrt kann die gezielte Behandlung der Reflexzonen einen Reiz im jeweiligen korrespondierenden Organ auslösen und damit die Selbstheilung dieses Organs unterstützen.

Je nach Erkrankung des betreffenden Organs werden die entsprechenden Reflexzonen behandelt. So ist es möglich, über spezielle Massagetechniken Organe zu beruhigen bzw. zu stimulieren.

Die Reflexzone des Solarplexus am Fuß

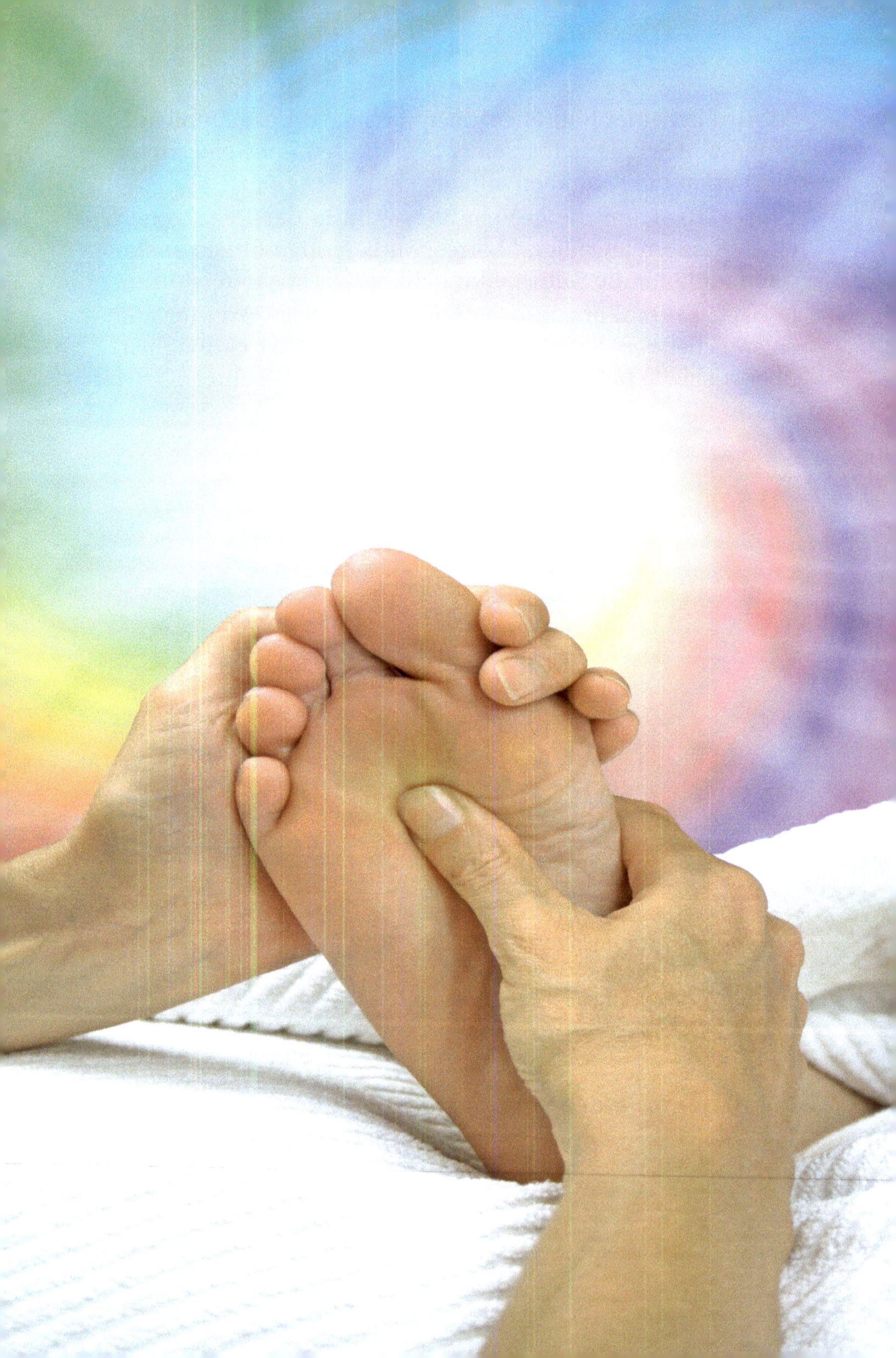

Um ein Organ zu beruhigen, bedarf es langsamer und weicher Griffe - um ein Organ dagegen anzuregen, gebraucht man schnelle und kräftige Griffe. Bei diversen Schmerzzuständen ist bspw. eine Beruhigung des Organs bzw. des Körperteils gefragt, während bei Schwächezuständen das betreffende Organ angeregt werden soll.

Bei der Fußreflexzonenmassage werden die Reflexzonen mit dem Daumen behandelt, der entsprechende Druck kann bis zu dreißig Sekunden gehalten werden. Auf diese Weise werden auch die tieferen Schichten des Fußgewebes erreicht. Hierbei wird der Druck zunächst langsam aufgebaut, anschließend wieder abgebaut. Es werden immer jeweils beide Füße behandelt.

Eine Fußreflexzonenmassage lässt man idealerweise bei einem kompetenten Therapeuten durchführen. Üblicherweise erfolgen die Fußreflexzonenmassagen in mehrwöchigen Serienbehandlungen.

Ferner besteht die Möglichkeit, die Fußreflexzonenmassage in unterschiedlichen Kursen selbst zu erlernen. Die Kurse sollten von einem qualifizierten Therapeuten abgehalten werden.

Auch Barfußlaufen sowie die Benutzung von Igelbällen oder Massagerollern stimuliert die Reflexzonen der Füße.

Selbstverständlich dient auch eine einfache Selbstmassage der Füße bzw. eine Massage der Füße durch den Partner der Steigerung des Wohlbefindens und der Entspannung. Solche wohltuenden Massagen haben aber allenfalls eine geringe therapeutische Wirkung. Hier geht es vornehmlich um den Abbau von Stress und um die Beruhigung des Nervensystems.

Nicht angewandt werden sollte die Fußreflexzonenmassage bei offenen Wunden an den Füßen, bei Pilzinfektionen der Füße oder der Fußnägel sowie bei Krampfadern. Auch bei akuten, v. a. bei fieberhaften Infektionskrankheiten, sollte von Fußreflexzonenmassagen Abstand genommen werden. Des Weiteren stellt eine bestehende Schwangerschaft eine Kontraindikation für Fußreflexzonenmassagen dar. Eine Fußreflexzonentherapie zur Behandlung des Lymphsystems darf außerdem nicht bei akuten Entzündungen des Venen- oder Lymphsystems und bei einem Erysipel durchgeführt werden, weitere Kontraindikationen sind schwere Herz- und Nierenerkrankungen.

Entgiftungs-Turbo Schröpfen

Traditionell werden beim Schröpfen Glasschröpfköpfe verwendet, die üblicherweise innen erhitzt werden, wodurch ein Vakuum erzeugt wird. Durch das klassische Ausleitungsverfahren werden bestimmte Reflexzonen am Rücken aktiviert, auf diese Weise werden die korrespondierenden inneren Organe und Organsysteme erreicht.

Zunächst tastet der Therapeut den Rücken des Patienten ab, um Verhärtungen, Erhebungen oder Dellen zu ertasten - derartige Veränderungen lassen auf eine Fehlfunktion am jeweiligen Organ, das mit der entsprechenden Stelle in Verbindung steht, schließen.

Durch den entstehenden Unterdruck saugt sich das Glas beim Aufsetzen auf der Haut fest, diese Prozedur nennt man auch trockenes Schröpfen. Durch die kraftvolle Sogwirkung wird die Durchblutung gesteigert, sodass Schlacken, Toxine und andere Ablagerungen aus dem Körper transportiert werden können.

Durch die örtliche Blutableitung werden angestaute Hindernisse innerhalb der Blutbewegung beseitigt, auf diese Weise entsteht ein starker Entgiftungseffekt. Die Zirkulation von Blut und Lymphe wird stimuliert, ferner findet eine anregende Wirkung auf alle Organe sowie auf das Immunsystem statt. Durch den auf den Körper einwirkenden Reiz wird das Gewebe entstaut, weiter werden Verspannungen und Blockaden gelöst. Der gesamte Energiefluss im Körper wird wieder aktiviert, alle Körperzellen werden mit neuer Energie versorgt. Neben der Entgiftung stellen Rückenschmerzen, Verspannungen, rheumatische Beschwerden, Verdauungsbeschwerden, chronische Müdigkeit und Schwächezustände weitere Indikationen für das Schröpfen dar.

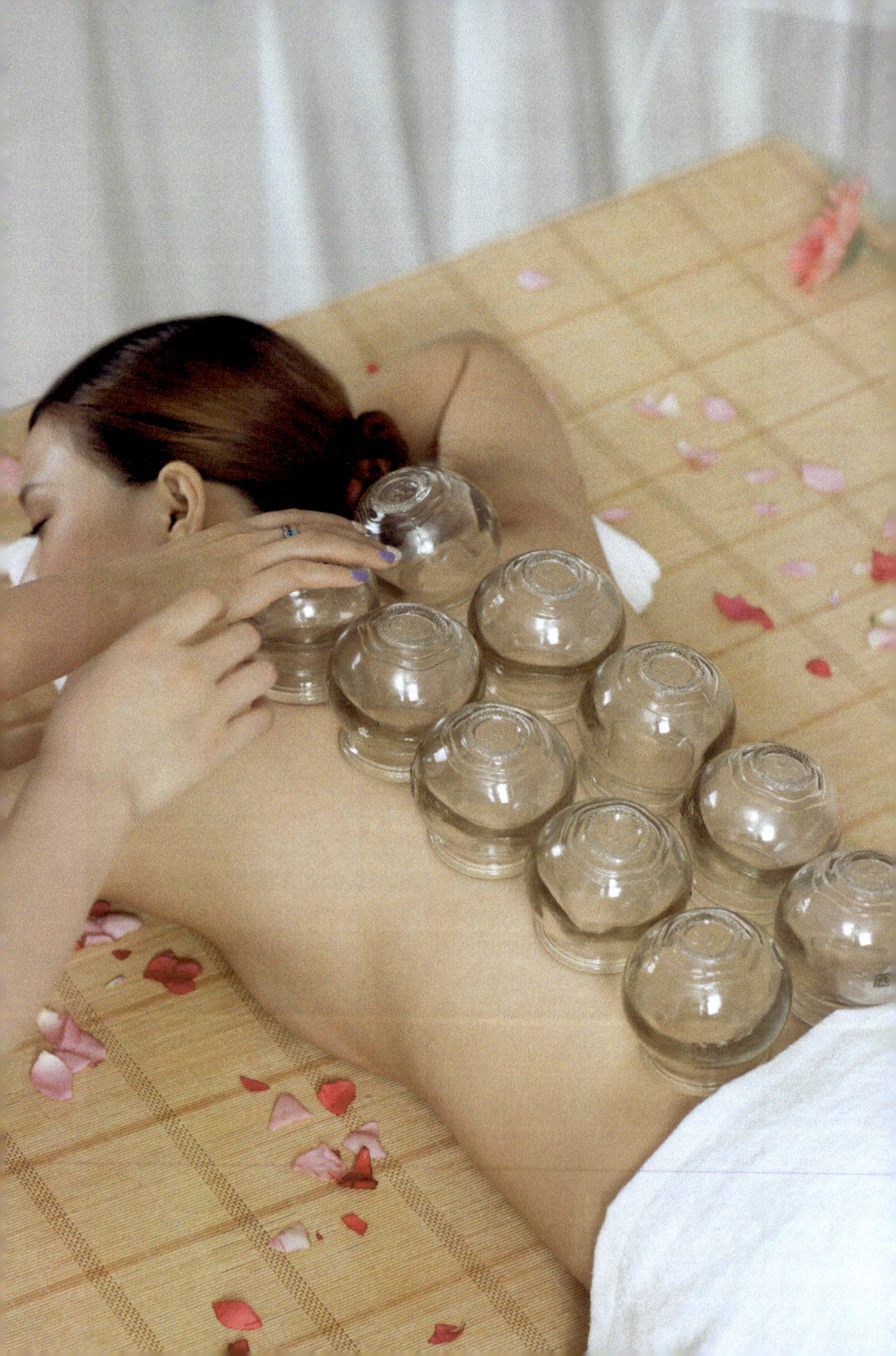

Beim blutigen Schröpfen werden die Schröpfköpfe an zuvor mit einem kleinen Messer eingeritzten Stellen angesetzt. Auf diese Weise tritt das im gestauten Gewebe vorhandene Blut aus - so können Schadstoffe aus dem Körper ausgeleitet werden. Gleichzeitig wird das Blut verdünnt und somit die Fließfähigkeit des Blutes erhöht. Bei Einnahme von Medikamenten zur Blutverdünnung, nach Operationen oder bei Bluterkrankungen ist vom blutigen Schröpfen abzusehen.

Während das trockene Schröpfen eher bei chronischen Beschwerden oder zur Vorbeugung zum Einsatz kommt, ist das blutige Schröpfen speziell bei akuten Problemen, z. B. bei Schmerzen, wirksam. Um Infektionen zu vermeiden, muss beim blutigen Schröpfen auf strikte Hygiene geachtet werden.

Trockenbürstenmassagen

Eine klassische Anwendung zur Entgiftung und Abhärtung des Körpers sowie zur Steigerung des Wohlbefindens ist die Trockenbürstenmassage. Regelmäßige Bürstenmassagen regen den gesamten Stoffwechsel an, stärken die Abwehrleistung des Körpers, steigern die Durchblutung, beleben den Organismus und verbessern die Hautstruktur.

Bürstenmassagen wirken zum einen direkt auf die Haut, zum anderen wirken sie reflektorisch über die Nervenbahnen und somit über die Freisetzung von Signalstoffen. Durch die Stabilisierung des vegetativen Nervensystems werden Herzschlag und Blutdruck beruhigt und harmonisiert. Auch die Psyche kommt zur Ruhe, innere Anspannung und Nervosität lassen nach.

Durch die intensive Berührung und Bewegung tieferer Haut- und Muskelschichten wird die Durchblutung angeregt, der ganze Organismus wird belebt und kommt in Schwung. Dadurch wird die Zufuhr von frischem Blut in alle Organe erhöht, gleichzeitig werden alle Zellen mit Sauerstoff, Nähr- und Abwehrstoffen versorgt. Neben der erhöhten Stoffwechseltätigkeit wird auch das Lymphsystem angeregt, wodurch schädliche Stoffe schneller abtransportiert werden und deren Ausscheidung beschleunigt wird. Da die Lymphkapillaren sich knapp unter der Hautoberfläche befinden, werden die Lymphkapillaren durch Trockenbürsten in idealer Weise stimuliert, die Bewegung der Lymphflüssigkeit wird gefördert. Auch die Aktivität der Lymphknoten wird angeregt, diese können so ihrer Entgiftungsfunktion besser nachkommen.

Auch der Entgiftungsprozess über die Haut wird unterstützt: Durch das Bürsten öffnen sich die Hautporen, Gift- und Schlackenstoffe können über die Haut abgleitet werden.

Die Massage sollte immer von den Extremitäten ausgehend zur Körpermitte, zum Herzen hin, durchgeführt werden. Auf diese Weise wird der Rückstrom des Blutes verbessert.

So werden alle Stoffe, die nicht mehr gebraucht werden oder sogar schädlich sind, aus dem massierten Gewebe abtransportiert. Die Massage unterstützt also den Blutaustausch - alle Körperzellen und Organe werden so jung und gesund erhalten oder wieder regeneriert.

Nicht durchgeführt werden dürfen Bürstenmassagen bei entzündeter Haut sowie bei entzündlichen, allergischen und infektiösen Hautkrankheiten. Weiter ist bei degenerativen Gefäßerkrankungen (z. B. bei Krampfadern), bei Neurasthenie und bei Schilddrüsenerkrankungen Abstand von Bürstenmassagen zu nehmen. Um Schlafstörungen zu vermeiden, sollte abends von Trockenbürstenmassagen abgesehen werden.

Optimal zur Gesundheitsvorsorge ist eine etwa zehn- bis zwanzigminütige Bürstenmassage, täglich oder alle zwei bis drei Tage. Idealer Zeitpunkt für eine Massage ist der Morgen - dann wird der noch träge Organismus auf sanfte Weise geweckt und die Tätigkeit des Lymphsystems angeregt.

Für die Bürstenmassage sollte eine Bürste mit festen und sauberen Naturborsten (z. B. pflanzliche Borsten) verwendet werden. Die Massage sollte als angenehm empfunden werden, starkes Bürsten ist weder notwendig noch hilfreich. Vorzugsweise sollte eine Bürste mit langem Stiel verwendet werden, um auch schwer zugängliche Körperpartien wie den Rücken zu erreichen. Damit die Bürste trocken bleibt, sollte diese nicht beim Baden oder Duschen verwendet werden.

Nach dem Bürsten kann ein warmes, etwa zwanzigminütiges Bad genommen werden. Auf diese Weise wird die Entgiftung des Körpers zusätzlich unterstützt. Alternativ kann nach der Bürstenmassage kalt geduscht werden.

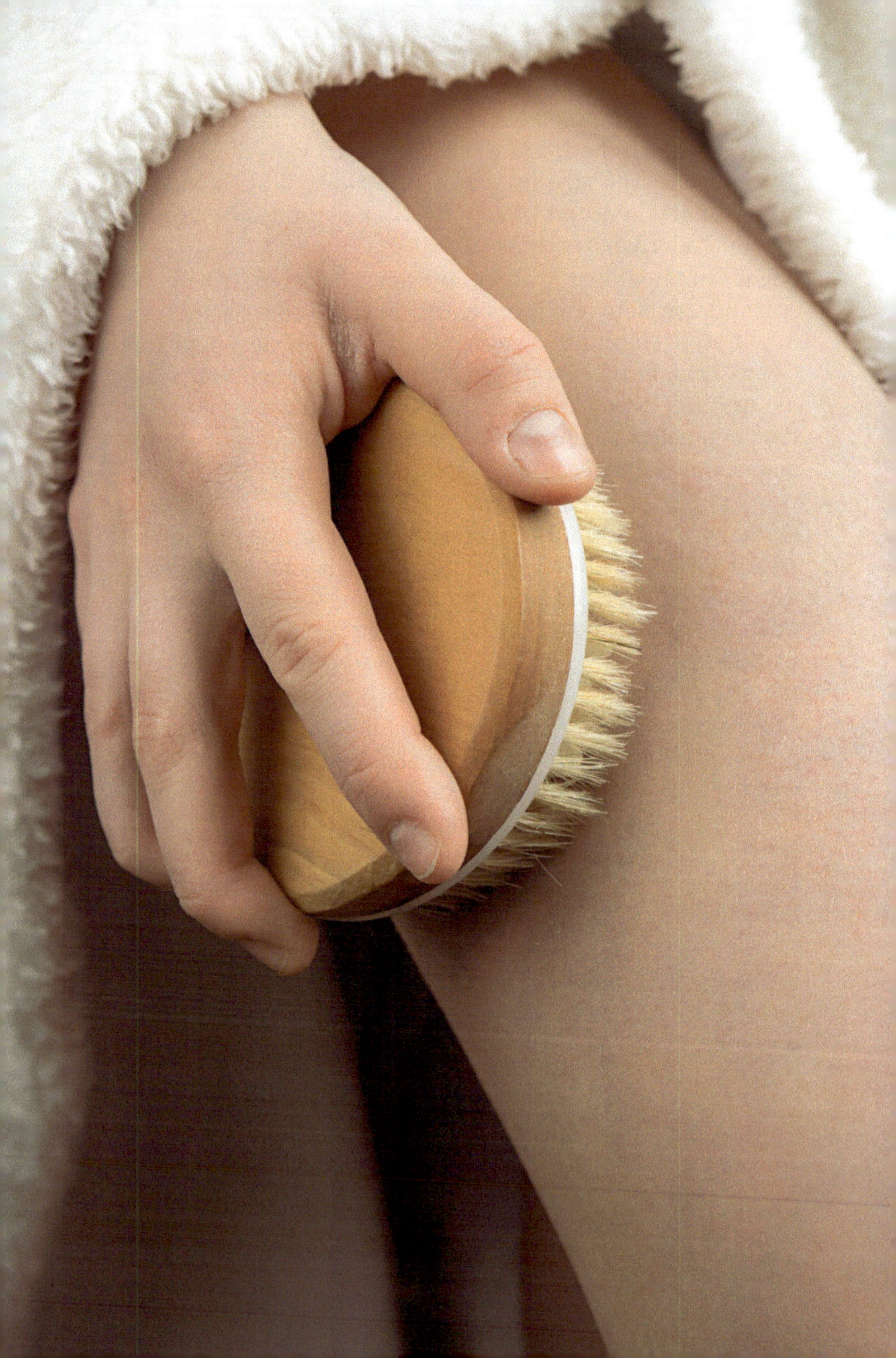

Anleitung zur Trockenbürstenmassage

- Massiert wird stets in Richtung des Herzens. Starkes Reiben sollte vermieden werden, stattdessen sollte mit langen Streichbewegungen bzw. - je nach Körperregion - mit kreisenden Bewegungen massiert werden.
- Zuerst werden die Füße mit kreisenden Bewegungen massiert. Die Massage beginnt an der Außenseite des rechten Fußes.
- Anschließend wird auf gleiche Weise an der Innenseite des rechten Fußes massiert.
- Danach erfolgt die Massage an den jeweiligen linken Fußseiten.
- Dann werden die Vorderseite, die Rückseite und die Innen- und Außenseiten der Unter- und Oberschenkel mit kreisenden Bewegungen massiert.
- Die Beine werden von oben nach unten mit der Trockenbürste gestrichen.
- Auch das Gesäß wird mit kreisenden Bewegungen massiert.
- Bei den Armen geht man vom rechten Handrücken aus, dann geht man über die Außenseite des Armes bis zur Schulter. Genauso wird die Innenseite des Armes von unten nach oben massiert.
- Anschließend erfolgt der gleiche Ablauf am linken Arm.
- Man sollte nicht vergessen, auch die Achselhöhlen zu massieren. Jede Achselhöhle sollte zehn Mal mit kreisenden Bewegungen massiert werden.

- Nun werden Bauch und Brust mit kreisförmigen Bürstenstrichen massiert. Der Bauch wird kreisförmig entsprechend dem Dickdarmverlauf massiert: dies geschieht im Uhrzeigersinn beginnend rechts unten nach links unten. Die Brust wird vorsichtig in Form einer liegenden Acht umkreist.
- Zum Schluss wird der Rücken vom Nacken ausgehend nach unten massiert (hier wird ausnahmsweise nicht in Richtung des Herzens massiert).
- Wer zum Schluss das Gesicht massieren will, verwende hierfür eine spezielle Gesichtsbürste.

Wechselduschen und -bäder

Durch Wechselbäder und -duschen wird der gesamte Kreislauf belebt, die Durchblutung der Organe verbessert und das Immunsystem günstig beeinflusst. Wechselbäder und -duschen haben eine außerordentlich vorteilhafte Wirkung auf die Gesundheit, gerade im Hinblick auf die Entgiftung des gesamten Körpers. Auch Atemstörungen verbessern sich, die Atmung wird tiefer und besser, zu Krämpfen neigende Bronchialmuskeln entspannen sich. Ferner wird auch ein überreiztes Nervensystem beruhigt. Kurzum, Wechselduschen haben einen positiven Effekt auf den ganzen Körper, der Mensch fühlt sich nach einer ausgiebigen Wechseldusche gleichsam wie neu geboren.

Beginnen Sie die Wechselduschen für bis zu drei Minuten mit sehr heißem Wasser, wechseln dann für bis zu einer Minute zu sehr kaltem Wasser und wiederholen Sie diesen Vorgang einige Male - bevor Sie die Prozedur schließlich mit kaltem Wasser beenden. Falls Sie noch keine Erfahrung mit Wechselduschen haben, sollten Sie sich langsam daran gewöhnen. Meiden Sie zu extreme Temperaturen und lang anhaltende Reize, wechseln Sie daher bereits nach kurzer Zeit von Kalt nach Warm und umgekehrt. Lassen Sie Ihrem Körper Zeit, und gewöhnen Sie diesen nach und nach an die unterschiedlichen Temperaturreize. Wenn Ihnen anfangs die extremen Temperaturen Probleme bereiten, dann brausen Sie nur Ihre Füße und Arme ab und arbeiten sich dann langsam zu den Beinen und zum Rücken vor. Am Schluss kommt der empfindliche Bauch an die Reihe.

Durch Wechselbäder wird der Körper mit frischem Blut und Sauerstoff versorgt, zusätzlich werden Ansammlungen von Giftstoffen und Krankheitserregern aus zuvor schlecht durchbluteten Regionen entfernt. Durch das abwechselnd kalte und warme Wasser wird der Körper abgehärtet, durchblutet und entgiftet, ferner wird das Immunsystem gestärkt. Bei Wechselbädern bzw. -duschen werden über die Haut Temperaturreize vermittelt, welche im Körper positive Reaktionen auslösen. Durch die kurzzeitige Verengung der Blutgefäße (durch die Kälte) und die anschließende Gefäßerweiterung durch die Wärme wird die Durchblutung im ganzen Körper angeregt - hierdurch wird der Stoffwechsel aktiviert, Schadstoffe aller Art können so effektiv aus dem Körper ausgeschleust werden.

Durch den Wechsel der Temperaturen werden vor allem die Lymphgefäße in Schwung gebracht, sodass die Lymphe besser abtransportiert werden kann. Blockaden im Lymphsystem werden aufgehoben, sodass die Lymphe wieder frei fließen kann. Schadstoffe aller Art werden durch abwechselnde Verengung und Erweiterung der Lymphgefäße gleichsam aus dem Körper gepresst, sodass das Lymphsystem durch Wechselbäder eine wunderbar regenerierende und reinigende Wirkung erfährt.

Wechselbäder und -duschen haben zudem einen positiven Effekt auf die Regulation des Blutdrucks. Die Blutgefäße werden aufgrund der kalten und warmen Wasserreize abwechselnd erweitert und verengt, was ein gutes Training für die Blutgefäße bedeutet.

Die Temperatur in der Kaltphase sollte zwischen 10 und 16 °C liegen, die der Warmphase zwischen 36 und 39 °C.

Hinweis: Extreme Kälte ist bei Bluthochdruck zu vermeiden, da diese den Blutdruck in die Höhe treibt. Ältere und gebrechliche Menschen sowie Menschen, die unter Herzinsuffizienz leiden, sollten ebenfalls auf extrem kaltes Wasser verzichten. Bei sehr hohem Blutdruck sollte man auf die Anwendung von Wechselbädern und -duschen vorsichtshalber verzichten.

Wassertreten

Auch durch Wassertreten, bei dem durch kaltes Wasser gewatet wird, wird das Immunsystem gestärkt, weiter wird der Stoffwechsel aktiviert und der Kreislauf in Schwung gebracht. Wassertreten erfrischt und entspannt zugleich. Das vegetative Nervensystem wird beruhigt, wodurch der Blutdruck sinkt. Insbesondere wirkt Wassertreten auch entstauend und aktivierend auf das Lymphsystem. Der venöse Rückstrom zum Herzen wird gefördert, was eine Entlastung für die Venen sowie für das Lymphsystem nach sich zieht.

Zum Wassertreten füllt man die Badewanne bis eine Handbreit unter die Kniekehle mit kaltem Wasser. Anschließend schreitet man im Storchengang durch das Wasser, wobei ein Bein ganz aus dem Wasser gehoben wird und dabei die Fußspitze nach unten gezogen wird.

Wenn der Kältereiz zu stark wird, wird die Prozedur beendet. Bei allen Kaltwasseranwendungen muss der Körper warm sein. Gegebenenfalls muss der Körper zuvor durch Bewegung wie z. B. durch Gymnastik aufgewärmt werden.

Genauso wichtig ist es, den Körper nach der Kaltwasseranwendung wieder ausreichend aufzuwärmen. Warme Socken und Bettruhe sorgen für ein angenehmes Wohlgefühl. Da die Anwendung beruhigend und entspannend ist, kann diese auch am Abend vorgenommen werden, um einen gesunden Schlaf zu fördern. Auch in vielen Thermen gibt es Kneipptretbecken, wo man abwechselnd durch 35 °C warmes und durch 15 °C kaltes Wasser schreiten kann. Ebenso gibt es in vielen Parkanlagen und Kurpärken Kneipptretbecken, wo Sie an der frischen Luft Wassertreten können. In der freien Natur eignet sich auch ein Wasserlauf zum Wassertreten.

Wassertreten ist nicht für Personen geeignet, die an Nieren-, Blasen- oder anderen Unterleibsbeschwerden leiden. Auch während der Menstruation sollte man vom Wassertreten absehen.

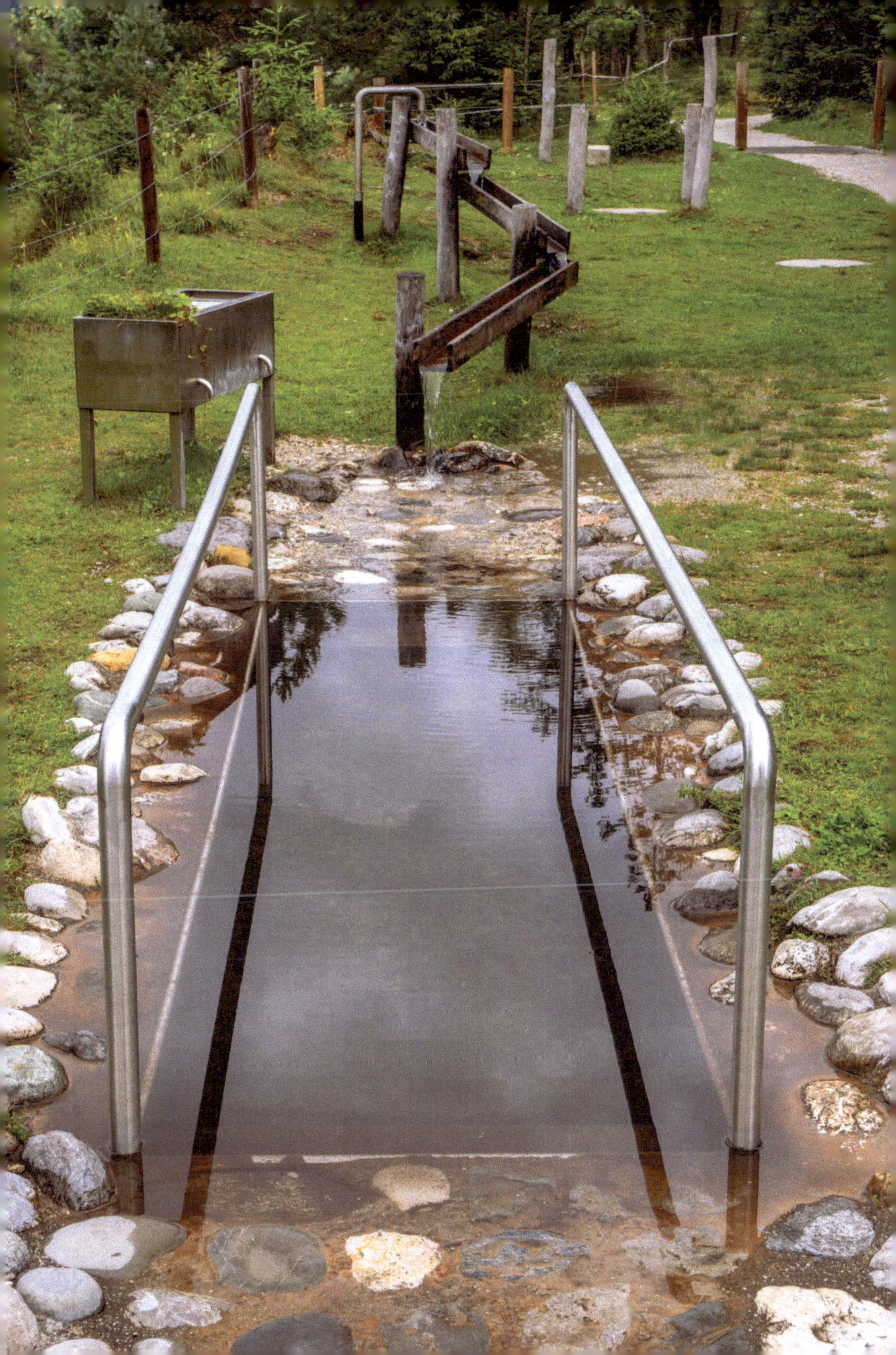

Kalte Güsse

Zur Belebung sowie zur Entgiftung des Lymphsystems eignen sich kalte Güsse, z. B. Armgüsse oder Schenkelgüsse. Kalte Güsse wirken ausleitend und belebend. Sie werden besonders geschätzt, weil sie das Lymphsystem trainieren und stärken.

Was benötigt man zur Durchführung von kalten Güssen

Gummischlauch, der am Duschkopf oder Wasserhahn befestigt wird.

Was ist bei der Durchführung von kalten Güssen zu beachten

- Die Wassertemperatur beträgt idealerweise 18 °C.
- Wer kaltes Wasser nicht verträgt, kann temperiertes Wasser mit einer Temperatur von 18 bis 22 °C verwenden.
- Die Anwendung sollte in einem nicht zu kalten oder zugigen Raum durchgeführt werden.
- Der Schlauch sollte so gehalten werden, dass das Wasser sanft und ohne Druck über die Haut gleitet, ein Zurückspritzen des Wassers sollte vermieden werden.
- Das Wasser wird in einem Abstand von circa fünf bis 10 cm über die Haut gegossen.
- Nach dem Guss werden die Beine bzw. die Arme nicht abgetrocknet - das Wasser wird nur abgestreift. Die noch feuchte Haut wird mit einem Kleidungsstück aus Naturfasern bedeckt.
- Nach körperlicher Anstrengung oder unmittelbar nach einer Mahlzeit sollten keine kalten Güsse durchgeführt werden.

- Ein kalter Guss sollte nur so lange durchgeführt werden, wie dieser als angenehm empfunden wird. Nach jedem kalten Guss muss für eine Wiedererwärmung des Körpers gesorgt werden - die Erwärmung erfolgt entweder passiv durch Bettruhe oder aktiv z. B. durch Gymnastik.

Kalter Schenkelguss

Schenkelgüsse beleben den Körper, sie regen die Durchblutung und den Stoffwechsel an und wirken entschlackend. Insbesondere wird auch das Lymphsystem stimuliert, entlastet und entgiftet.

Auch das Nervensystem wird beruhigt, weshalb kalte Schenkelgüsse schlaffördernd wirken. Anwendung finden Schenkelgüsse ferner bei Krampfadern und Wassereinlagerungen in den Beinen sowie bei Prellungen. Auch Kopfschmerzen, Bluthochdruck und Verstopfung werden gelindert.

Nicht angewendet werden dürfen kalte Schenkelgüsse bei Harnwegsinfekten, bei Frösteln, Herzerkrankungen, bei offenen Wunden im zu behandelnden Bereich, bei Ischiasnervenschmerzen sowie während der Menstruation.

So wird der kalte Schenkelguss durchgeführt

Begonnen wird der Guss beim rechten Fuß, langsam arbeitet man sich von außen Richtung Herz bis zum Hüftknochen vor. Anschließend wird die Innenseite des rechten Beines abgeduscht, das Wasser wird von der Leistenbeuge abwärts geführt. Die gleiche Prozedur erfolgt beim linken Bein.

Der kalte Armguss

Der kalte Armguss wirkt erfrischend und kreislaufanregend, weshalb dieser insbesondere bei Müdigkeit, Erschöpfungszuständen und Hypotonie hilfreich ist. Zudem findet eine das Lymphsystem entgiftende und entlastende Wirkung statt. Nicht geeignet sind Armgüsse bei Vorliegen von Herzrhythmusstörungen sowie bei Asthma bronchiale.

So wird der kalte Armguss durchgeführt

Man beginnt den Guss am rechten Handrücken, der Strahl wird an der Außenseite des Armes hoch zur Schulter geführt. Anschließend wird der Schlauch an der Arminnenseite bis zur Handinnenfläche herabgeführt. Dann folgt der linke Arm.

Es empfiehlt sich, den Arm anschließend durch Gymnastik wieder zu erwärmen.

Basische Bäder

Basische Bäder sind geeignet, den Körper wirksam über die Haut zu entgiften. Zudem kommt die Lymphe ins Fließen, die Lymphflüssigkeit wird balanciert, außerdem wird die Entgiftungsleistung des Lymphsystems gesteigert.

Durchführung eines basischen Bades

Hierzu gibt man eine nicht zu geringe Menge eines qualitativ hochwertigen basischen Salzes zum Badewasser (das Badewasser sollte einen pH-Wert zwischen 8,5 und 9,5 erreichen, Überprüfung mittels pH-Papier). Häufig wird der Zusatz von nur wenigen Esslöffeln Basenbad empfohlen, was aber einer deutlich zu niedrigen Dosierung entspricht.

Durch osmotische Effekte werden die Säuren im Körper durch die zugesetzten Basen neutralisiert und dadurch zur Ausscheidung gebracht. Dies kann man sich so vorstellen: Ist der pH-Wert auf zwei Seiten einer durchlässigen Membran unterschiedlich groß, so kommt es durch Osmose zum Ausgleich der pH-Werte. Die Basen im Bad üben sozusagen eine Art Sogwirkung auf die Säuren im Körper aus, welche mittels der Basen aus der Haut herausgezogen werden. Die ideale Badetemperatur liegt bei 35 bis 38 °C, höhere Temperaturen sollten nicht gewählt werden, um den Kreislauf und das Herz nicht unnötig zu belasten. Damit der osmotische Effekt ausreichend wirken kann, sollte etwa eine Stunde gebadet werden.

Anschließend sollte eine Nachruhezeit von ca. zwei Stunden eingeplant werden. Nach dem Baden sollte man nicht duschen, der Körper sollte allenfalls sanft abgetupft werden - so kann sich die basische Wirkung auch nach Abschluss des Bades noch entfalten.

Übersäuerung führt zu Lymphstau

Durch chronische Übersäuerung des Körpers entgleist auch die Grundregulation des Lymphsystems. Säurebildende Nahrungsmittel schwächen auf Dauer das lymphatische System, dieses kann nur noch eingeschränkt sein Arbeitspensum erledigen. Alle Aufgaben des Lymphsystems, wie die Versorgung der Zellen sowie die Entgiftung und Aufrechterhaltung des Immunsystems, sind an eine intakte Säure-Basen-Regulation gebunden. Ist das Lymphsystem dauerhaft übersäuert, werden die Lymphgefäße porös und spröde, schließlich kommt es zu Lymphstauungen und Entzündungsreaktionen. Bevorzugen Sie deshalb eine basenüberschüssige Ernährung mit viel Gemüse und Obst. Wählen Sie idealerweise frische, unverarbeitete Lebensmittel. Fertigprodukte, Fast Food und Süßigkeiten belasten unseren Körper nicht nur mit Säuren, sondern zusätzlich mit Schlacken und Schadstoffen. Auch der Konsum von Fleisch sollte stark eingeschränkt werden, auf Schweinefleisch sollte mit Rücksicht auf eine Entlastung des Lymphsystems ganz verzichtet werden. Dagegen ist es ratsam, ein Glas Selleriesaft vor jeder Mahlzeit zu trinken - dies ist eine vorzügliche Maßnahme zur Entgiftung und Anregung des Lymphsystems.

Wenn die Lymphe dagegen übersäuert ist, kann sie nicht richtig fließen, der Fluss kommt ganz sprichwörtlich ins Stocken. Die Lymphgefäße sind verstopft, verhärtet und in ihrer Form verändert, die Lymphe kann trotz aller Bemühungen nicht mehr fließen. Schlacken und Giftstoffe verhaften in der Lymphe, was zu einer schleichenden Vergiftung des Körpers führt.

Akute und chronische Beschwerden wie Verdauungsprobleme, Kopfschmerzen, Ekzeme, Cellulite, Ödeme, schwere Beine, Muskelschmerzen, Leistungsabfall, sowie chronische Bronchitis, Erkältungen und Entzündungen der Nasennebenhöhlen sowie der Mandeln können die Folge sein.

Auf lange Sicht können noch ernste Erkrankungen wie Asthma, Schäden an den Venen, Arthrose, Arthritis, Gelenk- bzw. Bindegewebserkrankungen, Rheuma und Gicht hinzukommen. Auch Bluthochdruck und Übergewicht können entstehen.

Problematisch hierbei ist, dass die anfänglichen Beschwerden unspezifisch sind und nicht zwangsläufig auf eine Überlastung der Lymphe hindeuten.

So gibt es kaum spezifische Warnsignale des Körpers, welche auf eine Überforderung der Lymphe hindeuten. Viele der anfänglichen, zum Teil harmloseren Beschwerden können also oft nur als Fingerzeig dienen, dass im Körper etwas aus dem Lot geraten ist.

Ein saures Milieu verfestigt zudem die Eiweißproteine in der Lymphe. Die festen Eiweißbausteine versperren den ungehinderten Fluss der Lymphe, was zu einem weiteren Lymphstau führt. Übersäuerung führt zu einem Lymphstau - und umgekehrt führt Lymphstau zu einer Übersäuerung. Der Beginn eines Teufelskreises ist eingeläutet.

Zu den säurebildenden Lebensmitteln gehören z. B. Fleisch und tierische Produkte, Milch und Milchprodukte (außer Butter), Getreideprodukte, Fette und Öle, Zucker, alkoholische Getränke usw. Leckere Rezepte, die einen gesunden Lymphfluss erhalten oder wieder fördern, können Sie dem Rezeptteil (Kapitel ***„Schmackhafte und gesunde Rezepte“***) entnehmen.

Zur Korrektur eines aus dem Gleichgewicht geratenen Säure-Basen-Haushalts sollte man zusätzlich mäßige Bewegung praktizieren und alle Formen von Stress ausschalten (siehe auch hier die entsprechenden Kapitel ***„Stress wirksam abbauen“*** und ***„Entspannungstechniken“***).

Mehr über Ursachen und Therapie der Übersäuerung können Sie bei Bedarf meinem Ratgeber ***„Gesund und ausgeglichen durch die Säure-Basen-Balance“*** entnehmen.

Zu viel Eiweiß und Fett - Gift für die Lymphe

Um das Lymphsystem zu schonen, sollte konsequent eine eiweiß- und fettarme Ernährung angestrebt werden. Große Eiweiß- und Fettmoleküle können zwangsläufig nicht über die Blutbahn transportiert werden, diese undankbare Aufgabe müssen ergo die Lymphbahnen übernehmen. Nun hat Eiweiß die Eigenschaft, Wasser wie ein Magnet an sich zu ziehen, wie ein Schwamm saugt es die lebenswichtige Flüssigkeit auf. Die aufgequollenen und verklumpten Eiweißmoleküle liegen nun wie Stolpersteine in den Lymphbahnen und erschweren der Lymphflüssigkeit das ungehinderte Weiterfließen. Die Lymphe verhärtet und wird fest. Durch die Verfestigung des Eiweißes erstarrt die Lymphflüssigkeit mehr und mehr, wodurch die Zellen nicht mehr mit Nährstoffen versorgt werden können. Auf der anderen Seite bleibt der Müll - Giftstoffe, Schlacken, Krankheitserreger, alte Zellen - in der Lymphe stecken, durch den entstehenden Lymphstau können die rettenden Lymphknoten nicht oder nicht rechtzeitig erreicht werden.

Mitunter lagert die Lymphe die Schlacken und Giftstoffe - als Notlösung sozusagen, um nicht der sofortigen Vergiftung anheimzufallen - im Bindegewebe ein. Dies ist zwar eine Erste-Hilfe-Maßnahme zur Aufrechterhaltung des Gefäßsystems - das Bindegewebe seinerseits verschlackt aber zunehmend, die Vergiftung des Körpers schreitet voran. Die Lymphflüssigkeit leidet nicht minder, sie ist nicht mehr klar und gesund, sondern klebrig, zähflüssig, träge und schleimig.

Nicht viel besser sieht es mit einem Übermaß an gesättigten Fetten (Lipiden) in der Nahrung aus. Auch diese Stoffe nisten sich bei einem Überschuss in der Lymphe ein und versperren aufgrund ihrer Größe der Lymphflüssigkeit die ungehinderte Passage. Dies führt erst zu einem zähen Transport der in der Lymphe gelösten Stoffe, später kann es gar zum gefürchteten Lymphstau kommen.

Aus genannten Gründen ist es erstrebenswert, auf eine lymphgesunde Ernährung umzustellen. Diese bedeutet, dass die Ernährung basenüberschüssig sein sollte - es sollte also viel Obst, Gemüse und Salat auf dem Speiseplan stehen. Da gesättigte Fette und tierisches Eiweiß zum einen säuernd im Köper wirken, zum anderen einen gesunden Lymphfluss verhindern, sollten diese Nahrungsmittel nur in Maßen gegessen werden. Das Gleiche gilt für alle Arten von Süßwaren wie Kuchen, Schokolade usw. Auch Salz sollte ganz sparsam verwendet werden, da es Körperwasser bindet. Folge hiervon sind wiederum Ansammlungen von Körperflüssigkeiten im Gewebe.

Da auch ein Zuviel an Nahrung generell eine Belastung für das Lymphsystem und den Körper darstellt, sollte von zu üppigen Mahlzeiten ebenfalls Abstand genommen werden.

Ölziehen zur Entgiftung des Lymphsystems

Die Naturheilkunde sieht den Menschen in seiner Ganzheitlichkeit, diese Sichtweise schließt auch die Erkenntnis vom Zusammenhang zwischen einem gesunden Mund/ Zähnen sowie gesunden Organen mit ein. Gemäß naturheilkundlichen Theorien besteht ein enger Zusammenhang zwischen den Zähnen sowie den Strukturen der Mundhöhle und allen Organen des gesamten Körpers. Mit anderen Worten: Der Zustand der Zähne und der Mundhöhle beeinflusst die Gesamtgesundheit des Menschen. In der Alternativmedizin sieht man den Menschen stets als Einheit, kein Organ und kein Körperteil existiert für sich. Wenn der Gesamtorganismus gesund ist, sind auch die Zähne/ der Mundraum gesund - umgekehrt ist bei Schäden oder Erkrankungen der Zähne/des Mundraums in der Regel auch das korrespondierende Organ im Körper erkrankt. So verfügt jeder Zahn über bestimmte Punkte, welche jeweils einem entsprechenden Organ im Körper zugeordnet sind - die Zähne spiegeln also den Zustand des gesamten Körpers wider.

Diese These kommt auch in dem Zitat von **Paracelsus *„An jedem Zahn hängt immer auch ein ganzer Mensch"*** zum Ausdruck.

Der gesamte Mundbereich gilt indes als Sammelbecken für Gifte aller Art - insbesondere im Schlaf werden Gifte und Schlacken vom ganzen Körper in den Mundbereich transportiert. Praktisch bedeutet dies, dass dem Mundraum zur Gesunderhaltung des gesamten Körpers besondere Aufmerksamkeit geschenkt werden sollte.

Aus diesem Grund sollten über Nacht angehäufte Schlacken, Säuren und andere Toxine bevorzugt am Morgen mittels Ölziehen aus dem Körper eliminiert werden. Selbstverständlich sollte die gründliche Pflege der Zähne und des Mundraums täglich durchgeführt werden.

Ölziehen reinigt und entgiftet aber nicht nur den gesamten Körper, es wirkt zudem entzündungshemmend und beugt Krankheiten vor. Bereits bestehende Erkrankungen können gelindert oder geheilt werden. Das Ölziehen bringt auch den Lymphfluss in Schwung. So kann die Lymphe wieder verstärkt Schlacken entsorgen und Krankheitserreger zur Vernichtung in Richtung der Lymphknoten transportieren.

Außerdem stärkt Ölziehen den Kieferknochen, auch lockere Zähne werden wieder fest im Zahnfleisch verwurzelt. Entzündetes Zahnfleisch, Zahnfleischbluten sowie Mundgeruch können verhindert oder gelindert werden.

Man geht in der Alternativmedizin davon aus, dass viele akute oder chronische Erkrankungen durch Störfelder an den Zähnen/ am Kiefer/ im Mundbereich ausgelöst werden. Das bedeutet, dass Erkrankungen der Zähne nicht lokal auf diese beschränkt bleiben müssen, sondern Schaden an anderen Organen sowie im gesamten Organismus anrichten können - umgekehrt können die Ursachen für diverse Zahnprobleme aber auch in gänzlich anderen Bereichen des Körpers zu finden sein. So können kranke Zähne ***„mundfremde"*** Erkrankungen auslösen - umgekehrt können aber auch Krankheiten an bestimmten Organen zu Schäden an den korrespondierenden Zähnen führen. Man geht hierbei davon aus, dass jedem Zahn ein bestimmtes Organ zugeordnet ist, mit dem es in wechselseitiger Beziehung steht.

Die wechselseitige Beziehung von Zähnen und Organen kann man folgendermaßen erklären: Zum einen gelangen Gifte und andere Schadstoffe von den Zähnen und dem Zahnfleisch über die Lymphe und die Blutbahn in den Körper. Zum anderen verbinden Energieleitbahnen, die sogenannten Meridiane, die Zähne mit bestimmten Organen des Körpers. Weiter wird durch kranke Zähne/ kranke Organe die Balance, das natürliche Gleichgewicht im Körper, geschwächt, weshalb Schäden an den korrespondierenden Stellen im Körper entstehen können. Als Störfelder im Zahn-/ Mundbereich erweisen sich insbesondere entzündete/eitrige Zähne, Parodontitis, wurzelbehandelte Zähne, unbehandelte Zahnfleischtaschen sowie Störungen des Bisses und der Kiefergelenke - diese gefährlichen Störfelder können sich nachteilig auf den gesamten Organismus auswirken.

Erkrankungen der Zähne sind übrigens einige der häufigsten Störfelder im Körper, welche Fern-Erkrankungen an anderen Organen auslösen können - trotzdem werden diese Störfelder viel zu selten diagnostiziert und infolgedessen auch nicht behandelt.

Die negativen Auswirkungen von kranken Zähnen auf den Körper sind indes verheerend: Je länger eine Störung an den Zähnen/ im Mundraum besteht, desto weiter reicht auch ihr schädlicher Einfluss auf den gesamten Körper.

Die Folgeerkrankungen im Körper reichen von ständig wiederkehrenden Erkältungen, Entzündungen der Mandeln, des Rachens und der Nasennebenhöhlen/Stirnhöhlen bis zu verschiedenen Magen-und Darmerkrankungen, Kopfschmerzen/ Migräne, Rückenschmerzen, Verspannungen, rheumatischen Beschwerden, Herz-Kreislauf-Erkrankungen und vielen weiteren Beschwerden.

Langfristig können malade Zähne nicht nur die ihnen zugeordneten Organe belasten, sondern den gesamten Organismus - insbesondere, wenn noch zusätzliche Belastungen durch andere Schadstoffe, anhaltender Stress oder weitere negative Einflüsse dazukommen.
Dies kann man mit einer schleichenden Vergiftung und einer Schwächung der Selbstheilungskräfte des Körpers erklären - in diesem Fall machen insbesondere diffuse Beschwerden wie chronische Müdigkeit, Erschöpfung, Überreiztheit, innere Unruhe, Schlaflosigkeit, Nervosität und Angstzustände dem Menschen zu schaffen. Häufig führt erst eine lange Odyssee durch Arztpraxen und Kliniken zur richtigen Diagnose - wenn diese überhaupt jemals gestellt wird, da sich die konventionelle Zahnmedizin selten mit den Auswirkungen von kranken Zähnen auf den Körper beschäftigt.

Wie funktioniert Ölziehen genau?

Im Folgenden wird die genaue Abfolge des Rituals des Ölziehens Schritt für Schritt erklärt. Der optimale Zeitpunkt zum Ölziehen ist der frühe Morgen nach dem Aufstehen - denn über Nacht ist die Entgiftungsleistung des Körpers am effektivsten. So sammeln sich über Nacht zahlreiche Krankheitserreger, Schadstoffe und andere Toxine im Mundraum, die es nun loszuwerden gilt.

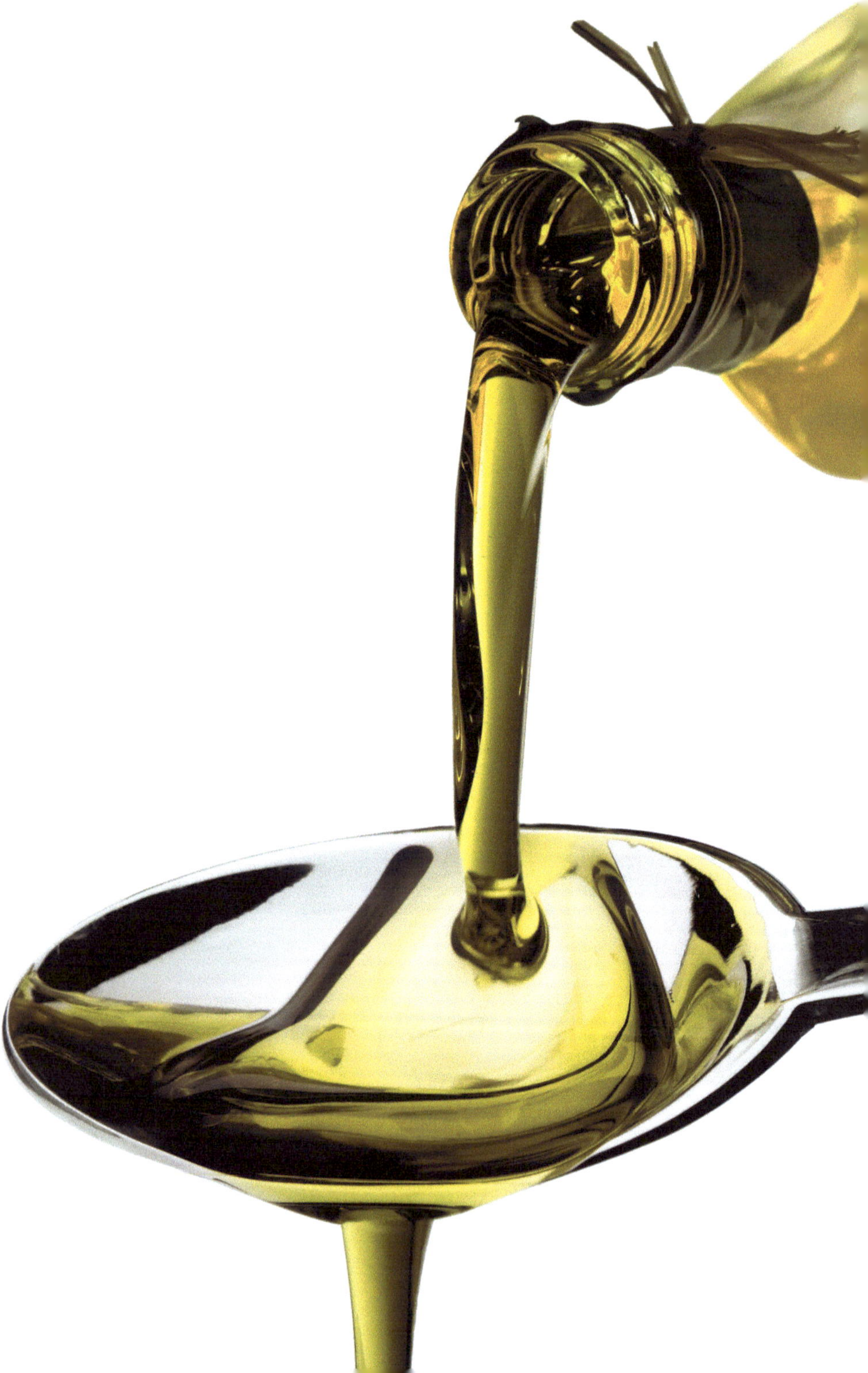

Schritt 1: Zungenreinigung

Dem Ölziehen sollte stets eine gründliche Zungenreinigung vorausgehen. Schon früh am Morgen sollte man die Zunge zunächst mit einem Zungenschaber reinigen, um die Zunge von Abfallprodukten, Bakterien, Viren, Schadstoffen und anderen Belägen zu reinigen - die Zunge wird nach dieser Prozedur wieder sauber und rosafarben. Die allmorgendliche Zungenreinigung schützt vor Erkältungen, schenkt frischen Atem und verbessert die Funktion der Geschmacksknospen der Zunge, sodass der Geschmackssinn optimiert wird.

Bei der Zungenreinigung schabt man die Zunge mehrfach vom hinteren Gaumenbereich bis zur Zunge ab. Zu vermeiden sind Zungenreiniger aus Plastik, bevorzugt sollte man einen Zungenschaber aus Silber verwenden.

Schritt 2: Ölziehen - Vorbereitung

Das Ölziehen sollte morgens nach dem Aufstehen, direkt nach der Zungenreinigung, erfolgen. Vor der Anwendung sollte man nichts essen und trinken. Prothesen jeder Art sollten vor dem Ölziehen herausgenommen werden.

Für die Anwendung stehen verschiedene Öle zur Verfügung - bevorzugt sollte biologisches Sesamöl oder biologisches Kokosöl gewählt werden, auch wegen des angenehmen Geschmacks.

Bei der Wahl des Öls entscheidet aber auch der persönliche Geschmack - nur so wird das Ölziehen zu einem angenehmen Ritual. Eine Abneigung gegen ein bestimmtes Öl, Ekelgefühle oder gar auftretender Würgereiz sind schließlich keine Motive, das Ölziehen zu einer schönen Gewohnheit werden zu lassen.

Man nimmt üblicherweise einen Esslöffel des jeweiligen Öls. Am Anfang genügt es bisweilen - insbesondere wenn eine geschmackliche Abneigung gegen das Öl besteht - statt des empfohlenen Esslöffels Öl lediglich einen Teelöffel Öl zu verwenden. Es gilt, sich in aller Ruhe und Gelassenheit an das Ölziehen heranzutasten, jede Form von Hetze widerspricht den Prinzipien der Naturheilkunde. Nehmen Sie sich besonders für die ersten Anwendungen viel Zeit.

Schritt 3: Durchführung des Ölziehens

Das Öl wird nun für zwei bis drei Minuten im Mund belassen, wobei es im Mundraum gesaugt, gespült, gekaut und geschlürft wird und auch zwischen die Zähne gezogen wird. Das Ziehen bewirkt, dass auch schwer erreichbare Stellen zwischen den Zähnen erfasst werden. Das Öl sollte hierbei immer von einer Backenseite zur anderen bewegt werden und anschließend wieder durch die Zähne zurückgesaugt werden. Wichtig ist, dass beim Spülen der gesamte Mundraum sowie die Zähne erreicht werden - so wird das Öl von links nach rechts und von oben nach unten gezogen, um an alle Mundpartien zu gelangen.

Beim Ölziehen sollten zwischendurch auch kleine Pausen eingelegt werden - so gibt man dem Öl ausreichend Gelegenheit, in die Schleimhäute einzudringen und dort seine Wirkung zu entfalten.

Auf keinen Fall darf mit dem Öl gegurgelt werden, noch darf dieses geschluckt werden - in diesem Fall würden die im Öl gelösten Toxine, Krankheitserreger und weitere Schadstoffe wieder zurück in den Organismus fließen. Die Gesichtsmuskulatur sollte während des Ölziehens möglichst entspannt bleiben - auch, um Muskelkrämpfe zu verhindern. Überhaupt sollte der gesamte Vorgang entspannt, gelassen und ohne Anstrengung durchgeführt werden.

Bei der Durchführung des Ölziehens sollte man den Kopf leicht nach vorne über das Waschbecken beugen. Der Kopf sollte dagegen nicht in den Nacken gelegt werden, um ein versehentliches Verschlucken des Öls zu vermeiden.

Viele Literaturangaben empfehlen, mindestens zehn bis zwanzig Minuten mit dem Öl zu spülen. In diesem Fall würden aber die im Öl gelösten Schlacken und Schadstoffe über die Schleimhäute wieder zurück in den Körper diffundieren.

Wenn Sie länger spülen wollen, sollten Sie jeweils nach ca. drei Minuten neues Öl verwenden. Nach der Anwendung spuckt man das Öl aus, bevorzugt in ein Papiertaschentuch, welches man anschließend im Hausmüll entsorgt.

Schritt 4: Zähne putzen

Als Abschluss der Ölziehbehandlung werden die Zähne gründlich geputzt. Der Putzvorgang sollte mehrere Minuten dauern und es sollte von rot nach weiß (also vom Zahnfleisch zu den Zähnen hin) geputzt werden.

Das Öl bindet fettlösliche Giftstoffe, Krankheitserreger, Säuren und Schlacken. Da fettlösliche Schadstoffe sich gut im Öl lösen und von diesem gleichsam angezogen werden, zieht das Öl die Schadstoffe wie ein Magnet aus der Schleimhaut des Mundes sowie aus der Zunge/ den Zähnen.

Durch vermehrte Speichelproduktion wird ein gesundes, basisches Milieu im Mundraum geschaffen, der Säure-Basen-Haushalt wird wieder ins Gleichgewicht gebracht. Die durch das Ölziehen gesteigerte Speichelproduktion verhindert auch das Austrocknen der Schleimhäute im Mund-, Lippen- und Halsbereich - feuchte Schleimhäute wiederum erschweren das Eindringen von Krankheitserregern wie Bakterien, Viren und Pilzen. So wird bakteriellen, viralen und Pilzerkrankungen vorgebeugt.

Auch fördert die vermehrte Speichelproduktion das Ausscheiden von schädlichen Stoffen aus dem Organismus. Die Durchblutung der Mundhöhle und der Speicheldrüsen wird gesteigert, was zu einer gesteigerten Schadstoffausscheidung führt.

Ein weiterer großer Pluspunkt vom Ölziehen ist, dass - nachdem die Schadstoffe aus dem Mundbereich entfernt worden sind - tiefer gelegene Schadstoffe aus dem Körper in die Mundhöhle gelangen können, die dann mit der nächsten Ölanwendung ausgeschleust werden. Es entsteht sozusagen eine Art Sogwirkung, in deren Verlauf immer tiefer liegende Schichten von Schadstoffen in die Mundhöhle gelangen und von dort abtransportiert werden können. So wird der Körper nach und nach entgiftet und entschlackt - der Körper wird also grundlegend gereinigt, wodurch vielen Krankheiten der Boden entzogen wird.

Grund hierfür ist, dass viele Krankheiten durch eine übermäßige Ansammlung von Gift- und Schlackenstoffen verursacht werden - denn wird der Körper nicht regelmäßig von Schadstoffen und Schlacken befreit, sammeln sich diese in verschiedenen Bereichen des Körpers (z. B. im Fett- und Bindegewebe, in Gelenken und Knochen sowie in Organen) an, wo sie großen Schaden anrichten können.

Vorrangiges Ziel des Ölziehens ist also die Entgiftung zunächst des Mundbereichs, dann aber auch die des ganzen Körpers.

Ferner sind natürlich die lokalen Effekte nicht zu vernachlässigen, so wird das Zahnfleisch massiert, gereinigt und gekräftigt.

Das Lymphsystem muss aktiv stimuliert werden

Bewegung ist unerlässlich, um die Lymphe ausreichend zu mobilisieren. Da das Lymphsystem nicht wie das Herz über eine Pumpe verfügt, welche die Flüssigkeit bewegt, muss das Lymphsystem aktiv stimuliert und die Lymphflüssigkeit voran geschoben werden. Dies kann bspw. durch tiefe Bauchatmung und v. a. durch körperliches Training wie z. B. Schwimmen, Wandern, Tanzen, Radfahren oder auch strammes Spazierengehen geschehen - auf diese Weise wird die Zirkulation der Lymphe gewährleistet und das Lymphsystem in Gang gehalten.

Die Zirkulation der Lymphe ist abhängig vom Druck in den Geweben, in den Muskeln, in der Wand der Lymphgefäße und auch von der Bewegung des gesamten Muskelsystems.

Durch Bewegung wird Druck in den Geweben erzeugt, welcher die Lymphe vorwärtstreibt.

Muskeltätigkeit unterstützt den Lymphfluss - diese bewirkt, dass die Lymphgefäße zwischen den Muskeln rhythmisch zusammengedrückt werden, wodurch die Lymphe wie bei einer Pumpe nach oben transportiert werden kann.

Neben der alltäglichen Bewegung sollte man sich jeden Tag mindestens dreißig Minuten spezifische Bewegung gönnen. Grundsätzlich hilft jede Form von Bewegung, um das Lymphsystem zu aktivieren. Neben Schwimmen und Laufen ist insbesondere auch Schwingen und Federn auf einem Minitrampolin eine sehr effektive Übung zur Reinigung des Lymphsystems. Ein Minitrampolin ist deswegen besonders empfehlenswert für die Lymphreinigung, weil hierbei auch tiefer liegende Lymphbahnen aktiviert werden. Es wird geraten, dreimal täglich zehn Minuten zu trainieren.

Da das Trampolin in der Regel in den eigenen vier Wänden aufgestellt wird, kann man dieses jederzeit ohne großen Aufwand nutzen. Auch Seilspringen eignet sich, um das Lymphsystem auf Vordermann zu bringen.

Auch langsame, fließende Bewegungen in Verbindung mit tiefem, bewusstem Atmen aktivieren und stimulieren den Lymphfluss. Deshalb eignen sich v. a. Yoga, Qi Gong und Tai Chi zur Aktivierung und Reinigung des Lymphsystems.

Die Wirbelsäule sollte ebenfalls beweglich erhalten werden, um den Fluss vom ***Liquor*** - Körperflüssigkeit, die das Zentralnervensystem (Gehirn und Rückenmark) umgibt - in unserem Rückenmark zu stimulieren. Dies kann durch wellen- oder spiralförmige Bewegungen der Wirbelsäule geschehen. Die wellen- und spiralförmigen Bewegungen der Wirbelsäule sind grundlegende Elemente des Yoga - neben der Stimulation des Liquors in der Wirbelsäule fördern sie auch die Beweglichkeit, Energie und Kraft der Wirbelsäule.

Grundsätzlich sollte man ein sanftes, moderates Bewegungstraining absolvieren - zu erschöpfender und zu strapaziöser Sport ist weder notwendig noch sinnvoll.

Auch Sportarten mit abrupten Bewegungen wie z. B. Tennis oder Squash sind wenig förderlich. Sport, bei dem man sich viel bewegt, möglichst noch an der frischen Luft, stimuliert die natürliche Lymphdrainage. Das Lymphsystem freut sich über jede Form der natürlichen Bewegung, wird es doch auf diese Weise massiert und gesund erhalten.

Mit Faszientraining die Lymphe in Schwung bringen

Neben Blutgefäßen durchziehen auch Lymphgefäße das ***Fasziengewebe***. Mit der Lymphe werden dem Fasziengewebe zum einen Nährstoffe geliefert, andererseits werden aber auch Schadstoffe aller Art von den Zellen des Fasziengewebes abtransportiert. Sind die Faszien aber verklebt und verhärtet, ist der Lymphfluss behindert. Ein eingeschränkter Lymphfluss kann seinerseits die Qualität des verklebten Fasziengewebes nochmals verschlechtern, sodass ein wahrer Teufelskreis entsteht.

Deshalb gilt es, das Fasziengewebe zu trainieren und sorgfältig zu behandeln, um infolgedessen auch für das Lymphsystem optimale Erfolge zu verbuchen.

Was sind eigentlich Faszien?

Faszien sind ja zurzeit in aller Munde - Aber was sind Faszien eigentlich genau? Das kollagenreiche Fasziengewebe umspannt und durchzieht gleichsam einem Netz den gesamten Körper. Das Fasziengewebe - das ist die Weichteil-Komponente des Bindegewebes - umhüllt jedes Organ und umspannt jeden Muskel, wobei das Fasziengewebe im gesamten Körper miteinander verbunden ist. Durch Bewegungsmangel und/ oder Überlastung kommt es zu strukturellen Veränderungen des Fasziengewebes - die einzelnen Fasern verdicken, verkleben und verfilzen. Infolgedessen kann es zu Verspannungen, Verhärtungen und Schmerzen kommen. Das Fasziengewebe ist nicht mehr ausreichend durchblutet, die umgebende Flüssigkeit ist verbraucht und mit Schadstoffen überfrachtet.

Wird das Fasziengewebe trainiert, entsteht frisches, neues Kollagen, das verbrauchte, die Faszien umgebende Wasser wird durch frisches, neues Wasser ersetzt. Nun sind die Faszien wieder gut durchsaftet, sodass Verklebungen Einhalt geboten werden kann. Der Stoffwechsel des Fasziengewebes wird wieder auf Vordermann gebracht, defekte Bereiche können durch die verbesserte Nährstoffzufuhr und die gesteigerte Beweglichkeit repariert werden.

Faszientraining

Bei Faszientraining denken die meisten Menschen sicherlich erst mal an die berühmte Faszienrolle - Dies ist aber nur eine Komponente des vielseitigen Trainings.

Zum Faszientraining gehören vier Trainingselemente:

- Federn (***Rebound Elasticity***)
- Dehnen (***Fascial Stretch***)
- Beleben (***Fascial Release***)
- Spüren (***Propriorezeption***)

Federn (Rebound Elasticity)

Elastische, federnde Bewegungen fördern nicht nur die Aktivierung und Stärkung der betreffenden Muskeln, sondern auch die Vernetzung des Fasziengewebes.
Zu den federnden Bewegungen gehören v. a. Sprünge in allen Varianten. Sinnvoll ist senkrechtes Springen nach oben, aber auch seitliches Springen nach rechts und links sowie Sprünge nach vor und zurück. Zu den federnden Bewegungen sollten immer auch die bekannten ***„Hampelmänner“*** (***„Jumping Jacks“***) gehören. Wichtig ist hierbei, dass bei den Sprüngen nicht abrupt auf dem Boden gelandet wird, oder man sich gar plumpsen lässt. - Die Übungen sollten vielmehr weich, federnd und anmutig ausgeführt werden.

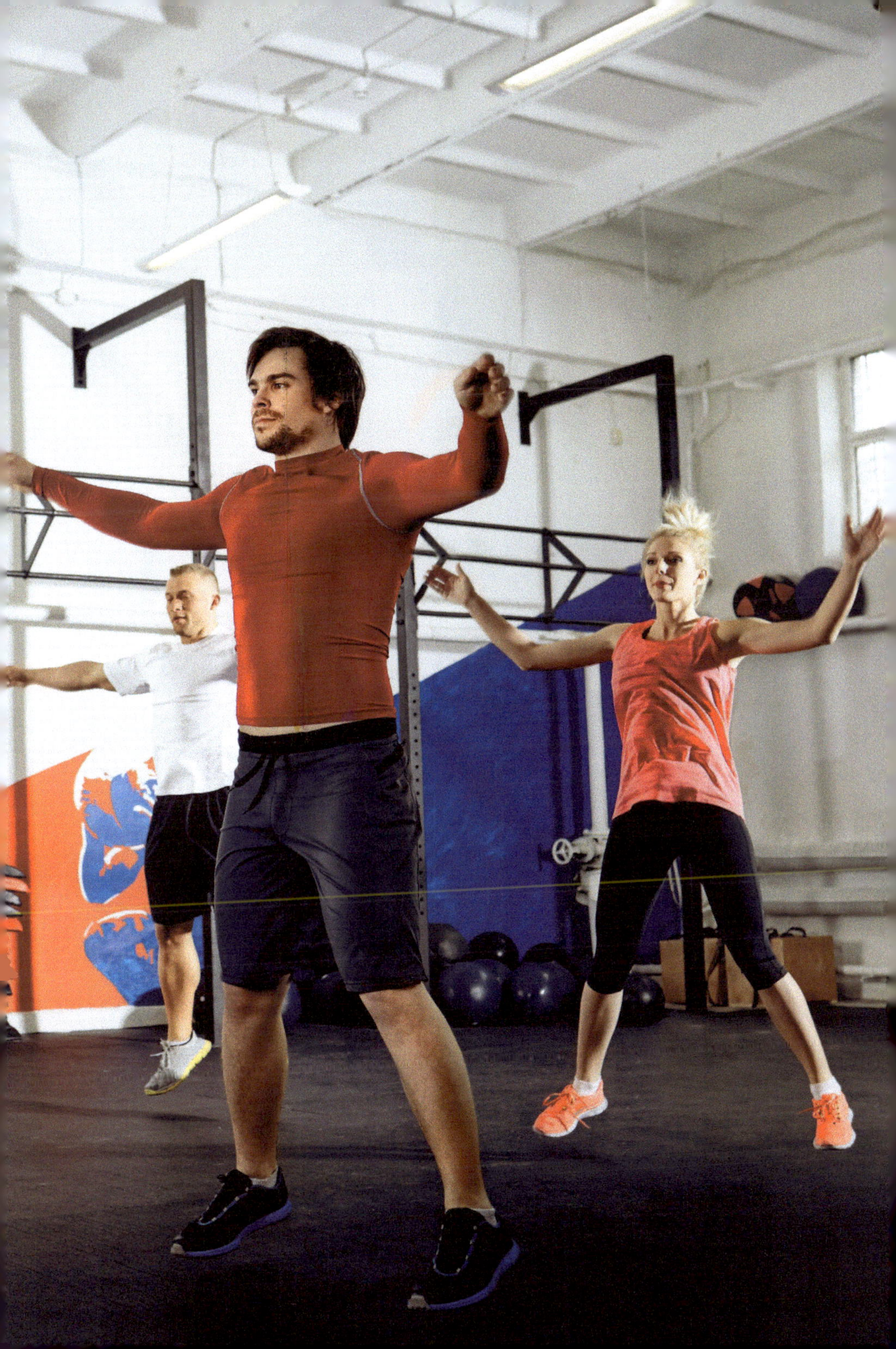

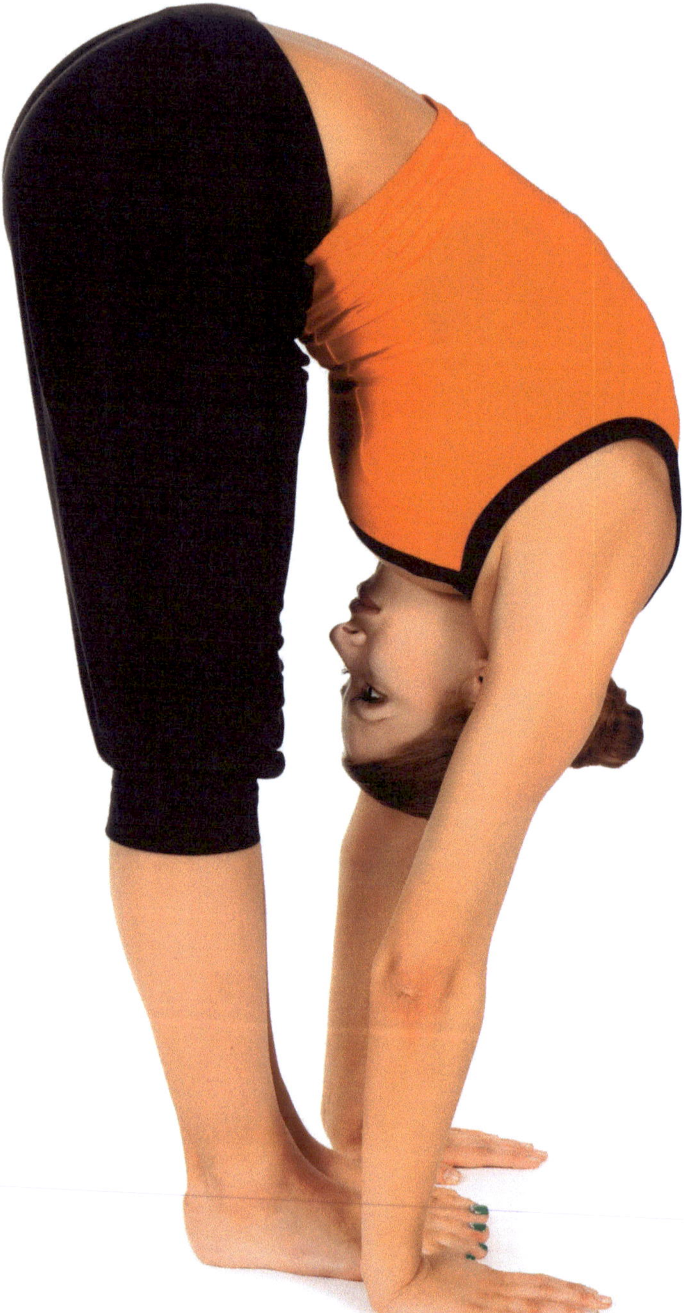

Dehnen (Fascial Stretch)

Eine Übung für das Fasziendehnen ist bspw. die Vorwärtsbeuge (***„Forward bend"***.)

Hierzu beugt man sich langsam und sanft nach vorne, die Hände wandern mittig zum Boden. Je nach Beweglichkeit sind die Beine hierbei gebeugt oder gestreckt. Aus dieser Stellung heraus wechseln Sie nun die Hand- und die Körperstellung leicht federnd nach rechts. Anschließend führen Sie die Hände wieder federnd zur Mitte zurück und führen nun die Hände und den Oberkörper federnd nach links. Im Gegensatz zum Yoga ***„versinkt"*** man hier also nicht lange in einer Position, sondern bewegt den Körper in unterschiedlichen Winkeln und Richtungen. Auf diese Weise werden nicht nur Teilgebiete, sondern ganze Fasziennetze, gedehnt und trainiert.

Beleben (Fascial release)

Neben Kraft- und Ausdauertraining ist spezielles Faszientraining mittels der Faszienrolle im Rahmen des Faszientrainings vorgesehen. Da Fasziengewebe langsamer wächst als Muskelgewebe, wird es bei normalem Training häufig überlastet, weshalb ergänzendes Faszientraining nötig ist. Dies gilt v. a. für schmerzende Körperbereiche, bei denen die Faszien bereits verklebt und in Mitleidenschaft gezogen sind.

Beim Training mit der Faszienrolle wird Druck und Dehnung auf das Fasziengewebe ausgeübt. Auf diese Weise wird das Gewebe regelrecht ausgepresst, die alte, verbrauchte Lymphe kann abfließen und durch neue, frische Lymphe ersetzt werden. Das Auspressen des Fasziengewebes mit der Faszienrolle stellt also ein wahrer Jungbrunnen für unser oft geschundenes Lymphsystem dar. Durch den Druck werden überdies die verklebten Faszien gelöst, neue Kollagenfasern können sich bilden.

Je nach Übungsziel gibt es verschiedene Faszienrollen. Zum Massieren großer Flächen wie Rücken, Oberschenkel und Waden eignet sich die klassische Faszienrolle mit einer Länge von 30 bis 40 cm. Mit der klassischen Faszienrolle können Verklebungen und Verspannungen an Rücken, Oberschenkeln und Waden effektiv aufgelöst werden. Die Faszienrollen sind in drei Härtegraden erhältlich, wobei die weiche Faszienrolle für Anfänger und sehr schmerzempfindliche Personen geeignet ist. Die harte Variante ist passend für fortgeschrittene Faszienportler, die schmerzunempfindlich sind und eine optimale Wirkung erreichen wollen. Der mittlere Härtegrad ist für Anfänger geeignet, die schmerzunempfindlich sind.

Neben den Standardrollen gibt es kleinere Rollen zur Behandlung spezifischer, kleinerer Körperbereiche wie Nacken, Fersen oder Fußsohlen.

Zur ***Triggerpunktmassage*** einzelner Triggerpunkte gibt es Faszienmassagebälle, die in verschiedenen Größen erhältlich sind. So eignet sich etwa der 12 cm große Ball für flächigere Massagen, während der 8 cm große Ball nur für die Behandlung von punktuellen Verspannungen (z. B. an der Fußsohle, am Handrücken, an der Schulter oder am Nacken) genutzt werden kann.

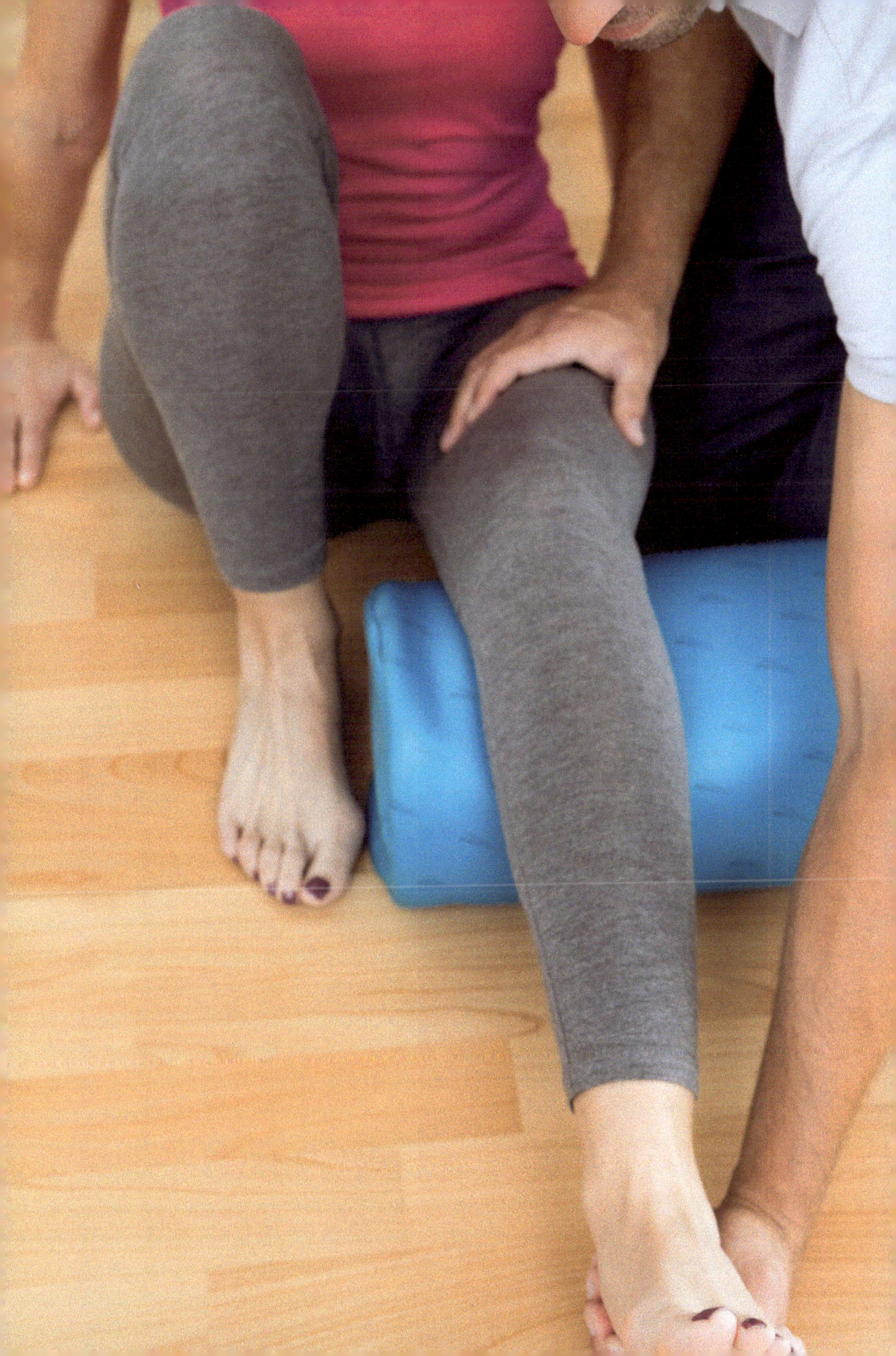

Spüren (Propriorezeption)

Bei der Propriorezeption geht es darum, mittels sinnlicher Bewegungen über die Faszien zu einer verbesserten Körperwahrnehmung zu gelangen.

Dies gelingt bspw. mit der Übung ***Kobra Spine***.

Hierbei nehmen Sie eine stabile Standposition ein, die Beine stehen hüftbreit auseinander. Gehen Sie in die Knie und stützen sich mit den Händen auf den Oberschenkeln ab. Kippen Sie Ihr Becken ein wenig nach vorne. Spüren Sie in die Wirbelsäule hinein, wie sich deren Form verändert. Führen Sie nun wellenförmige Bewegungen entlang der Brustwirbelsäule aus. Bewegen Sie die Wirbelsäule vor und zurück, in gleitenden und wellenförmigen Bewegungen. Atmen Sie gut.

Mit Qi Gong die Lymphe in Fluss bringen

Qi Gong, in geläufiger deutscher Schreibweise auch Chi-gong, ist eine chinesische Meditations-, Konzentrations- und Bewegungsform zur Kultivierung von Körper und Geist. Langsame, meditative und fließende Bewegungen können Blockaden und Verspannungen lösen sowie Atmung und Bewegung koordinieren.

Zur Praxis gehören Atemübungen, Körper- und Bewegungsübungen, sowie Konzentrationsübungen. Qi Gong bedeutet wörtlich ***„Energiearbeit"*** und bezeichnet Übungen, die das ***„Qi"***, also die Lebenskraft, kultivieren sollen. Hierbei heißt ***„Qi"*** ***„Energie"*** und das chinesische Schriftzeichen ***„Gong"*** bedeutet ***„Arbeit"*** oder je nach Zusammenhang auch ***„Übung"*** oder ***„Aufgabe"***.

Die jeweiligen Übungen dienen der Anreicherung und Harmonisierung des Qi, wobei Qi (ausgesprochen ***„tchi"***) in der chinesischen Philosophie und Medizin sowohl für die bewegende als auch für die vitale Kraft des Körpers, aber auch der gesamten Welt, steht.

Die Praxis des Qi Gong soll die Lebensenergie stärken, das Leben verlängern und zu einer gesunden geistigen Verfassung verhelfen. Durch die einzelnen Übungen wird die Energie genährt oder aus der Umwelt aufgenommen. - Der Energiefluss wird mit Qi Gong-Übungen gestärkt und somit auch das Wohlbefinden für Körper und Geist. Qi Gong umfasst ein Sammelsurium unterschiedlicher Übungen, von Dehn-Übungen bis hin zu Atem-Übungen, Laufübungen und vielem mehr.

Die drei häufigsten Qi Gong Systeme sind die ***Acht Brokat-Übungen***, ***Das Spiel der fünf Tiere*** und die ***Sechs heilenden Laute***. Die ***Acht Brokat-Übungen*** sind die bekanntesten chinesischen Übungen des Qi Gong, sie sind sehr einfach zu erlernen und werden meist auch an Qi Gong-Schulen gelehrt.

Die Übungen stärken die Widerstandskraft des Körpers, auch Atmung und Geist profitieren von den Übungen. Die Gelenke werden hierbei geschont, Muskel und Sehnen werden sanft gedehnt.

Beim ***Spiel der fünf Tiere*** werden die Bewegungen und Eigenheiten von Hirsch, Affe, Bär, Kranich und Tiger nachgeahmt. Für jedes Tier gibt es mehrere Übungen, die den Organ-Energiefluss unterstützen und nähren, wobei Kraft und Instinkt der jeweiligen Tiere aufgenommen wird.

Durch die ***Sechs heilenden Laute*** wiederum soll der Körper zu einer Art innerlicher Vibration angeregt werden, so sollen Körperregionen, die durch Stimulation von außen ansonsten nicht erreichbar sind, angeregt werden.

Qi Gong aktiviert den Lymphfluss

Qi Gong reguliert, aktiviert und harmonisiert den Lymphfluss im gesamten Organismus. Ein Ungleichgewicht von Körper, Geist und Seele wird ausgeglichen, der Mensch wird wieder in Balance gebracht.

Spezielle Qi Gong Übungen unterstützen den Körper dabei, die verbrauchte und mit Schadstoffen beladene Lymphe abzutransportieren. Allgemein wird der Lymphfluss im gesamten Körper angeregt, der Körper wird wieder mit frischer und sauberer Lymphe versorgt.

Die Lymphe wiederum reinigt das Blut und die Zwischenzellflüssigkeit, sodass der ganze Körper entgiftet wird, bis hin zur letzten Zelle. Auch die Atemtechniken des Qi Gong führen dazu, dass die Lymphe bewegt wird und in Schwung kommt. Durch die harmonischen Übungen des Qi Gong wird auch die Immunabwehr gestärkt sowie die Energieflüsse im Körper reguliert und harmonisiert, was auch wiederum dem Lymphsystem zugutekommt.

Die Energie ***Qi*** und das Lymphsystem stehen in einem engen Zusammenhang, da die (unsichtbaren) Meridiane, auf denen das Qi fließt, entlang der Lymphbahnen in unserem Körper verlaufen. Insofern gilt in der Traditionellen Chinesischen Medizin (TCM) das Lymphsystem als eines der wichtigsten, wenn nicht sogar als das wichtigste System im menschlichen Körper.

Spezielle Übungen zur Aktivierung des Lymphflusses und zur Entgiftung der Lymphe

Qi-Gong-Schüttelübung

Diese Übung aktiviert den Lymphfluss, verbrauchte und mit Schadstoffen beladene Lymphe wird abtransportiert und zur Ausscheidung gebracht. Der gesamte Körper wird mobilisiert und revitalisiert, Müdigkeit und Konzentrationsschwäche gehören bald der Vergangenheit an. Durch die belebende Übung wird neues Gewebe und Zellen gebildet, physische und psychische Blockaden können gelöst werden.

Ausführung der Übung

- Die Übung wird im Stand auf einer Matte ausgeführt.
- Die Füße stehen hüftbreit auseinander.
- Gehen Sie leicht in die Knie und senken Sie das Becken, wobei Kopf und Becken in einer Linie sind.
- Die Schultern und der Bauch sind entspannt.
- Beginnen Sie nun, den Körper aus den Knien heraus sanft zu schütteln.
- Schütteln Sie intuitiv etwa zweimal pro Sekunde.
- Beginnen Sie mit einer Trainingseinheit von zwei Minuten und steigern Sie allmählich die Trainingsdauer auf zehn Minuten.
- Stellen Sie sich vor, dass alles Verbrauchte und Belastende vom Scheitel über die Füße in die Erde abgeleitet wird.
- Trinken Sie nach Ausführung der Übung viel Flüssigkeit, um den Ausscheidungsprozess des Körpers zu unterstützen.

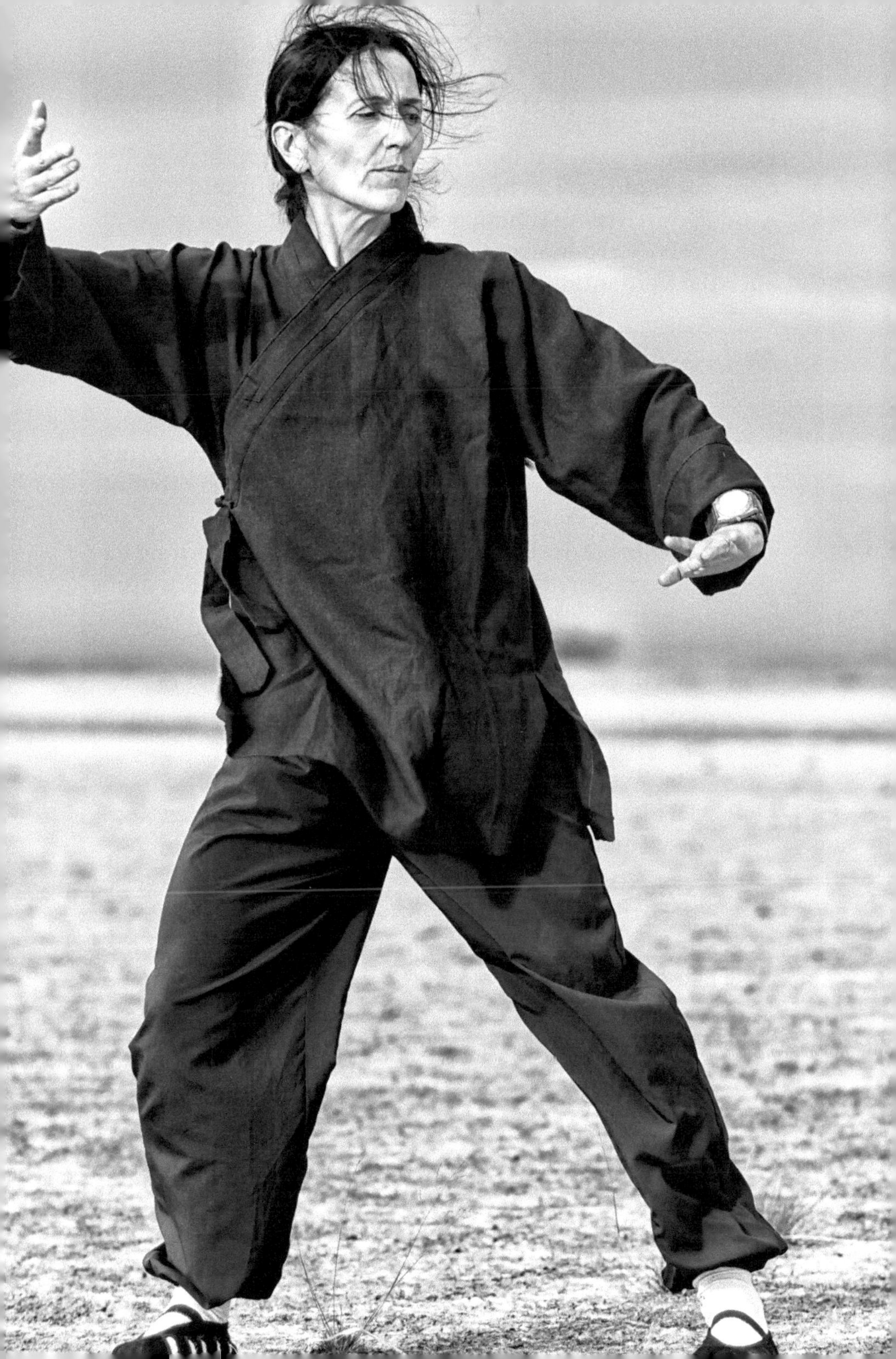

Den Regenbogen schwingen

Diese Übung aktiviert und reguliert den Lymphfluss, weiter wird der Blutdruck stabilisiert. Auch Schultern und Rücken werden durch diese Übung gefestigt, die Taille wird gestärkt. Die Nieren werden ebenfalls in ihrer Funktion unterstützt, auch die Verdauung verbessert sich.

Ausführung der Übung

- Sie stehen im aufrechten, schulterbreiten Stand auf einer Matte.
- Nun nehmen Sie die Arme, die mit den Handflächen nach unten zeigen, langsam nach oben. Hierbei atmen Sie ein.
- Heben Sie die Hände über den Kopf, verlagern sie dabei das Gewicht in das rechte Bein. Gleichzeitig dreht die linke Zehenspitze nach außen.
- Schwingen Sie sanft den linken Arm nach oben in einem Bogen zur linken Seite, der Blick folgt der linken Handfläche, die nach oben zeigt. Hierbei atmen Sie aus.
- Der rechte Arm bleibt über dem Kopf.
- Der linke Arm wird wieder nach oben, über den Kopf, bewegt. Hierbei atmen Sie ein.
- Der Körperschwerpunkt wird jetzt nach links verlagert, die rechte Zehenspitze zeigt nach außen.
- Der Regenbogen schwingt nun zur anderen Seite.
- Stellen Sie sich während des Übens einen Regenbogen vor, spüren Sie in Farben und Form des Regenbogens hinein.

Yoga-Übungen zum Aktivieren der Lymphe

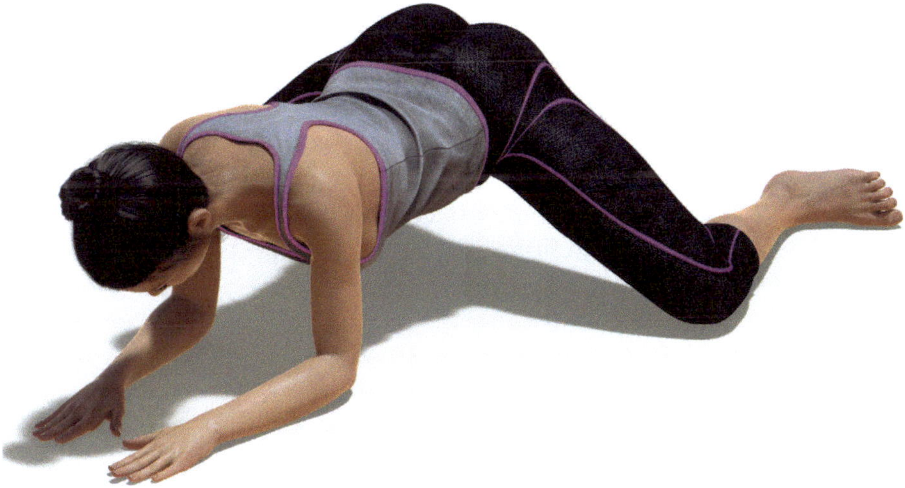

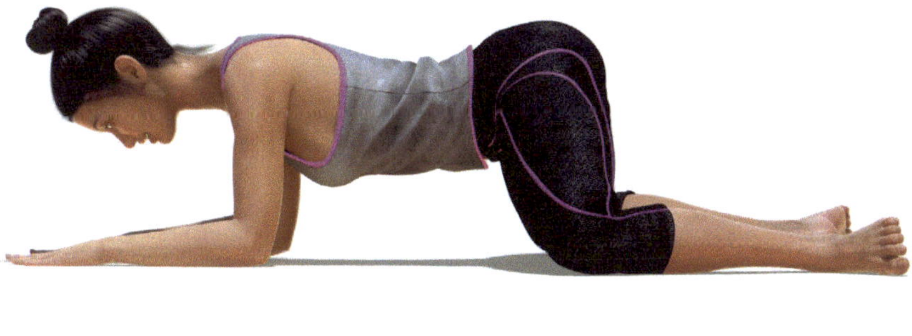

Frosch (Mandukasana)

Die Übung ***Frosch*** ist eine Übung aus dem Yin Yoga - Der Frosch bewirkt eine tiefe Öffnung der Hüften, der Leisten sowie der Beininnen- und -rückseite. Lymphe, Leber und Niere werden angeregt und stimuliert. Auch Herz, Lunge, Dick- und Dünndarm werden wohltuend massiert.

Ausführung der Übung

- Beginnen Sie die Übung in der Tischstellung (***Purvottanasana***) bzw. im Vierfüßlerstand.
- Öffnen Sie die Knie so weit wie möglich, indem Sie diese seitlich nach außen führen.
- Lassen Sie Ihr Becken nach unten zum Boden sinken. Drehen Sie die Füße nach außen, während die Innenkanten Ihrer Füße die Matte berühren.
- Kommen Sie nach unten auf Ihre Unterarme, falls Ihnen dies angenehm ist.
- Schieben Sie das Gesäß nach hinten, bis eine Dehnung spürbar ist.
- Lassen Sie sich immer weiter in die Stellung hineinsinken.
- Halten Sie die Position etwa zwei bis fünf Minuten.
- Lösen Sie sich aus der Übung, indem Sie langsam über die Seite zum Sitzen kommen.
- Anschließend können Sie in die ***„Stellung des Kindes"*** gehen.

Tipp

Hören Sie auf Ihren Körper, und trainieren Sie nie über den Schmerz. Bei Beschwerden in den Knien üben Sie bitte nur so lange, wie Ihnen die Übung guttut.

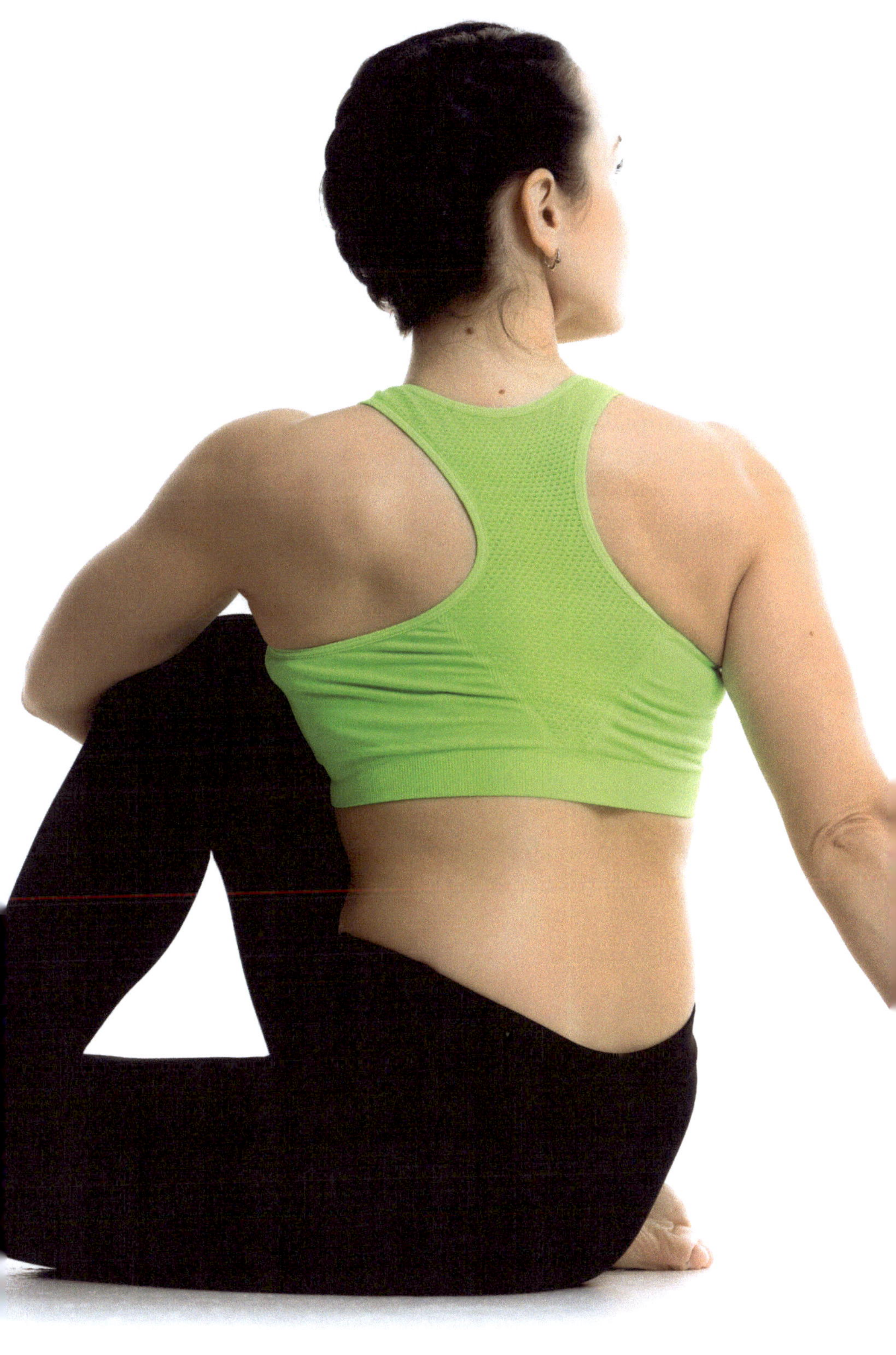

Drehsitz (Ardha Matsyendrasana)

Der ***Drehsitz*** stimuliert die Leber- und Nierenfunktion und sorgt für ein gesundes Immunsystem. Der Drehsitz fördert weiter v. a. die seitliche Flexibilität der Wirbelsäule, auch die schrägen Bauchmuskeln, die Brustmuskeln und der Gesäßmuskel werden gedehnt. Die Übung stärkt weiter die Nerven, so können psychische Beschwerden wie Depressionen und Angsterkrankungen gemildert werden.

Ausführung der Übung

- Setzen Sie sich zunächst mit gestreckten Beinen auf die Matte.
- Ziehen Sie das linke Bein an und stellen Sie es neben der rechten Hüfte auf. Die Hüfte bleibt auf dem Boden liegen.
- Stellen Sie nun den rechten Fuß auf, winkeln Sie diesen an und setzen ihn neben Ihr linkes Knie.
- Strecken Sie den rechten Arm, drehen Sie ihn nach hinten rechts und setzen Sie Ihre Hand rechts hinter Ihnen auf.
- Strecken Sie die Wirbelsäule gerade nach oben.
- Blicken Sie über die rechte Schulter. Verharren Sie für einige Atemzüge in dieser Position.
- Wechseln Sie nun die Seite.

Umkehrhaltungen (Inversions)

Alle Umkehrhaltungen fördern den Lymphrückfluss, infolgedessen wird ein intensiver Reinigungsprozess der Lymphe in Gang gesetzt. Die Lymphflüssigkeit kann hierbei in die entgegengesetzte Richtung, zum Herzen zurück, fließen und wird dabei einer gründlichen Entgiftung unterzogen. Wenn Sie nach Beendigung der Umkehrhaltung wieder eine aufrechte Position einnehmen, wird die Lymphe in die Lymphknoten gespült, wo sie gereinigt wird. Zu den Umkehrhaltungen gehören bspw. der Kopfstand (***Sirsasana***), der Pflug (***Halasana***), der Schulterstand (***Saravangasana***) und der Herabschauende Hund (***Adho Mukha Svanasana***).

Der ***Schulterstand*** belebt und vitalisiert den gesamten Körper. Alle Organe werden zudem entspannt und vermehrt durchblutet. Die Durchblutung insbesondere der Lymphgefäße und des Gehirns wird aktiviert. Der Lymph- und der Venenrückfluss werden unterstützt, sodass die Übung bei Erkrankungen des Venensystems und des Lymphsystems (z. B. bei geschwollenen Beinen) hilfreich ist. Der Hormonhaushalt wird reguliert, v. a. die Schilddrüse profitiert von der hormonausgleichenden Wirkung des Schulterstands. Auch das Herz-Kreislauf-System wird durch den Schulterstand unterstützt, insbesondere bei niedrigem Blutdruck erweist sich die Asana als nützlich. Auch das Immunsystem profitiert von der Position, die Entgiftung des Körpers wird gesteigert. Stress und Müdigkeit werden reduziert, während Konzentration und Vitalität gesteigert werden. Nicht zuletzt verleiht die Übung neue Zuversicht und Selbstbewusstsein.

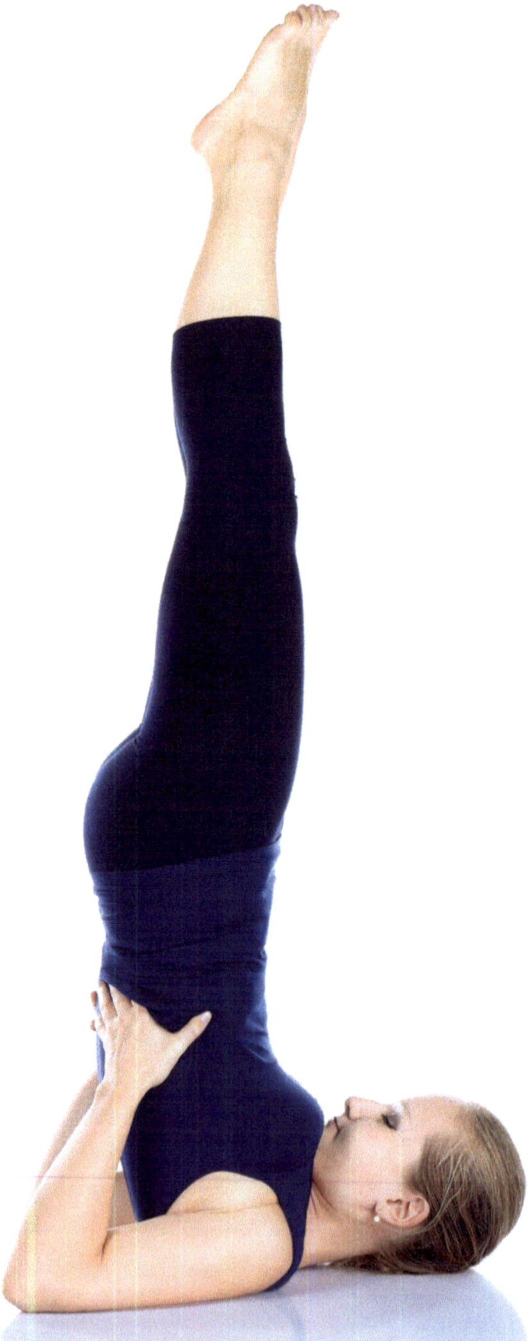

Ausführung der Übung

- Legen Sie sich in Rückenlage auf Ihre Matte.
- Die Arme sind neben dem Körper, die Beine sind geschlossen.
- Heben Sie langsam und kontrolliert die Beine über die Hüfte.
- Der Nacken und der Rücken bleiben entspannt am Boden.
- Atmen Sie ruhig.
- Das Gewicht ruht auf den Schultern, strecken Sie sich gerade in die Höhe.
- Die Fersen ziehen weit hoch in Richtung Decke, während das Kinn Richtung Brustbein drückt.
- Die Hände liegen am Rücken und stützen die Haltung.
- Achten Sie darauf, dass kein Gewicht auf der Halswirbelsäule lastet.
- Atmen Sie im natürlichen Fluss ein und aus, solange Sie sich in dieser Position befinden.
- Halten Sie die Position - wenn möglich - mindestens fünf Minuten.
- Atmen Sie tief und ruhig in den Bauch hinein.
- Um aus der Position zu kommen, senken Sie die Füße langsam zum Boden, während der Kopf am Boden liegen bleibt.

Achtung

Bei Beschwerden mit der Halswirbelsäule sollte die Übung nicht durchgeführt werden. Auch Herzschwäche, hoher Blutdruck und Augenerkrankungen (z. B. Glaukom, Augenentzündungen) stellen Gegenanzeigen dar. Die Übung sollte nicht während der Menstruation oder bei bestehender Schwangerschaft ausgeführt werden. Auch bei einer vergrößerten Schilddrüse wird von der Position Schulterstand abgeraten.

Pflug (Halasana)

Die Übung ***Pflug*** wirkt nicht nur anregend und ausgleichend auf das Lymphsystem, sie massiert gleichzeitig alle Bauchorgane und verbessert deren Durchblutung, sodass bspw. Verdauungsstörungen wie Blähungen bald der Vergangenheit angehören. Der Pflug beruhigt und harmonisiert das vegetative Nervensystem, daneben steht er auch dafür, notwendige Veränderungen im Leben zuzulassen. Die Wirbelsäule wird ausgezeichnet gedehnt, sodass auch Rückenschmerzen gemindert oder geheilt werden können. Eine positive Wirkung ist auch auf die Schilddrüse, die Nieren, die Nebennieren, die Leber und die Bauchspeicheldrüse festzustellen.

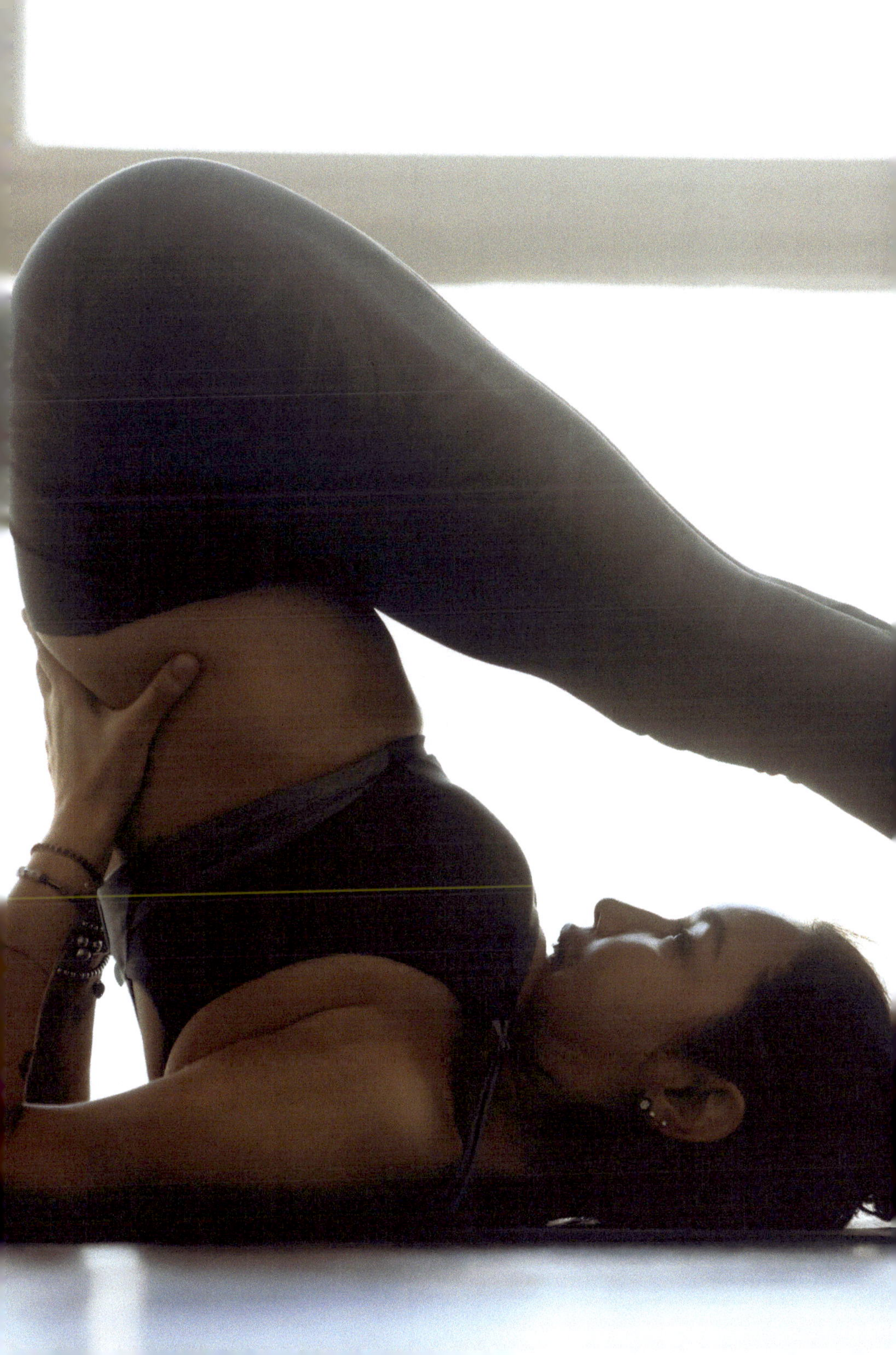

Ausführung der Übung

- Der Pflug wird ausgehend vom Schulterstand begonnen (siehe oben).
- Bringen Sie zunächst das rechte Bein hinter dem Kopf zu Boden, anschließend das linke Bein.
- Wichtig ist, dass die Beine durchgestreckt und eng beieinander sind und Sie gleichzeitig die Fersen von sich wegdrücken.
- Das Gesäß wird aktiv nach oben geschoben.
- Die Hände liegen ineinander verschränkt auf dem Boden. (Abbildung 1)
- Anfänger sollten ihre Hände am unteren Rücken belassen, um diesen zu stützen und Überspannungen der Rücken- und Nackenmuskulatur zu vermeiden (Abbildung 2).
- Die Übung sollte langsam und sanft ausgeführt werden. Vermeiden Sie es, Druck auf die Nackenmuskulatur auszuüben.
- Halten Sie die Übung mindestens 30 Sekunden.
- Um wieder aus der Stellung zu kommen, beugen Sie leicht die Knie und rollen Sie die Wirbelsäule langsam, Wirbel für Wirbel, auf die Matte zurück. Benutzen Sie hierbei Ihre Hände als Stütze für den Rücken. Die Bauchmuskeln sind hierbei angespannt.

Achtung

Bei Bluthochdruck, Schilddrüsenüberfunktion (Hyperthyreose), Nackenbeschwerden/ Beschwerden in der Halswirbelsäule sowie bei Bandscheibenvorfall sollte die Übung nicht ausgeführt werden. Auch eine fortgeschrittene Schwangerschaft stellt eine Gegenanzeige dar.

Fisch (Matsyasana)

Diese Stellung wird im Yoga oft als Ausgleichshaltung nach dem Schulterstand oder dem Pflug geübt. Blockaden oder Spannungen, die durch nicht korrektes Ausführen des Schulterstandes oder Pfluges auftreten können, werden bei der Asana Fisch gelockert.

Der Fisch weitet und öffnet den Brustkorb, verbessert die Haltung und führt zu einem befreiteren Atemfluss. Auch die Oberschenkel- und Bauchmuskulatur wird gekräftigt. Das Herz wird gestärkt und vermehrt durchblutet.

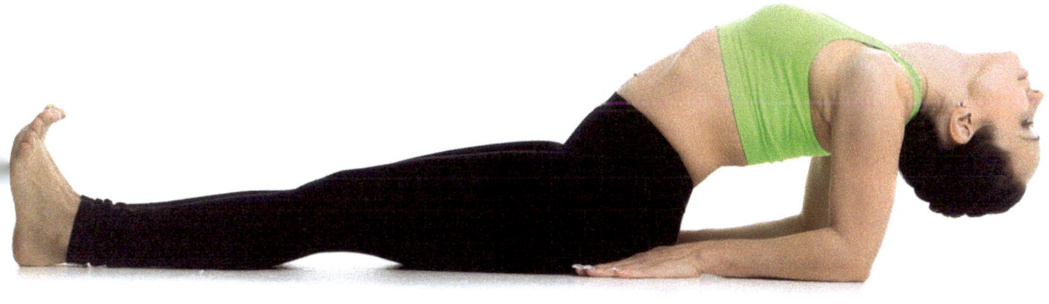

Ausführung der Übung

- Legen Sie sich in Rückenlage auf Ihre Matte, Beine und Füße sind geschlossen und liegen eng beieinander.
- Die Hände sind unter dem Gesäß platziert, die Handflächen sind nach unten gerichtet.
- Spannen Sie den Lendenwirbelbereich an. Schieben Sie den Oberkörper weit nach oben, während das Gewicht auf den Unterarmen und Ellenbogen sowie den Hüften lastet.
- Der Brustkorb ist weit geöffnet. Mit jeder Einatmung können Sie den Brustkorb noch etwas mehr öffnen.
- Senken Sie den Kopf nach unten auf die Matte, drücken Sie die Schulterblätter zusammen.
- Der Kopf sollte so wenig wie möglich Gewicht tragen, achten Sie auch darauf, dass die Halswirbelsäule nicht zu stark überdehnt wird.
- Spannen Sie die Bauchmuskeln und den Beckenboden an.
- Die Beine sind gestreckt, auch die Zehen sind weit nach vorne gestreckt.
- Atmen Sie ruhig und gleichmäßig.
- Halten Sie die Übung für vier bis neun Atemzüge.
- Verlassen Sie die Übung, indem Sie das Kinn vorsichtig zur Brust ziehen. Gleiten Sie Wirbel für Wirbel in die Ausgangsposition zurück.

Achtung

Trainieren Sie sehr vorsichtig bei akuten Beschwerden im Lendenwirbelsäulen- und Halsbereich.

Schulterbrücke (Setu Bandha Sarvangasana)

Die ***Schulterbrücke*** ist nicht nur eine bekannte Yoga-Übung - sie wird auch allgemein im Rahmen von verschiedenen Gymnastikprogrammen praktiziert.

Die Schulterbrücke mobilisiert und kräftigt die Muskulatur in den Beinen, am Rücken, am Nacken und am Gesäß. Auch der Beckenboden wird gestärkt. Zugleich wird die Lungen- und Herzmuskulatur geweitet und aktiviert, was wiederum zu einer verbesserten Blutzirkulation und einem effektiveren Stoffwechsel führt.

Ferner wirkt die Schulterbrücke beruhigend und angstlösend, sodass innere Unruhe, Depressionen und Ängste gelindert werden können. Der Körper wird mit neuer Vitalität und Lebensenergie versorgt, Müdigkeit und Erschöpfung werden dagegen vertrieben.

Die Schulterbrücke ist zwar eine auch für Anfänger gut zu praktizierende Umkehrhaltung. Dennoch ist es eine intensive und herausfordernde Haltung, weshalb der Körper durch gründliches Aufwärmen auf diese Übung vorbereitet werden sollte.

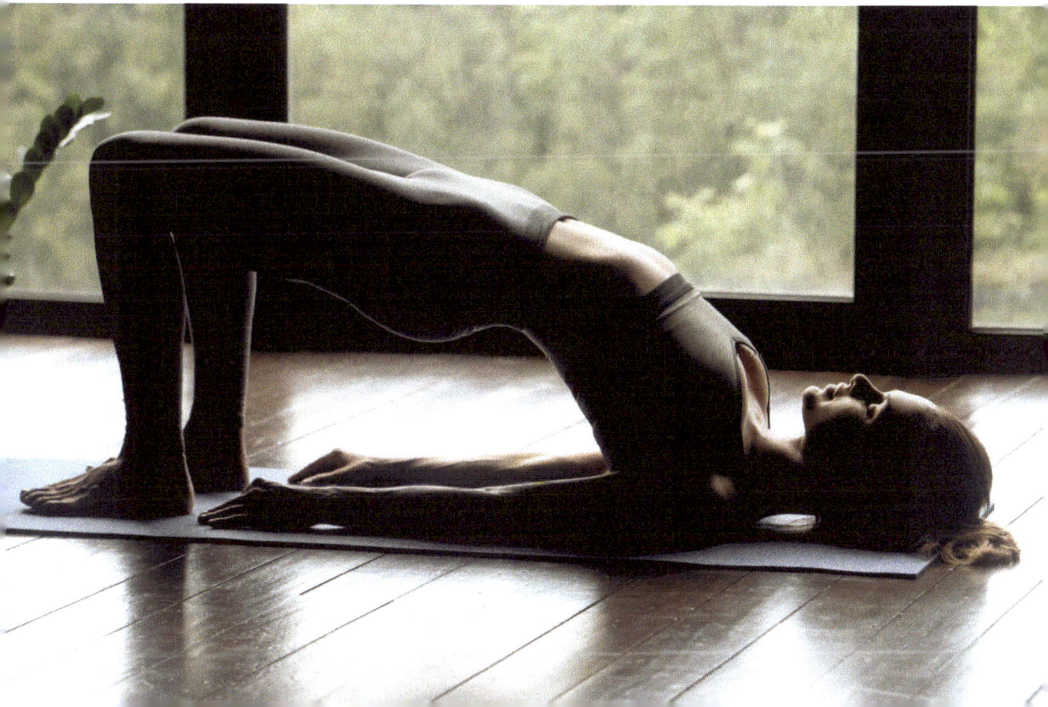

Ausführung der Übung

- Die Ausgangsposition für die Schulterbrücke ist die Rückenlage. Legen Sie sich hierzu auf eine Yogamatte. Winkeln Sie Ihre Beine leicht an, die Füße stehen hüftbreit auseinander.
- Die Arme legen Sie entspannt am Körper ab, die Handflächen zeigen nach unten, die Schulterblätter sind zueinander gezogen.
- Stellen Sie die Beine hüftbreit auf. Die Füße sind dabei fest am Boden verankert.
- Mit der nächsten Ausatmung drücken Sie nun die Füße und Arme fest gegen den Boden, ziehen das Steißbein nach oben und heben das Becken.
- Beim Einatmen heben Sie das Becken langsam Wirbel für Wirbel vom Boden ab.
- Die Bein- und Gesäßmuskulatur ist angespannt, die Bauchmuskeln sowie die Schulter- und Nackenpartie sind locker.
- Füße, Arme, Schultern und der Hinterkopf bleiben fest am Boden, auf ihnen ruht das Körpergewicht. Wer es schafft, bringt sich bei jedem Einatmen noch ein kleines Stück höher. Ein Hohlkreuz sollte jedoch vermieden werden.
- Bleiben Sie etwa dreißig Sekunden bis eine Minute in dieser Position.
- Rollen Sie dann die Wirbelsäule mit der Ausatmung langsam wieder zurück auf die Matte.
- Die Übung wird dreimal wiederholt.
- Wer unter Beschwerden im Nacken- und Schulterbereich oder an den Knien leidet, sollte diese Übung nicht ausführen.

Variante der Schulterbrücke

Als Variante der Schulterbrücke können die Arme in Verlängerung zum Körper nach hinten oder auch rechtwinklig abgelegt werden.

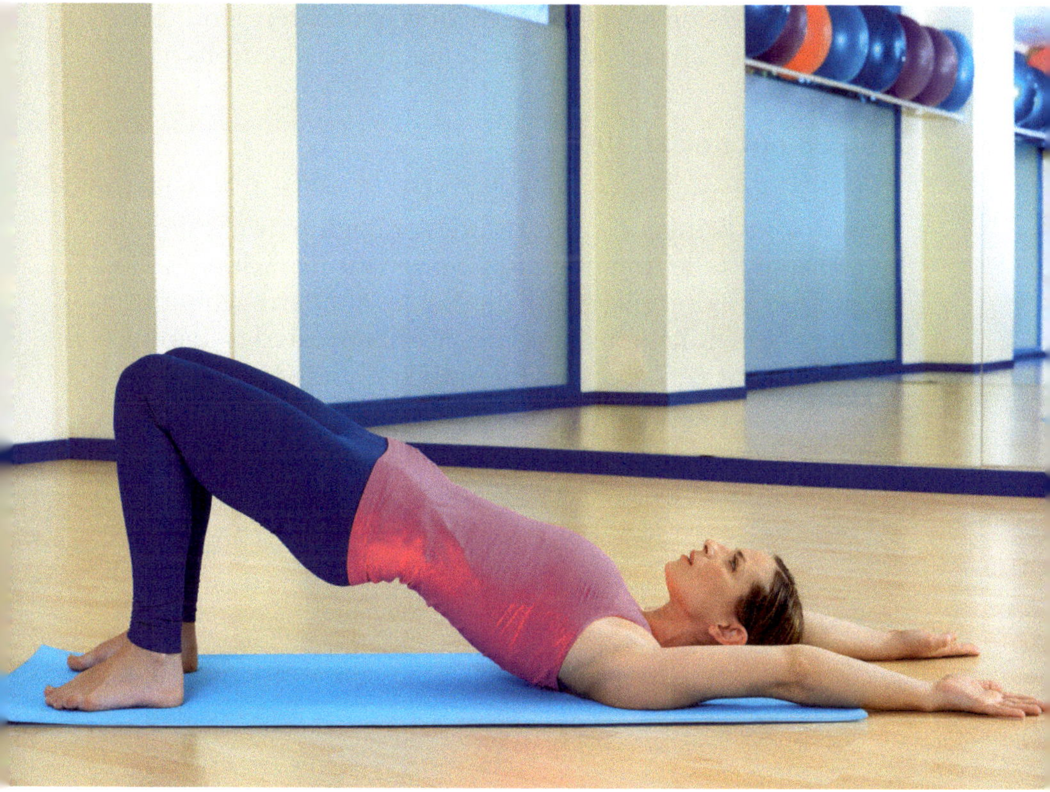

Tipp

Achten Sie darauf, dass Sie kein Gewicht am Nacken verspüren.

Spezielle Gymnastikübungen zur Aktivierung der Lymphe

Es gibt zahlreiche gymnastische Übungen zur Aktivierung des Lymphsystems, die einfach durchzuführen sind, aber dennoch eine sehr effektive Wirkung auf das Lymphsystem haben.

Walken auf der Stelle

Um sich aufzuwärmen und das Herz-Kreislauf-System in Schwung zu bringen, ist es ratsam, vor Beginn des Trainings an Ort und Stelle im strammen Tempo zu marschieren. Bewegen Sie hierbei nicht nur die Beine, sondern schwingen Sie die angewinkelten Arme mit. Variieren Sie das Tempo - starten Sie mit geringer Geschwindigkeit und werden Sie allmählich schneller und heben Sie dabei auch die Knie höher.

Dies ist eine gute Einstimmung auf jedes Gymnastikprogramm und bringt zudem jede Menge Spaß.

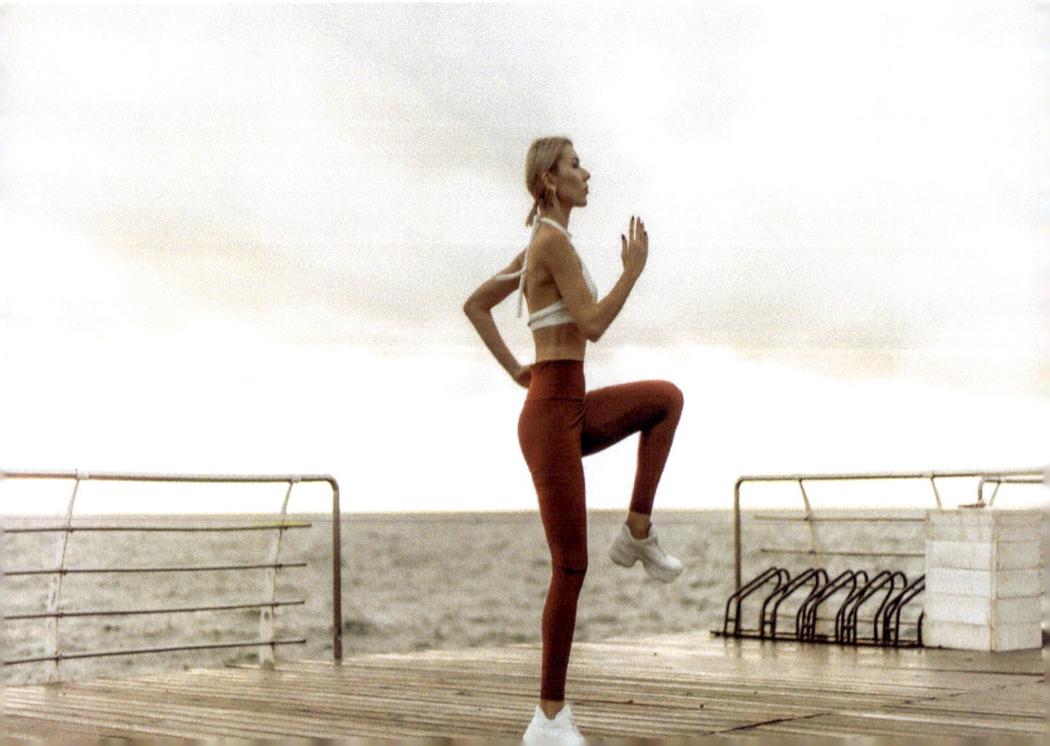

Beinstrecker

Die Übung Beinstrecker dehnt nicht nur die hintere Oberschenkelmuskulatur - darüber hinaus wird die Lymphzirkulation gefördert und Stauungen und Störungen im Gewebe werden abgebaut.

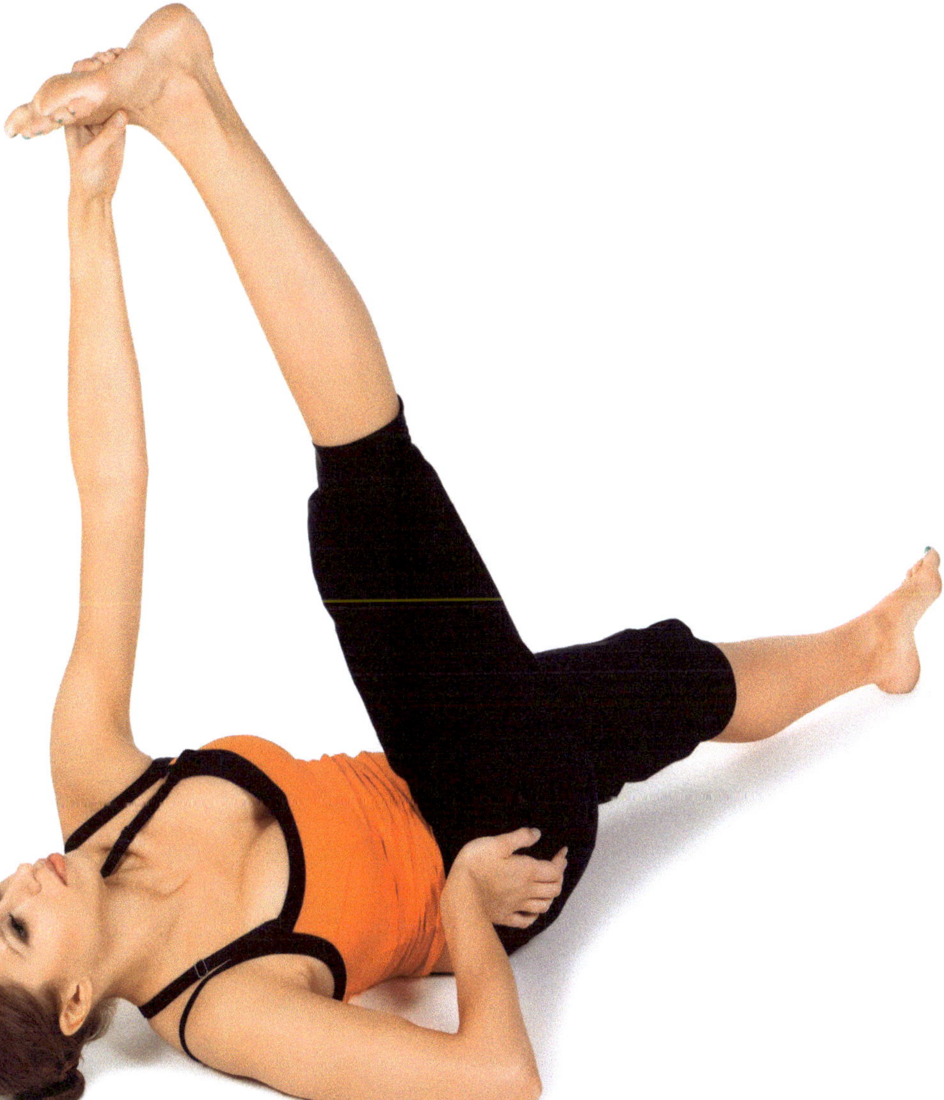

Ausführung der Übung

- Legen Sie sich in Rückenlage bequem auf eine Matte.
- Umfassen Sie mit beiden Händen Ihren rechten Oberschenkel etwas unterhalb der Kniekehle und ziehen Sie alsdann den Oberschenkel so weit wie möglich zur Brust.
- Versuchen Sie, immer weiter in die Dehnung zu gehen, soweit es schmerzfrei möglich ist.
- Das linke Bein bleibt hierbei entspannt am Boden liegen.
- Ziehen Sie die Fußspitze in Richtung Nase.
- Bleiben Sie etwa zwei Minuten in dieser Position.
- Führen Sie das Bein nun langsam zum Boden zurück.
- Wechseln Sie nun zum linken Bein und dehnen dieses auf die gleiche Weise.
- Wiederholen Sie die Übung dreimal pro Bein.

Tipp

Um die Übung noch effektiver zu gestalten, können Sie ein Theraband benutzen.

Dehnung der Beinbeuger

Diese Übung bewirkt, dass die vordere Oberschenkelmuskulatur gedehnt und gekräftigt wird. Blut und Lymphe können infolgedessen wieder besser fließen.

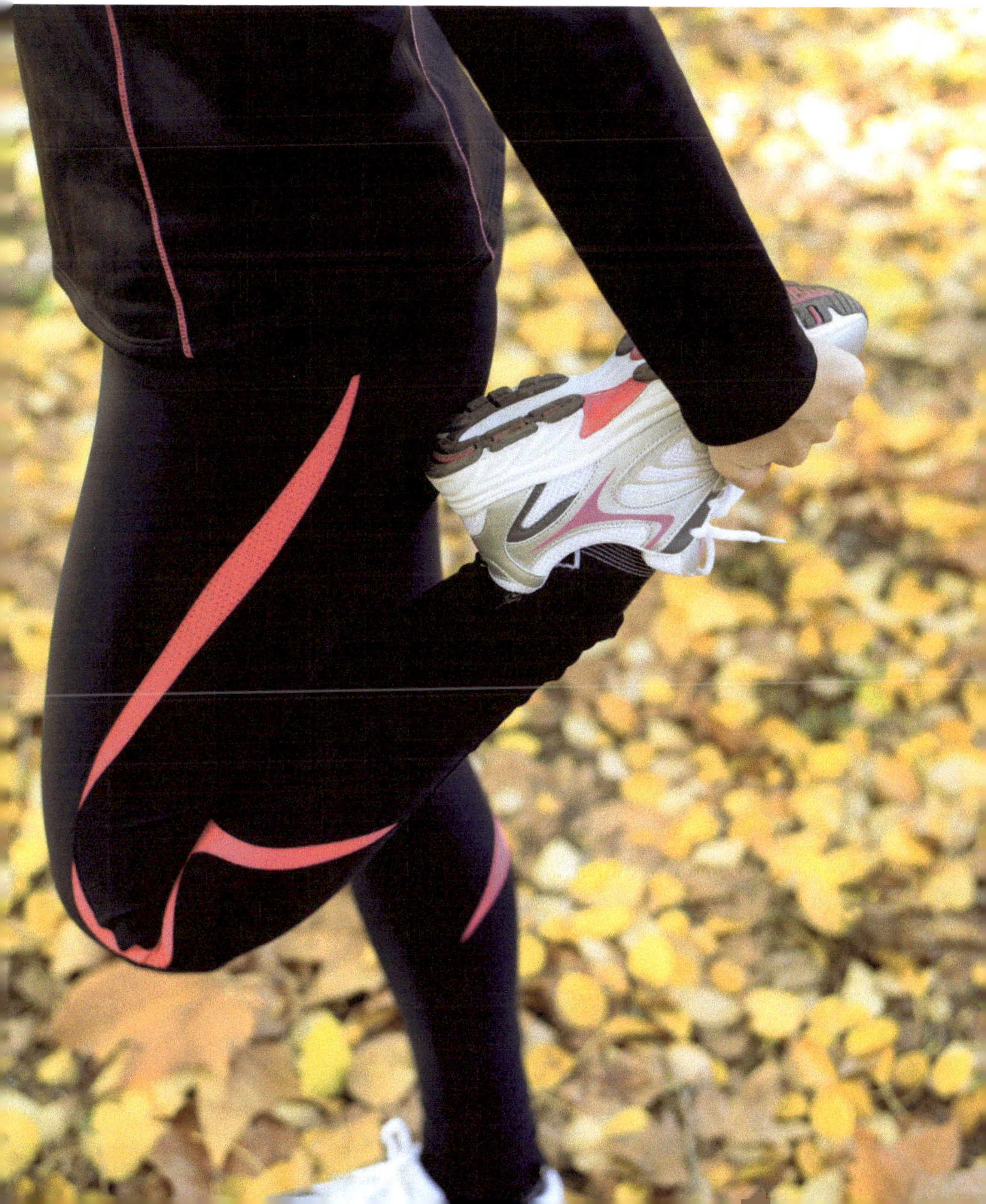

Ausführung der Übung

- Stellen Sie sich mit sicherem Stand hüftbreit auf den Boden.
- Falls es für Sie erforderlich ist, um das Gleichgewicht halten zu können, können Sie sich mit der einen Hand etwa an einer Stuhllehne oder an der Wand festheben.
- Umfassen Sie nun mit Ihrer rechten Hand das rechte Bein und ziehen Sie das Bein so weit wie möglich an das Gesäß heran.
- Halten Sie die Oberschenkel zu jedem Zeitpunkt parallel zueinander.
- Nehmen Sie während dieser Übung eine gerade Haltung ein. Richten Sie bewusst die Wirbelsäule auf, ziehen Sie das Bein nochmals an das Gesäß und achten Sie wiederum auf eine gerade Standhaltung.
- Spannen Sie auch die Bauchmuskulatur an.
- Halten Sie die Stellung etwa zwei Minuten und verlassen Sie die Position dann langsam, achtsam und ohne Schwung.
- Wechseln Sie nun die Seiten und heben das linke Bein nach oben.
- Trainieren Sie pro Seite drei- oder viermal.

Arm- und Beinheben im Vierfüßlerstand (Bird-Dog-Exercise)

Diese Übung lässt nicht nur die Lymphe fließen - sie stärkt auch den Rücken, das Gesäß, die Bauchmuskulatur sowie Arme, Schultern und Beine. Auch die Koordination und das Gleichgewicht werden verbessert.

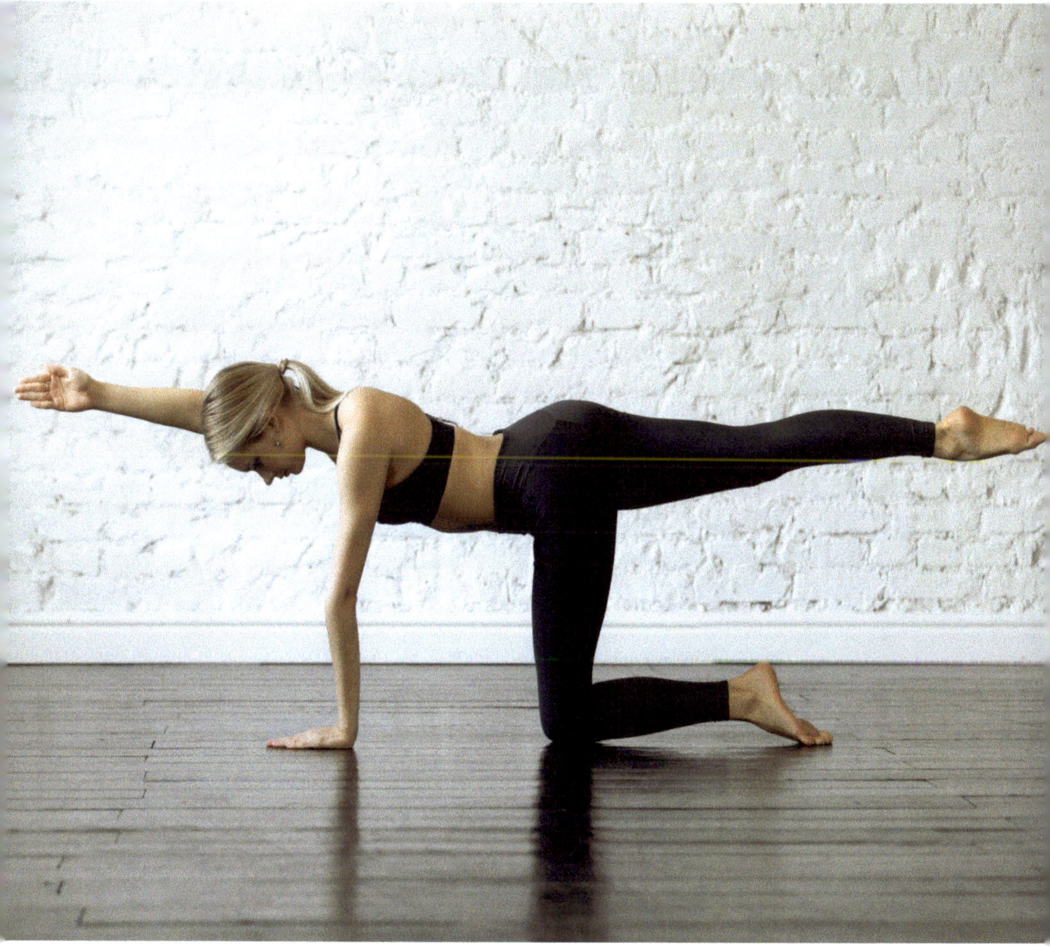

Ausführung der Übung

- Positionieren Sie sich im Vierfüßlerstand auf einer Matte.
- Heben Sie das rechte Bein und den gegenüberliegenden linken Arm.
- Spannen Sie den Bauch an und achten Sie darauf, nicht ins Hohlkreuz zu fallen.
- Arm und Bein sind parallel zum Boden gerichtet. Heben Sie Arm und Bein keineswegs höher.
- Senken Sie Arm und Bein kontrolliert und langsam zum Boden.
- Wechseln Sie die Seite: Nun sind das linke Bein und der rechte Arm an der Reihe.
- Trainieren Sie jede Seite drei- bis fünfmal.

Kreisen im Hüftgelenk

Durch diese Übung wird die Mobilität des Hüftgelenks verbessert. Auch die Blut- und die Lymphzirkulation der Beine wird angeregt. Die Lymphknoten der Leisten werden aktiviert, was sich auf alle Gewebe und Gelenke unterhalb der Leistengegend positiv auswirkt. Auch das Gleichgewicht wird trainiert.

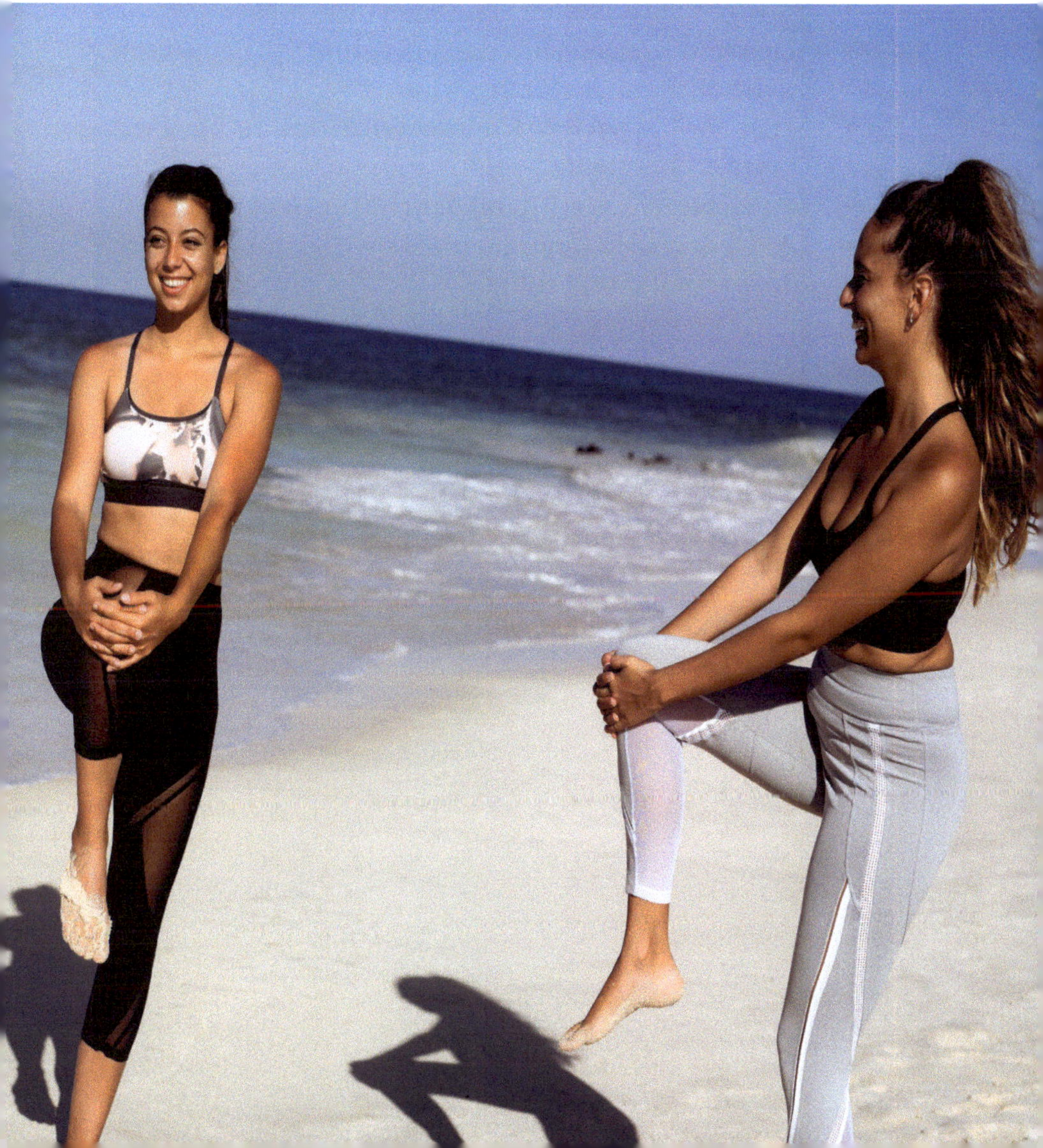

Ausführung der Übung

- Stellen Sie sich aufrecht im stabilen Einbein-Stand hin. Halten Sie sich bei Bedarf mit einer Hand seitlich an der Wand oder an einem Stuhl fest.
- Heben Sie zunächst das rechte Bein rechtwinklig bis etwa zur Hüfte an.
- Führen Sie große, kreisende Bewegungen mit dem Bein aus, infolgedessen rotiert auch die Hüfte.
- Bewegen Sie das Knie von innen nach außen.
- Nach fünf Kreisen wird die Bewegung des Beines von außen nach innen durchgeführt.
- Nach fünf weiteren Kreisen wird das rechte Bein langsam abgestellt.
- In gleicher Weise wird mit dem linken Bein verfahren.
- Die Übung wird langsam und bewusst durchgeführt. Atmen Sie tief und ruhig.

Entstauungsgymnastik

Die entstauende Gymnastik ist eine Stufe der Komplexen Physikalischen Entstauungstherapie (KPE). Die Komplexe Physikalische Entstauungstherapie zur Verbesserung des Lymphflusses ist eine Selbsttherapie zur Linderung von Lymphbeschwerden, die neben entstauender Gymnastik auch aus Übungen zum Freimachen der Abflusswege sowie aus entstauenden Atemübungen besteht. Das Freimachen der Abflusswege erfolgt durch sanfte Griffe für die Selbstmassage (z. B. ***„Der stehende Kreis"***, ***„Der Pumpgriff"***, ***„Der Schöpfgriff"***, ***„Der Drehgriff"*** sowie andere Griffe). Diese Griffe sowie mehr Übungen und Informationen zur Komplexen Pysikalischen Entstauungstherapie können Sie bei Interesse meinem Buch ***„Die Lymphe in Fluss bringen - Heilen und Stärken durch ganzheitliche Behandlung"*** entnehmen.

Übungen im aufrechten Stand

Beginnen Sie die Entstauungsgymnastik zunächst im aufrechten Stand.

Übung 1

Lockern Sie Ihre Schultern, lassen Sie Ihre Arme entspannt herabhängen. Lassen Sie dann die Schultern nach vorne kreisen. Sie können die Schultern auch im Seitenwechsel kreisen lassen. Kreisen Sie danach in die entgegengesetzte Richtung nach hinten. Schieben Sie die Schultern zum Schluss so weit, wie Sie können, nach vorne und nach hinten. Spüren Sie dabei die Dehnung, vermeiden Sie jedoch Schmerzen.

Strecken Sie nun die Arme aus und heben Sie den gestreckten Arm an. Senken Sie den Arm wieder ab und wiederholen Sie diese Bewegung einige Male. Lassen Sie abschließend die Arme in alle Richtungen kreisen. Vermeiden Sie schleudernde Bewegungen und führen Sie die Arme kontrolliert, wobei Sie die Freiheitsgrade in alle Richtungen maximal ausnutzen.

Je langsamer und bewusster die Übung ausgeführt wird, desto besser ist die Wirkung.

Übung 2

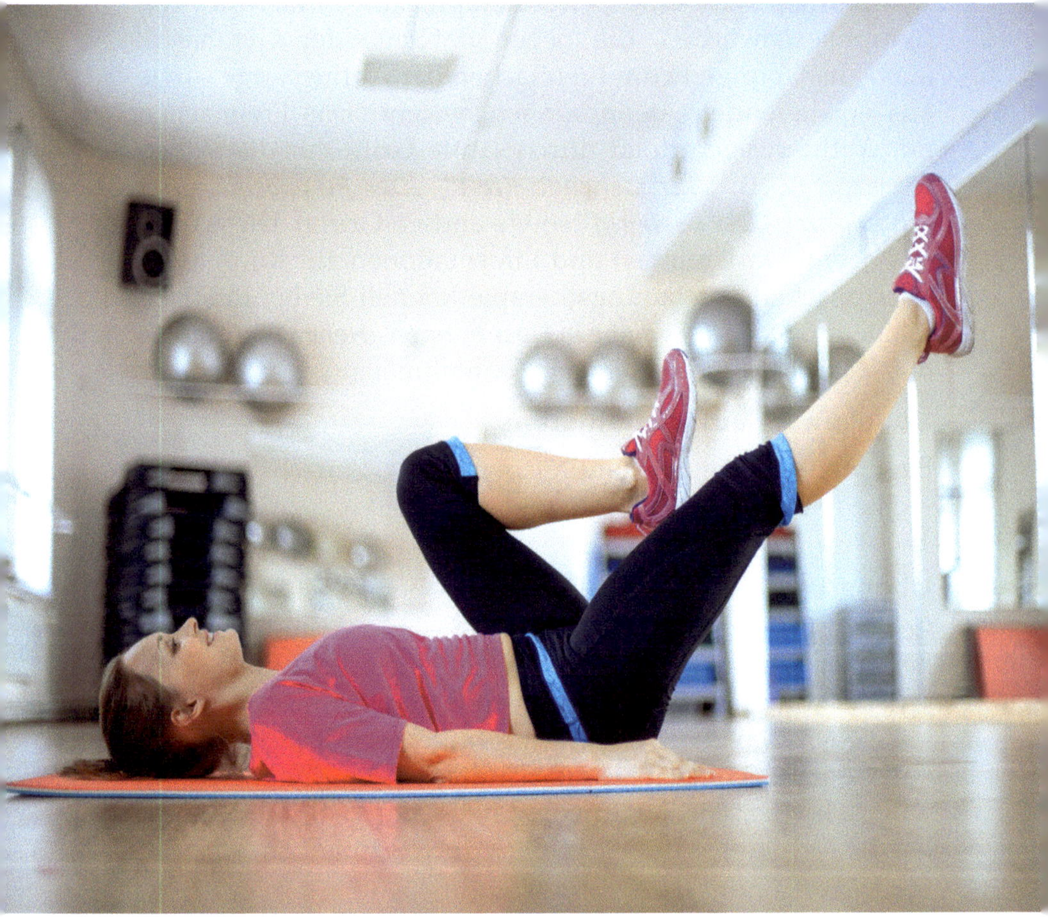

Nach der Beckenübung heben Sie die angewinkelten Beine hoch und ***„fahren Fahrrad"*** in der Luft. Achten Sie auf langsame, gleichmäßige Bewegungen.

Strecken Sie danach die Beine lang aus und führen Sie diese in die Senkrechte. Zur Erleichterung dieser Übung können Sie sich mit den Armen abstützen. Halten Sie diese Position der ***„Kerze“*** einen Moment und atmen Sie dabei ruhig weiter. Senken Sie die Beine wieder ab und entspannen Sie sich kurz. Danach heben Sie ein Bein wieder an und lassen es langsam kreisen. Führen Sie Ihr Bein in alle Richtungen und nutzen Sie Ihren Bewegungsumfang voll aus. Drehen Sie das gestreckte Bein nach innen und außen und wählen Sie dafür unterschiedliche Positionen. Führen Sie dann die Ferse an das Knie des anderen Beines und gleiten über das Schienbein daran herunter, bevor Sie das Bein wieder ablegen. Wiederholen Sie die Übungen mit dem anderen Bein. Abschließend bleiben Sie einen Moment entspannt liegen und atmen durch.

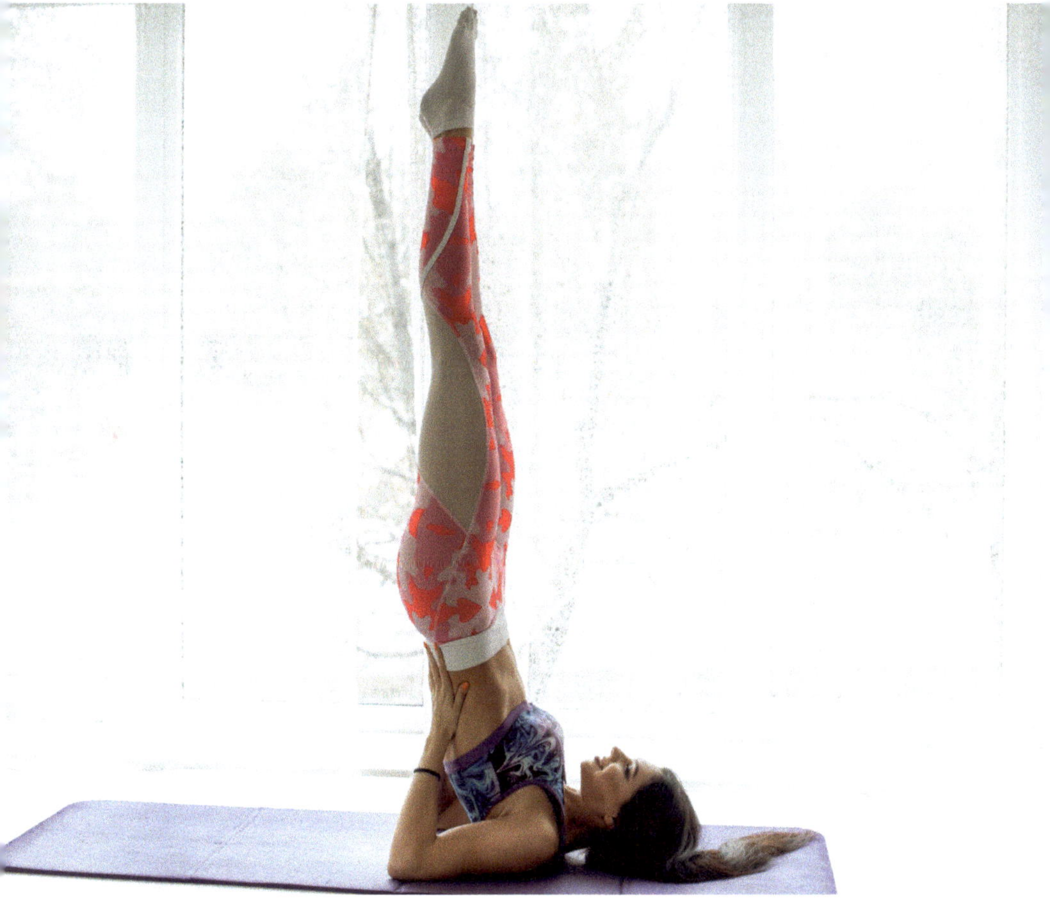

Übungen in Seitenlage

Die nächsten Übungen werden in Seitenlage durchgeführt.

A

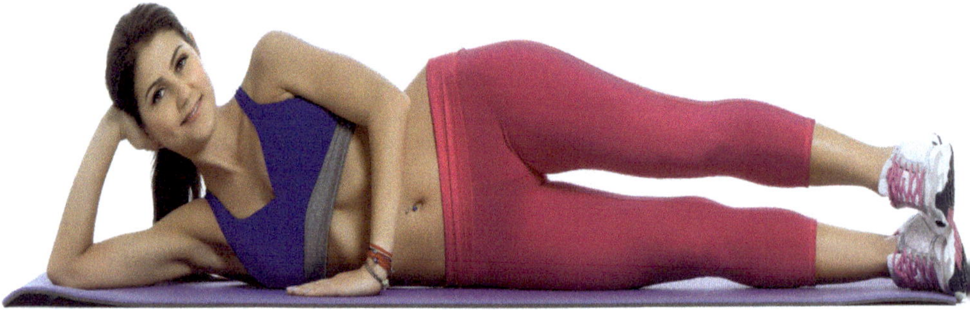

B

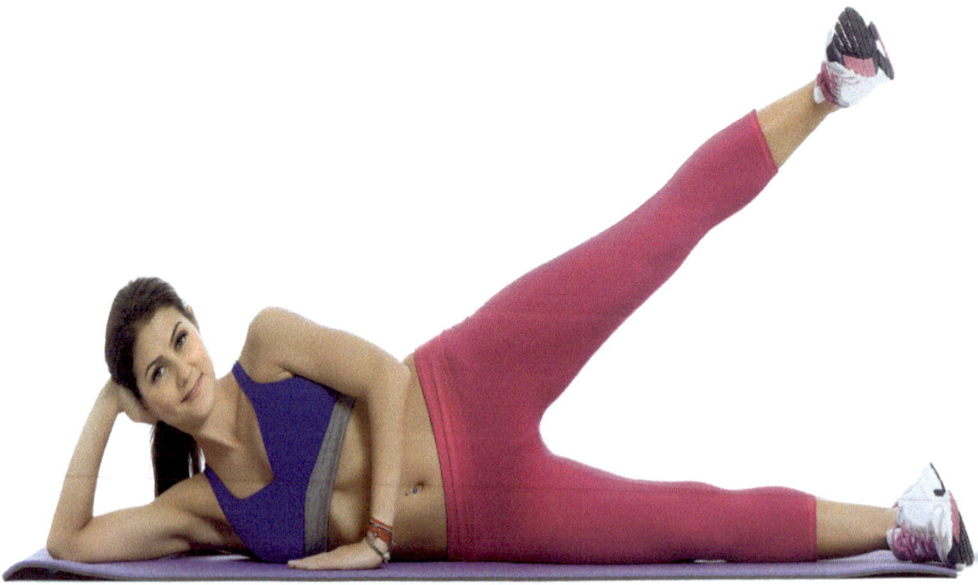

Übung 1

Beginnen Sie auf der rechten Seite liegend und stützen Sie sich mit den Armen ab. Strecken Sie das linke Bein gerade aus und heben und senken es in langsamen, kontrollierten Bewegungen. Führen Sie die Bewegung mehrere Male aus, überanstrengen Sie sich jedoch nicht. Wechseln Sie anschließend die Seite.

Wenn Sie keine Schwierigkeiten mit dieser Übung haben und Sie diese erweitern möchten, können Sie ein Gymnastikband einsetzen. Bilden Sie eine Schlaufe um den linken Knöchel und fixieren Sie beide Enden, indem Sie diese unter den rechten Knöchel legen. Wenn Sie jetzt das gestreckte Bein anheben, sollte sich das Gymnastikband dagegen spannen. Die Schlaufenlänge können Sie beliebig variieren. Kleinere Schlaufen bedingen einen höheren Kraftaufwand.

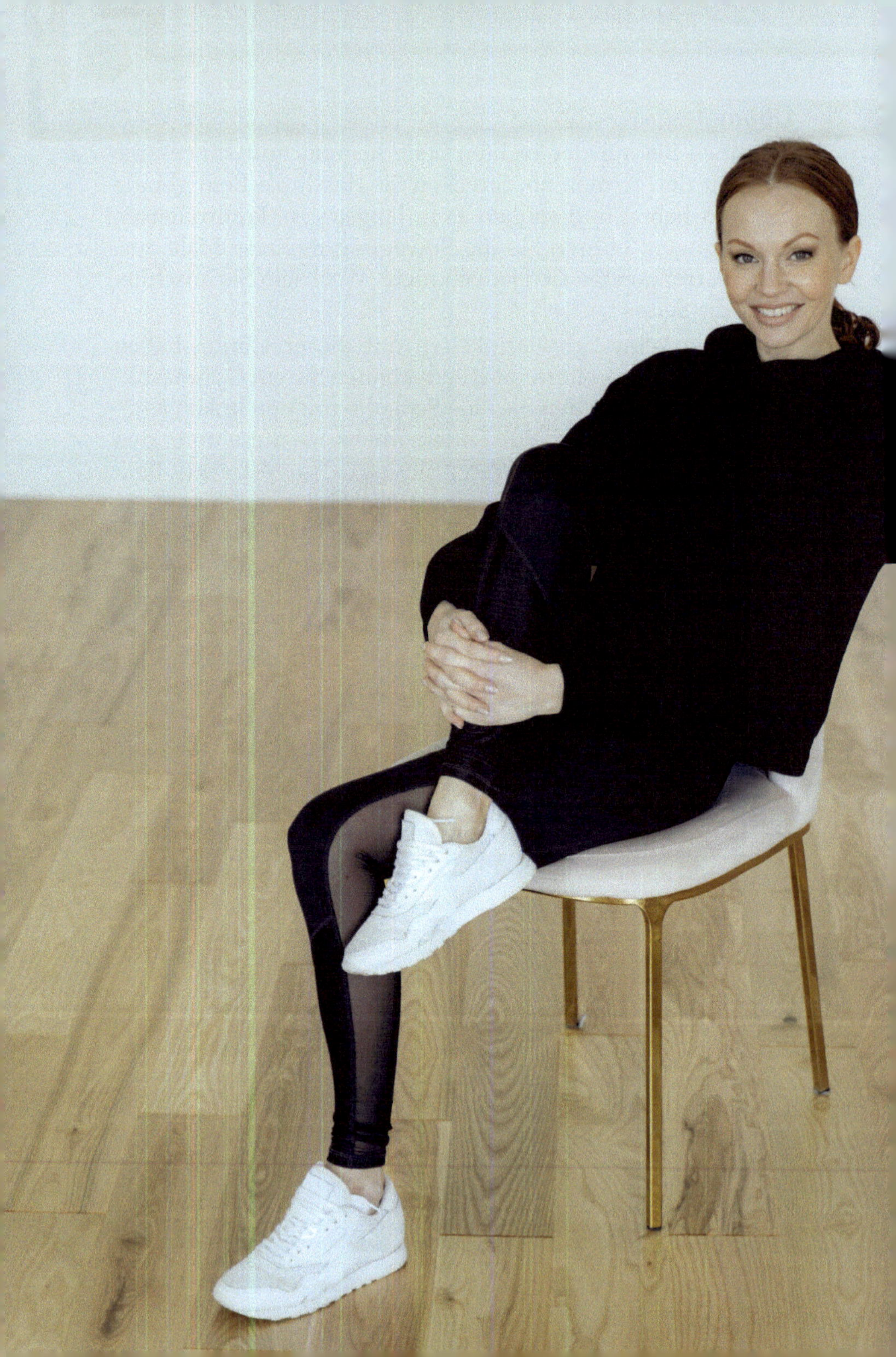

Übungen auf dem Stuhl

Den nächsten Teil der Entstauungsgymnastik absolvieren Sie im Sitzen auf einem Stuhl.

Übung 1

Heben und senken Sie einige Male im Wechsel das linke und das rechte Knie. Danach heben Sie ein Knie an und lassen es erhoben. Beugen und strecken Sie den Unterschenkel des erhobenen Beines ein paar Mal. Wenn Sie das Knie näher an die Brust führen, begünstigen Sie die Beugung des Unterschenkels. Um das Bein ganz zu strecken, senken Sie das Knie ein wenig ab. Beugen und strecken Sie in dem Maß, wie es Ihnen möglich ist. Wiederholen Sie die Übungen mit dem anderen Bein.

Übung 2

Stellen Sie danach beide Füße auf den Boden, bleiben Sie aber in einer gerade sitzenden Position. Ziehen Sie zunächst die Zehen nach oben und halten diese Stellung einen Augenblick. Senken Sie die Zehen wieder ab und ziehen nun den ganzen Fuß nach oben, wobei die Fersen fest auf dem Boden stehen bleiben. Halten Sie die Position einen Moment und wiederholen Sie die Übung ein paar Mal. Danach heben Sie die Fersen vom Boden ab und bleiben dabei mit dem Fußballen und den Zehen fest auf dem Boden. Sie können eine Spannung in den Sprunggelenken und im Längsgewölbe des Fußes spüren. Halten Sie die Position, bevor Sie den Fuß langsam wieder absenken und die Übung wiederholen.

Übungen im Stehen

Beenden Sie Ihre Entstauungsgymnastik im Stehen.

Übung 1

Kommen Sie aus dem Stand halb in die Hocke, halten Sie diese Position und drücken sich anschließend wieder nach oben, bis Sie aufrecht stehen. Dabei spüren Sie die Anspannung im Gesäß und in den Oberschenkeln. Wiederholen Sie diese Übung einige Male.

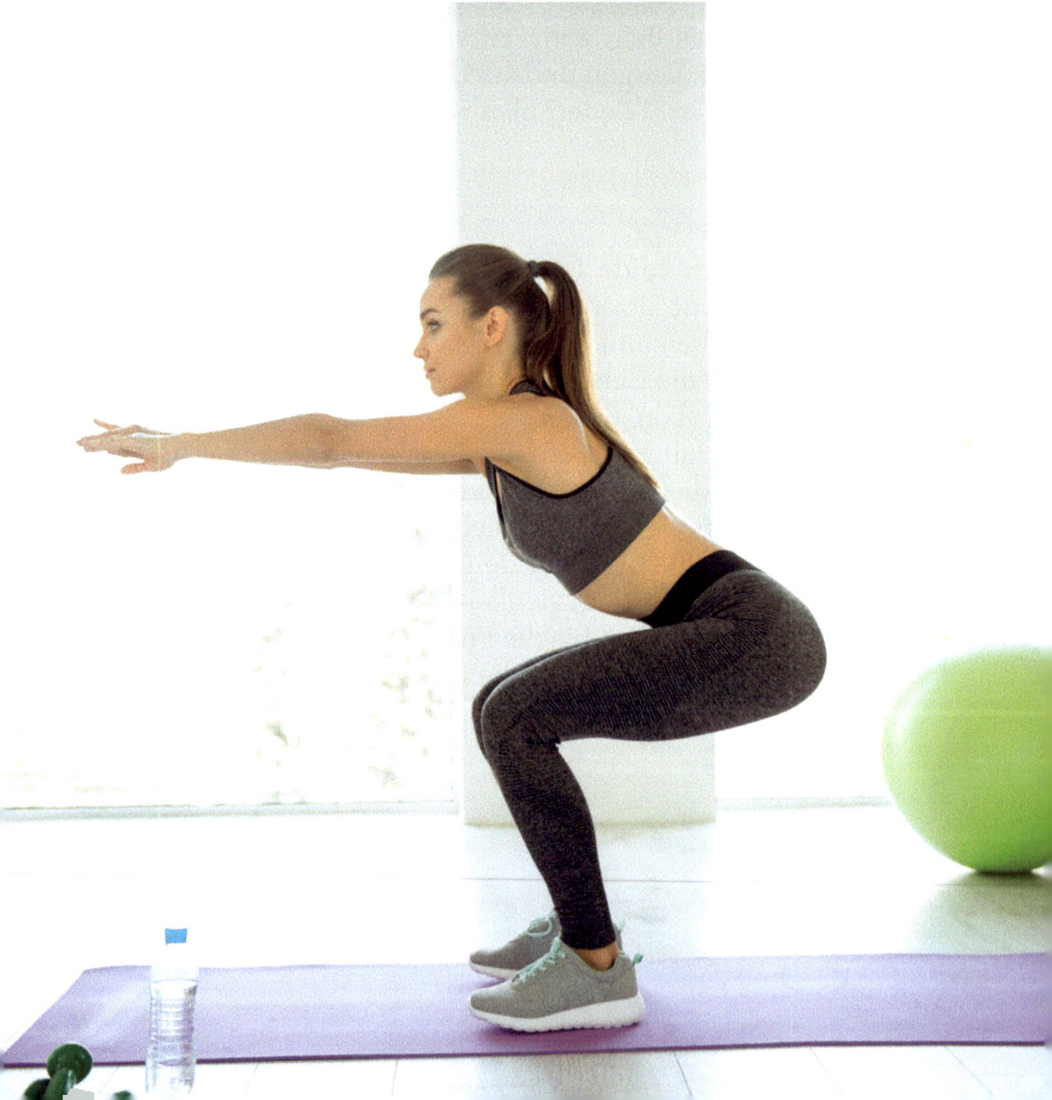

Übung 2

Für die nächste Übung verlagern Sie Ihren Schwerpunkt im aufrechten Stand nach vorne, sodass Ihr Körpergewicht auf den Zehen ruht. Heben Sie die Fersen an und bleiben kurz im Zehenstand, bevor Sie die Fersen wieder absenken. Auch hier können Sie mehrere Wiederholungen durchführen. Danach verlagern Sie Ihr Gewicht auf die Fersen und heben die Zehen an. Sie können beide Übungen auch kombinieren, indem Sie von den Fersen zu den Zehen über den ganzen Fuß abrollen und jeweils bei maximalem Zehen- und Fersenstand kurz innehalten.

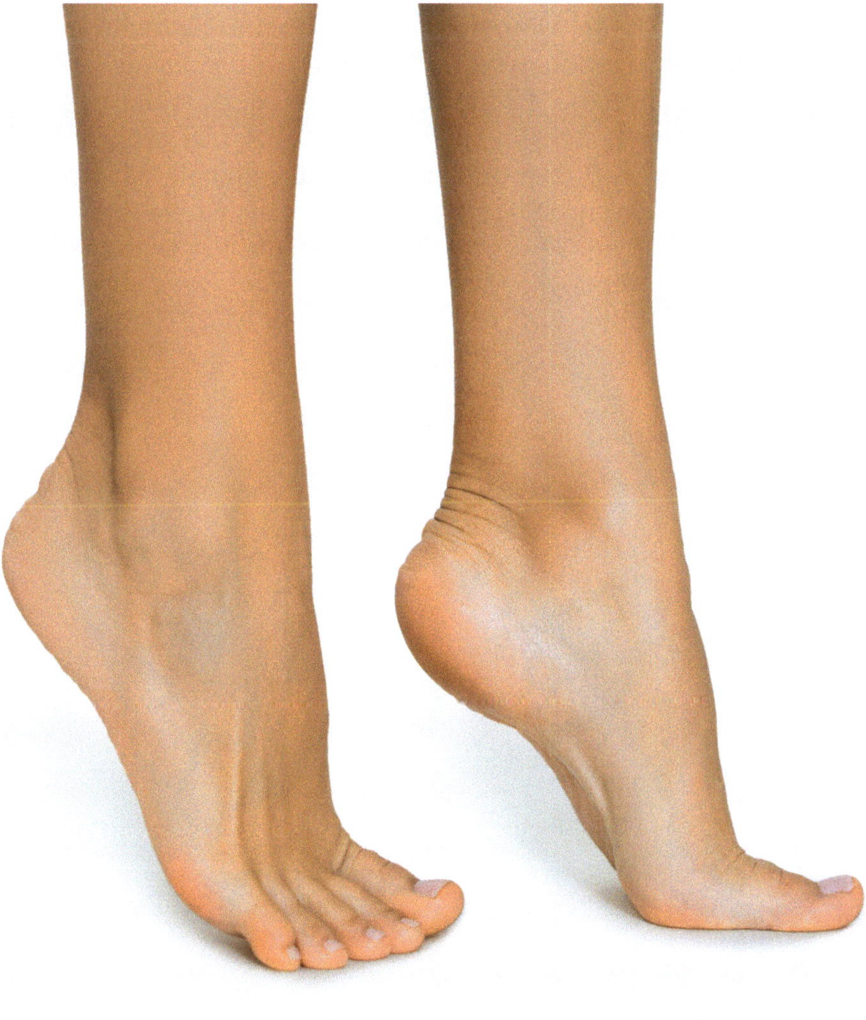

Wenn Sie an Schwindelgefühlen leiden oder mit Gleichgewichtsproblemen zu kämpfen haben, sollten Sie diese Übung in einer Umgebung durchführen, die Ihnen Möglichkeiten zum Festhalten bietet.

Die Gymnastik beenden Sie damit, dass Sie auf der Stelle marschieren. Achten Sie darauf, dass Sie Ihre Füße dabei vollständig vom Boden lösen und das Bein richtig hochheben. Unterstützend können Sie die Arme mitschwingen lassen.

Tipp

Wenn Ihnen die Übungen leichtfallen und Sie mehr herausgefordert werden wollen, können Sie die Gymnastik mit Gummibändern, Gymnastikbällen oder Walkingstöcken kombinieren. Setzen Sie sich zum Beispiel während der Übungen im Sitzen auf einen Gymnastikball. Marschieren Sie mit Walkingstöcken auf der Stelle. Seien Sie kreativ und beleben Sie mit etwas Abwechslung die Routine Ihrer Entstauungsgymnastik.

Sanfte Gymnastikübungen zur Entstauung

Die folgenden fünf gymnastischen Übungen werden von Dr. Anke Kleine-Tebbe, Chefärztin des Brustzentrums der DRK Kliniken Berlin in Köpenick, zur Entstauung empfohlen.

Die Übungen eignen sich nicht nur zur Vorbeugung von Ödemen nach einer Bestrahlung oder Operation aufgrund von Brustkrebs, sondern diese nützen auch Menschen, die aus anderen Gründen Probleme mit dem Lymphabfluss haben oder die ihre Entgiftungsleistung des Organismus fördern wollen. Jede Übung sollte fünf- bis zehnmal wiederholt werden.

Schulterrolle

Beginnen Sie mit der Übung ***„Schulterrolle"***, für die Sie sich gerade auf einen Stuhl setzen. Ziehen Sie die Schultern langsam nach oben, bis Sie die Schultern maximal möglich angehoben haben. Danach ziehen Sie die Schultern so weit wie möglich nach unten. Von dieser Position ausgehend, beginnen Sie, die Schultern nach vorne zu schieben. Während des Vorschiebens heben Sie die Schultern wieder auf eine neutrale Höhe an. Nachdem Sie die Schultern so weit nach vorn geschoben haben, wie es Ihnen möglich ist, führen Sie die Schultern so weit wie möglich nach hinten. Anschließend lassen Sie zunächst die eine, dann die andere Schulter, kreisen. Die Arme liegen währenddessen locker und entspannt am Körper an.

Schmetterling

Die nächste Übung trägt den Namen ***„Schmetterling"*** und auch sie wird gerade auf einem Stuhl sitzend durchgeführt. Falten Sie die Hände im Nacken, wobei die Ellenbogen nach vorne zeigen. Drehen Sie die Ellenbogen nun zu den Seiten, bis Sie in der Ihnen maximal möglichen Außendrehung angekommen sind.

Wenn Anspannung spürbar wird, lassen Sie locker und führen die Ellenbogen zurück.

Bilderrahmen

Der ***„Bilderrahmen"*** ist die dritte Übung. Sie wird im aufrechten Stand ausgeführt. Umfassen Sie vor dem Körper mit der rechten Hand den linken Ellenbogen und mit der linken Hand den rechten Ellenbogen, sodass ein ***„Rahmen"*** mit den Armen gebildet wird. Führen Sie die Arme über den Kopf, sodass die Arme Ihren Kopf ***„einrahmen"***.

Halten Sie diese Position kurz, bevor Sie den ***„Rahmen"*** wieder absenken.

Elefant

Die vierte Übung ist der ***„Elefant“***. Stehen Sie gerade und umfassen Sie mit der rechten Hand das linke Handgelenk. Die linke Hand bleibt entspannt geöffnet. Strecken Sie den linken Arm gerade aus und heben ihn kontrolliert bis auf Schulterhöhe an. Halten Sie diese Streckung für einen Moment, bevor Sie die Arme wieder absenken und die Übung mit der anderen Seite wiederholen. Jetzt fasst die linke Hand um das rechte Handgelenk.

Das „O“

Das ***„O“*** ist die fünfte Übung. Sie stehen aufrecht und strecken die Arme gerade nach vorne aus. Verschränken Sie die Finger ineinander, sodass Sie in Ihre Handflächen blicken. Führen Sie die verschränkten Hände mit gestreckten Armen in einer langsamen und gleichmäßigen Bewegung über den Kopf. Sie bilden nun mit Ihren Armen ein ***„O“*** um den Kopf. Halten Sie kurz inne und senken Sie die Arme langsam wieder ab.

Lymphmassage

Bei der Lymphmassage kommt Bewegung ins Gewebe. Ein erwachsener Mensch besteht zu etwa 60 bis 70 % aus Wasser. Im Alter reduziert sich der Wasseranteil auf etwa 50 %, wohingegen ein Kleinkind noch zu 85 % aus Wasser besteht. Dieses Wasser befindet sich sowohl in den Zellen und Gefäßen als auch im sogenannten ***„Interstitium"***, dem Zwischenraum zwischen den Zellen. Um das hier stehende Wasser zu mobilisieren, wird dosiert und gezielt Druck auf das Gewebe ausgeübt. Auf diese Weise gelangt das Wasser in die kleinen blind beginnenden Lymphgefäße. Mit weiteren Griffen und Druckausübungen entlang des Verlaufs der Lymphbahn wird die Lymphe immer weiter transportiert. Den Rückfluss sollen kleine Klappen verhindern, die sich nur in eine Richtung öffnen lassen. Derselbe Mechanismus liegt dem Transport des venösen Blutes zugrunde. Allerdings sind die Lymphgefäße gefenstert, sie weisen also regelhaft größere Lücken in ihrer Wand auf, um Wasser und Abbaustoffe aufnehmen zu können. Diese Gefäße profitieren folglich von der manuellen Unterstützung besonders.

Der Abtransport von Wasser lindert zunächst Schwellungen und beweist dort auch eine nachhaltige Wirkung.

Des Weiteren wird der Abtransport von Abfall- und Schadstoffen spürbar: Bei Zerrungen, Brüchen, nach operativen Eingriffen und bei Erkrankungen des rheumatischen Formenkreises befinden sich im Gewebe Entzündungszellen und -botenstoffe.

Gerade diese Entzündungsbotenstoffe sind es, die den Prozess der Entzündung aufrechterhalten und neue Entzündungszellen anlocken. Gleichsam führen sie jedoch auch zu Schmerzen und Schwellungen, weil sich die Blutgefäße weiten.

Vor allem in der Anfangsphase einer Verletzung oder im Rahmen einer akuten entzündlichen Reaktion ist die Entzündung hilfreich und nutzbringend, um das Gewebe zu reparieren. Eine länger anhaltende Entzündung kann jedoch davon profitieren, wenn die freigesetzten Botenstoffe und der angefallene Abfall wie kaputte Zellen abtransportiert werden.

So wird Platz für das erneuerte Gewebe und für die Zellen, die es produzieren, geschaffen. Zusätzlich werden Schmerzen gelindert, wenn die schmerzverursachenden Botenstoffe aus dem Gewebe entfernt werden. Die Wirkung tritt in der Regel sofort nach der Behandlung ein und hält darüber hinaus an.

Die Lymphmassage hat sich ebenso in der Behandlung von Kopfschmerzen, insbesondere von Migräne, bewährt. Dabei wurde noch vor nicht allzu langer Zeit davon ausgegangen, dass sich im zentralen Nervensystem, zu dem Gehirn und Rückenmark gehören, keine Lymphgefäße befinden.

Erst im Jahr 2015 entdeckten Wissenschaftler, dass auch das zentrale Nervensystem über einen strukturierten Lymphabfluss in Form von Lymphgefäßen verfügt. Die Lymphgefäße verlaufen durch die drei Hirnhäute (weiche Hirnhaut, Spinnenhaut, harte Hirnhaut). Die Hirnhäute werden in der Fachsprache als ***„Meningen“*** bezeichnet.

Während man derzeit davon ausgehen kann, dass das Gehirn selbst keine Schmerzen empfinden kann, weil keine Nervenfasern dafür angelegt sind, ist erwiesen, dass die Hirnhäute schmerzen können. Kopfschmerzen entstehen folglich unter anderem durch eine Reizung der Meningen. Aufgrund dieser Erkenntnis ist es vorstellbar, dass die Förderung des Abtransports von Abfallstoffen die Reizung der Meningen reduziert.

Als weiterer positiver Faktor wirkt der Abfluss von Flüssigkeit. Beim Erwachsenen ist der Schädel durch seine Knochen fest in seiner Größe begrenzt. Zusätzliche Flüssigkeit erhöht den Druck innerhalb des Schädels und verursacht Beschwerden wie Kopfschmerzen, Übelkeit und (Nüchtern-)Erbrechen.

Gleichsam wie andere therapeutische Massagen auch, verbessert die Lymphmassage das allgemeine Befinden. Durch die gesteigerte Durchblutung und mithilfe der richtigen Griffe lösen sich Verspannungen und im Bereich des Bauches können Verdauungsbeschwerden gelindert werden. Narben oder Verhärtungen können sich durch regelmäßige Lymphmassage weicher anfühlen.

Andere Massagen, die sich positiv auf den Lymphfluss auswirken, sind die (Trocken-)Bürstenmassage, die klassische Massage und Ayurvedische Trockenmassagen. Diese Massagen können jeweils lokal oder als Ganzkörpermassage angewendet werden. Teilkörpermassagen beziehen sich häufig auf die Oberschenkel, weil die Lymphe dazu neigt, sich dort zu sammeln. Weil die Lymphmassage eine überzeugende Behandlungsmethode ist, wurden Möglichkeiten entwickelt, wie Betroffene sie selbst richtig anwenden können. Die Lymphmassage ist eine leicht zu erlernende Variante, die als Selbstmassage angewendet werden kann. Eine stark vereinfachte Form der Selbstmassage nutzt sogenannte ***„Roller"*** in unterschiedlichen Ausführungen. Etwas teurer sind Massagematten mit Luftkammern, die um Arme, Beine oder Bauch getragen werden und Druck auf das Gewebe ausüben. Kostengünstiger und nachweisbar effektiv ist die Selbstmassage mit den eigenen Händen.

Die richtige Umgebung für die Massage

Für die Massage und die Übungen empfiehlt es sich, einen Ort der Ruhe zu gestalten. Sie benötigen einen bequemen Stuhl und eine Matte, auf der Sie angenehm liegen können. Vereinbaren Sie mit Ihrer Familie oder Ihren Mitbewohnern, dass Sie während der Lymphmassage nicht gestört werden wollen. Eventuell schalten Sie Ihr Mobiltelefon auf ***„stumm"*** oder ganz aus, damit Sie sich nur auf sich selbst und die Massage konzentrieren können. Wenn Sie möchten, können Sie entspannende Musik oder Naturklänge leise im Hintergrund spielen lassen oder mittels Räucherstäbchen, Kerzen oder Duftölen einen Geruch erzeugen, den Sie als beruhigend empfinden. Selbstverständlich können Sie auf alle diese Gestaltungsmöglichkeiten verzichten. Die Gestaltung Ihrer Umgebung während der Lymphmassage steht Ihnen völlig frei. Die genannten Vorschläge sind als Anregungen zu verstehen.

Lymphmassagen zur Entgiftung des Körpers/ Lymphdrainage

Als Lymphmassage bezeichnet man eine Massage, bei der die Haut stimuliert wird, um eine Anregung der Gewebsflüssigkeit zu bewirken. Im Gegensatz zu den meisten üblichen medizinischen Massagen, wird die Lymphmassage sehr sanft und harmonisch ausgeführt - Festes Kneten und intensives Bearbeiten der Haut ist weder angebracht noch hilfreich.

Die Lymphmassage dient der Entgiftung und Entschlackung des Körpers sowie der Aktivierung des Lymphsystems - Die Lymphmassage ist eine abgemilderte Form der Lymphdrainage. Auch bei der Lymphdrainage wird das Lymphsystem stimuliert, aber meist gezielt und nur auf bestimmte Körperbereiche beschränkt.

Eine effektive Lymphmassage dauert mindestens 30 Minuten - denn bis die eher träge Lymphe in Bewegung kommt, braucht es seine Zeit. Massiert wird immer ohne Creme, bei sehr trockener Haut kann der Einsatz eines hochwertigen Öls sinnvoll sein. Die Massage sollte in ruhiger und angenehmer Atmosphäre stattfinden. In der Regel wird zunächst am Hals massiert, was mit der Strömungsrichtung der Lymphe zusammenhängt.

Bei der Lymphmassage werden die Lymphbahnen und -knoten massiert, hierbei wird das Lymphsystem durch verschiedene Griffe massiert. Mit einer bestimmten Technik, bei der Druck auf die Lymphkoten und die Lymphbahnen ausgeübt wird, kann die Reinigungsfunktion des Lymphsystems gestärkt werden. Der Druck wird hierbei stetig gewechselt, die einzelnen Griffe werden langsam und rhythmisch ausgeführt. Die Haut wird sanft gedehnt, sodass die Flüssigkeit aus dem Gewebe in die Lymphbahnen geleitet werden kann.

Die Massage wird weiter in wellen- und kreisförmigen Bewegungen sowie mit Pump- und Drehgriffen ausgeführt - auf diese Weise wird das Lymphsystem aktiviert und entgiftet, weiter wird die Lymphe in ihrer natürlichen Fließrichtung weitergeschoben. Auf diese Weise wird die Lymphentleerung um ein Vielfaches gesteigert.

Im Rahmen einer Entgiftungskur können Lymphmassagen zwei- bis dreimal pro Woche oder sogar täglich durchgeführt werden.

Eine besondere Form der Lymphmassage ist die ayurvedische Kräuterstempelmassage ***Jambira Pinda Sveda***. Im Ayurveda wird die Massage zur Entschlackung und Entgiftung des Körpers, weiter zur Belebung des Organismus eingesetzt. Die kreisenden und streichenden Bewegungen regen hierbei den Lymphfluss und den Stoffwechsel an. Nach der Durchführung einer Lymphmassage sollte der Klient ausreichend trinken.

Lymphdrainagen werden bei Vorliegen von Ödemen in bestimmten Körperbereichen, z. B. in Armen und Beinen, durchgeführt. So leiden bspw. nicht wenige Frauen nach einer Brustkrebsoperation an einem Lymphödem am Arm - bedingt durch die Entfernung der Lymphknoten an den Achselhöhlen. Vorzugsweise tägliche Lymphdrainage in Verbindung mit Kompressionstherapie lässt den betroffenen Arm wieder abschwellen, auch die Schmerzen lassen nach.

Auch Personen mit Lipolymphödem profitieren von einer Lymphdrainage. Bei dieser meist angeborenen Krankheit kommt es zu Fetteinlagerungen in den Beinen, wodurch sich auch die Lymphe staut. Weitere Einsatzgebiete für Lymphdrainagen sind Sportverletzungen und Veneninsuffizienz (Venenschwäche).

Bei hartnäckigen Erkältungen können die geschwollenen Lymphknoten am Hals massiert werden - mit dem Erfolg, dass die Schwellung am Hals zurückgeht, die Beschwerden gelindert werden und die Heilung schneller verläuft.

Lymphdrainagen dürfen nicht bei Thrombosen durchgeführt werden, weiter bei ausgeprägter Herzinsuffizienz, bei Schilddrüsenerkrankungen, bei bösartigen Tumoren (sofern keine Operation erfolgt ist), bei Asthma, akuten Infekten und akuten Ekzemen. Auch Schwangerschaft stellt eine Kontraindikation dar.

Auch sollten Lymphmassagen nicht ohne vorherige Anleitung zu Hause durchgeführt werden, da unter Umständen zu intensiv bearbeitet wird.

Indikationen zur Selbstmassage

Die Lymphdrainage wird seit den 1960er Jahren des vergangenen Jahrhunderts vermehrt eingesetzt und ist seit 1973 als Behandlungsmethode anerkannt. Damit ist die Lymphdrainage seit über 40 Jahren etabliert.

Während die Lymphdrainage als medizinische Massage verschrieben wird, wenn bereits eine Beschwerden verursachende Störung des Lymphabflusses vorliegt oder droht, kann die Lymphmassage auch als Selbstmassage vorbeugend eingesetzt werden. Zusätzlich hat sie positive Effekte auf das Allgemeinbefinden, die Entgiftung, die Verdauung und das Abwehrsystem. Durch die Lymphmassage können sogar Schmerzen gelindert werden, vor allem Kopfschmerzen. Bei der Migräne, einer besonderen Form des Kopfschmerzes, lässt sich die Häufigkeit und Intensität der Migräne-Attacken durch regelmäßige Lymphmassage reduzieren. Bei der chronischen ***Polyarthritis*** und bei Schwellungen im Rahmen einer ***Hemiparese*** (Halbseitenlähmung) nach einem Schlaganfall wirkt die Lymphmassage ebenfalls lindernd.

Die ***chronische venöse Insuffizienz*** (CVI) kann ebenfalls von der Lymphmassage profitieren. Die CVI äußert sich durch ***„Wasser in den Beinen"*** (Beinödeme) und Krampfadern (Varizen) und ist in den meisten Fällen die Folge einer stattgehabten tiefen Beinvenenthrombose. Wenn Sie nicht nur an einem gestörten Lymphabfluss leiden, sondern im selben Körperbereich auch mit einer chronischen venösen Insuffizienz Probleme haben, zeigt die Lymphmassage deutlich lindernde Effekte.

Benutzen Sie direkt im Anschluss an die Massage die Ihnen evtl. verordneten Kompressionsbandagen und -strümpfe, um die Wirkung der Massage zu maximieren und zu erhalten.

Vermeiden Sie jedoch warmes Duschen, Schwimmen in warmem Wasser und generell Hitze- und Wärmeeinwirkung im betroffenen Bereich, da sich infolgedessen die Gefäße weiten. Dadurch wird sowohl der venöse als auch der lymphatische Rückstrom in Richtung Herz erschwert.

Wissenschaftlich teilweise gesichert ist dagegen der Einsatz der Lymphmassage bei Cellulite.

Dabei darf aber nicht vergessen werden, dass Cellulite keine Erkrankung darstellt, sondern einen anlagebedingten Prozess, der sich weder durch Gewichtsreduktion noch durch Cremes oder Ähnliches verhindern lässt. Viele Personen schwören indes auf Lymphmassagen beim Vorliegen von Cellulite.

Frauen sind je nach Art der herangezogenen Literaturquelle zwischen drei- und sechsmal häufiger als Männer von Problemen mit dem Lymphsystem betroffen.

Ein Lymphödem betrifft etwa 0,13 bis zwei Prozent der Bevölkerung der Industriestaaten. Der Anteil der betroffenen Bevölkerung steigt mit dem Alter an.

Eine große Gruppe, die deutlich von regelmäßiger Lymphmassage profitieren kann, sind Menschen, die eine Krebserkrankung überstanden haben. Besonders häufig tritt ein Lymphödem am Arm bei Patientinnen auf, die aufgrund von Brustkrebs operiert und bestrahlt werden müssen - so entwickeln fast zwanzig Prozent der Patientinnen im Zeitraum von einem bis zwei Jahren nach der Brustkrebsbehandlung ein Lymphödem.

Statistisch betrachtet, ergibt sich jedoch durch die Entfernung der Lymphknoten in der Leiste ein höheres Risiko für die Ausbildung eines Lymphödems als bei der Entfernung der Achsel-Lymphknoten. In jedem Fall hat deutliches Übergewicht (Adipositas) einen ungünstigen Einfluss, da es sowohl das Risiko für die Entwicklung eines Lymphödems erhöht als auch dafür sorgt, dass ein vorhandenes Lymphödem bestehen bleibt und in seiner Ausprägung wächst.

Aus diesem Grund ist es zusätzlich zur regelmäßigen Lymphmassage eindeutig zu empfehlen, das Körpergewicht bei Bedarf auf Normalgewicht zu reduzieren beziehungsweise ein bestehendes Normalgewicht zu halten.

Lymphknoten, die einmal beschädigt oder entfernt wurden, lassen sich in der Regel nicht reparieren, sodass benachbarte Lymphknoten zusätzlich ihre Aufgaben übernehmen müssen. Unterstützend wirken dabei Lymphmassage und -drainage sowie Bewegung.

Ein Lymphödem äußert sich anfangs in Schweregefühlen und Spannungsgefühlen im Bereich der betroffenen Körperpartie. Im weiteren Verlauf entwickelt sich eine Schwellung, die stetig zunehmen kann. Gerade wenn Arme oder Beine von einem Lymphödem betroffen sind, verringert sich die Ihnen mögliche Beweglichkeit. Die Extremitäten sind in ihrer Funktion eingeschränkt.

Zusätzlich können sich Kleidung, Schuhe und Schmuck zunehmend enger anfühlen. Unter Umständen können Sie bestimmte Kleidungs- und Schmuckstücke gar nicht mehr tragen, weil die Schwellung zu stark ist. Die bei dauerhaft bestehendem Lymphödem auftretende Hautveränderung, die sich als derbe, grobe und dunklere Haut beschreiben lässt, trägt einen weiteren Anteil an der erlebten Verringerung der Lebensqualität.

Eine häufig unterschätzte Erkrankung, die auf Lymphmassage anspricht, ist die ***Fibromyalgie***. Bei dieser Krankheit handelt es sich um ein chronisches Schmerzsyndrom, das durch das Vorhandensein von schmerzhaften Druckpunkten, die als ***„tender points"*** bezeichnet werden, charakterisiert ist. Diese ***„tender points"*** befinden sich vor allem an den Ansätzen von Muskeln und Sehnen. Zusätzlich können Mundtrockenheit, Zittern, übermäßiges Schwitzen, Schlafstörungen, Herzklopfen und depressive Verstimmung auftreten.

Die Fibromyalgie ist zwar eine gutartige, ***„harmlose"*** Erkrankung, aber durch den hohen Leidensdruck, den sie verursacht, kann sie den Alltag und die Lebensqualität stark beeinträchtigen.

In Studien zeigte die Lymphmassage bei Fibromyalgie eine deutlich bessere Wirkung als die klassische Massage, sodass sich die Lymphmassage bei Fibromyalgie ausdrücklich empfehlen lässt.

Vorübergehende Zustände können weitere Indikationen für die Lymphmassage als Selbstmassage sein. Dazu gehören beispielsweise Sportverletzungen.

Wenn Sie einen frischen Bluterguss (Hämatom) haben, sollten Sie dort keine Lymphmassage anwenden. Sobald aber der Bluterguss beginnt, seine Farbe zu wechseln, können Sie mit der Lymphmassage den Abtransport des Hämatoms unterstützen.

Des Weiteren kann Ihnen die Lymphmassage Linderung verschaffen, wenn Sie an Erkrankungen der Nieren leiden oder ein schwaches Bindegewebe besitzen. Im Zustand des akuten Nierenversagens verbietet sich freilich die Lymphdrainage oder -massage.

Ein Lipödem kann sich im fortgeschrittenen Stadium in ein ***Lipo-Lymphödem*** umwandeln, das wiederum gut auf die Behandlung mittels Lymphmassage anspricht. Wenn Sie an einer angeborenen Anlagestörung des Lymphsystems leiden und somit immer wieder Probleme mit der Lymphe haben, sind Ihnen regelmäßige Lymphmassagen zu empfehlen.

Die Lymphmassage als Selbstmassage können Sie natürlich auch unterstützend anwenden, wenn Sie bereits eine Lymphdrainage verschrieben bekommen haben. Da die Lymphmassage nicht nur eine Gesundheitsmassage ist, sondern auch eine wohltuende Wellnessmassage, eignet sie sich auch dafür, sich selbst etwas Gutes zu tun. Nutzen Sie die Selbstmassage, um sich eine Auszeit vom Alltag zu nehmen und sich nur auf sich selbst zu konzentrieren.

Atmen Sie durch und lösen Sie sich während Ihrer Auszeit vom Stress des Alltags, von Konflikten sowie von Sorgen oder Ängsten. Wenn Sie die Lymphmassage regelmäßig anwenden, leisten Sie für sich selbst auch einen großen Beitrag zur medizinischen Früherkennung. Viele Früherkennungsuntersuchungen, zum Beispiel auch das Brustkrebsscreening, beinhalten das Abtasten der oberflächlichen Lymphknotenstationen.

Wenn Sie selbst regelmäßig eine Lymphmassage anwenden, werden Sie mitunter von Zeit zu Zeit vergrößerte Lymphknoten tasten können. Ein einzelner vergrößerter Lymphknoten sollte Sie jedoch nicht beunruhigen. Erst wenn der Lymphknoten länger als vier Wochen vergrößert ist oder sogar noch weiter an Größe zunimmt, sollten Sie diesbezüglich einen Arzt aufsuchen.

Falls Sie dennoch befürchten, dass der Lymphknoten Anzeichen einer bösartigen Erkrankung ist, können Sie folgende Eigenschaften überprüfen: Gutartig vergrößerte Lymphknoten sind prall-elastisch, lassen sich im Gewebe verschieben und können auf Druck schmerzhaft sein. Verdächtige beziehungsweise bösartig vergrößerte Lymphknoten tasten sich derbe und hart, sind wie ***„verbacken"*** im Gewebe, lassen sich nicht verschieben und sind zudem üblicherweise nicht schmerzhaft.

In erster Linie geht es bei der Lymphmassage jedoch um die Anregung des Lymphflusses und damit um den Abtransport von Flüssigkeit und Abfallstoffen sowie um die Zuführung von Zellen und Mikroorganismen zu den Kontrollstellen des Immunsystems.

Lymphmassage der einzelnen Körperregionen - Gesund vom Kopf bis zu den Füßen

Lymphmassage des Gesichts

Der oberflächliche Lymphabfluss des Gesichts erfolgt zu beiden Seiten entlang der Schläfen, der seitlichen Augenbrauen, vor und hinter den Ohren, über die Wangen sowie über das Kinn und die Kieferregion in die Halslymphknoten.

Ein etwaiger Lymphstau im Bereich des Gesichts erzeugt ein verquollenes Aussehen und begünstigt Tränensäcke ebenso wie Hautunreinheiten und Akne.

Die Lymphmassage des Gesichts trägt zur Entgiftung bei, sie reduziert Tränensäcke und Schwellungen, fördert die Selbstheilung der Körperzellen und verbessert damit das Erscheinungsbild der Haut. Dies geschieht vor allem auch durch das verbesserte Angebot von Blut, das Nährstoffe und Sauerstoff zur Verfügung stellt. Grund dafür ist, dass die Lymphmassage die Durchblutung im massierten Gebiet anregt. Abfallstoffe und Bakterien werden durch die Lymphmassage abtransportiert und entsorgt, wodurch Hautunreinheiten und Akne gemindert werden. Darüber hinaus wirkt die Lymphmassage im Gesicht bei vielen Menschen beruhigend und reduziert Gefühle von Stress und Angst. Sie kann sogar gegen Schlaflosigkeit helfen.

Wann darf keine Lymphmassage des Gesichts durchgeführt werden?

Die Lymphmassage des Gesichts darf jedoch nicht immer angewendet werden. Da durch die Massage Blutgefäße des Gesichts angeregt werden, welche mit den Blutgefäßen des Gehirns in Verbindung stehen, muss die Lymphmassage unterbleiben, wenn eine Entzündung, Infektion oder Thrombose im Gesichtsbereich vorliegt.

Andernfalls besteht die Gefahr, dass sich der krankhafte Prozess im Gesicht durch die Massage in die Hirnhäute oder das Gehirn ausbreitet. Darüber hinaus sollten auch Patienten, die an Hypertonie (Bluthochdruck) leiden, auf eine Lymphmassage des Gesichts verzichten. Auch Erkrankungen des rheumatischen Formenkreises, Asthma bronchiale, Lupus erythematodes (eine Autoimmunerkrankung), bestimmte Schilddrüsenerkrankungen (zum Beispiel Morbus Basedow oder Morbus Hashimoto) sowie aktive Krebserkrankungen im Bereich des Kopfes stellen eine Gegenanzeige (Kontraindikation) für eine Lymphmassage des Gesichts dar.

Die Selbstmassage kann in die tägliche Morgenroutine integriert werden. Die folgenden einfach zu erlernenden Griffe nehmen nur etwa zehn Minuten in Anspruch. Achten Sie auf hygienische Verhältnisse und waschen Sie sich am besten vor der Selbstmassage die Hände.

Beginnen Sie die Massage mit der Stirn. Legen Sie die Hände mit sanftem Druck und gestreckten Fingern auf und streichen Sie langsam und gleichmäßig die Haut in Richtung der Schläfen aus. Kehren Sie danach ohne Druck in Ihre Ausgangsposition zurück. Wiederholen Sie das Ausstreichen der Stirn dreimal.

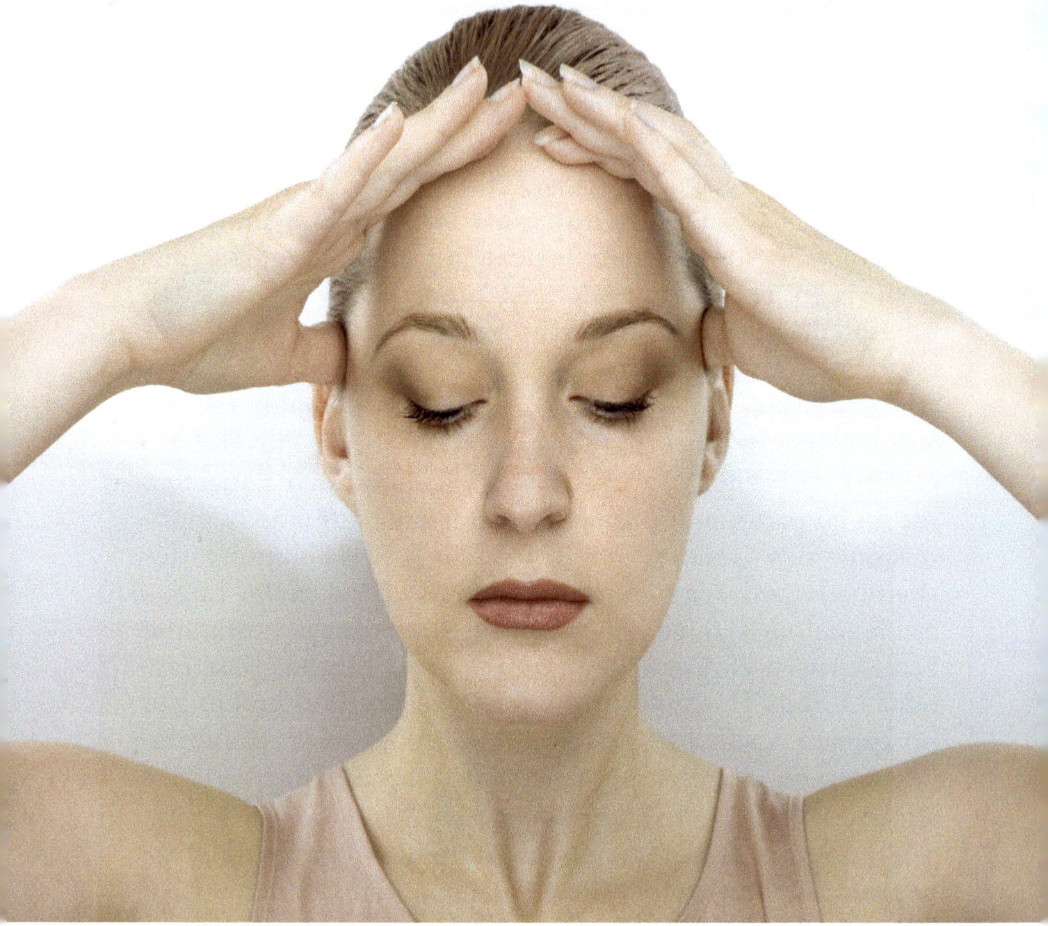

Um den Lymphabfluss der Ohren zu aktivieren, üben Sie Druck auf die Haut hinter dem Ohrläppchen aus. Lassen Sie anschließend wieder locker und wiederholen die Druckausübung dreimal.

Bei Erkältungen kann sich der Druck in dieser Region unangenehm und sogar schmerzhaft anfühlen. Die Ursache dafür ist, dass hier etliche Lymphknotenstationen des Gesichts zusammenfließen und bei Entzündungen aktiviert und druckschmerzhaft werden. Wenn sich der Druck schmerzhaft anfühlt, sollten Sie diesen Griff (vorübergehend) nicht durchführen.

Wenden Sie sich jetzt der Augenregion zu. Legen Sie die Zeigefinger unterhalb des Augeninnenwinkels sanft auf und streichen Sie mit leichtem Druck langsam und achtsam nach unten. Wiederholen Sie diese Bewegung, die zur Reduktion von Tränensäcken beiträgt, fünfmal. Im Anschluss legen Sie den Zeigefinger oberhalb des Augeninnenwinkels in den Hohlraum unter den Augenbrauen auf und üben dreimal wohldosierten Druck aus.

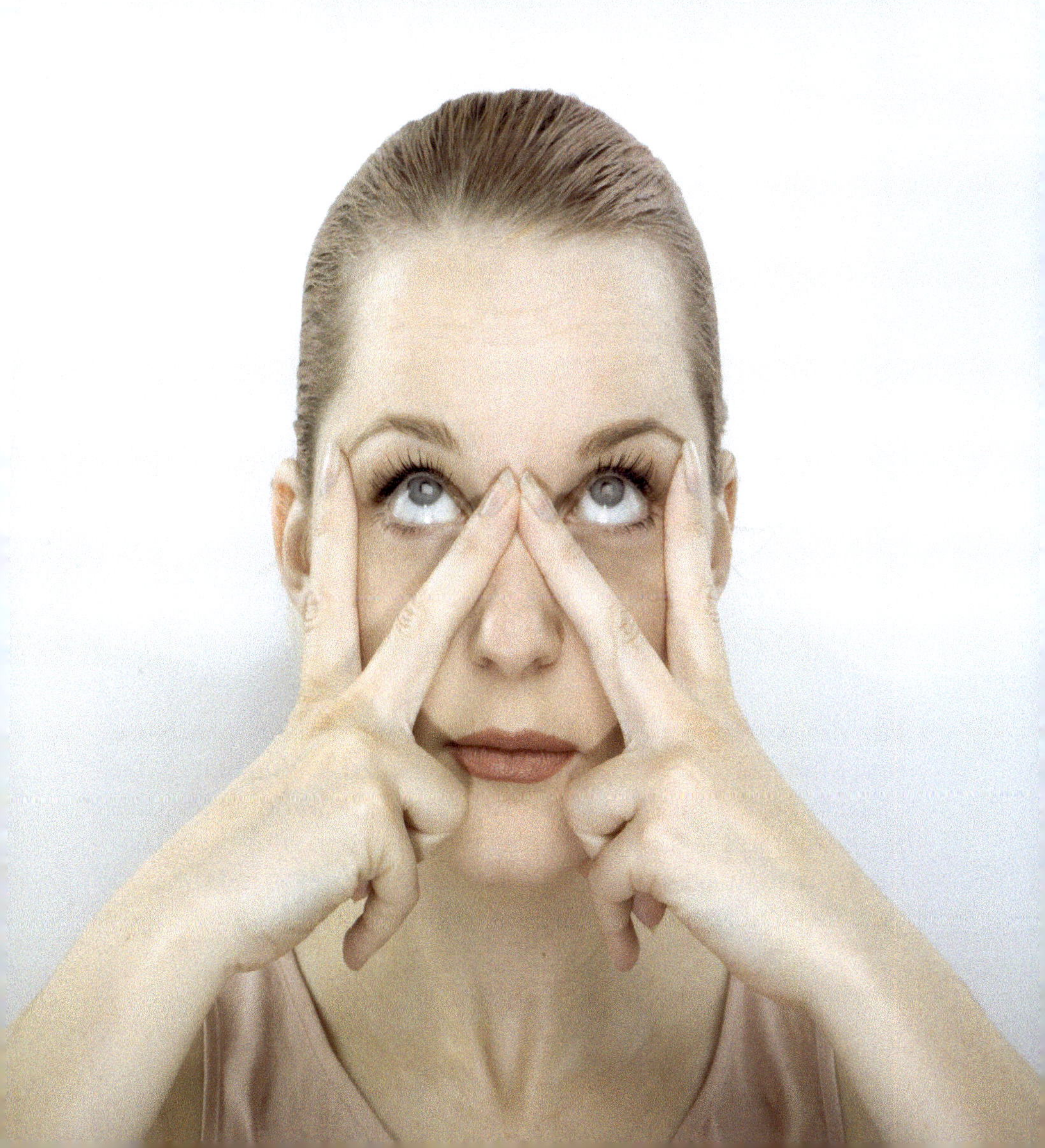

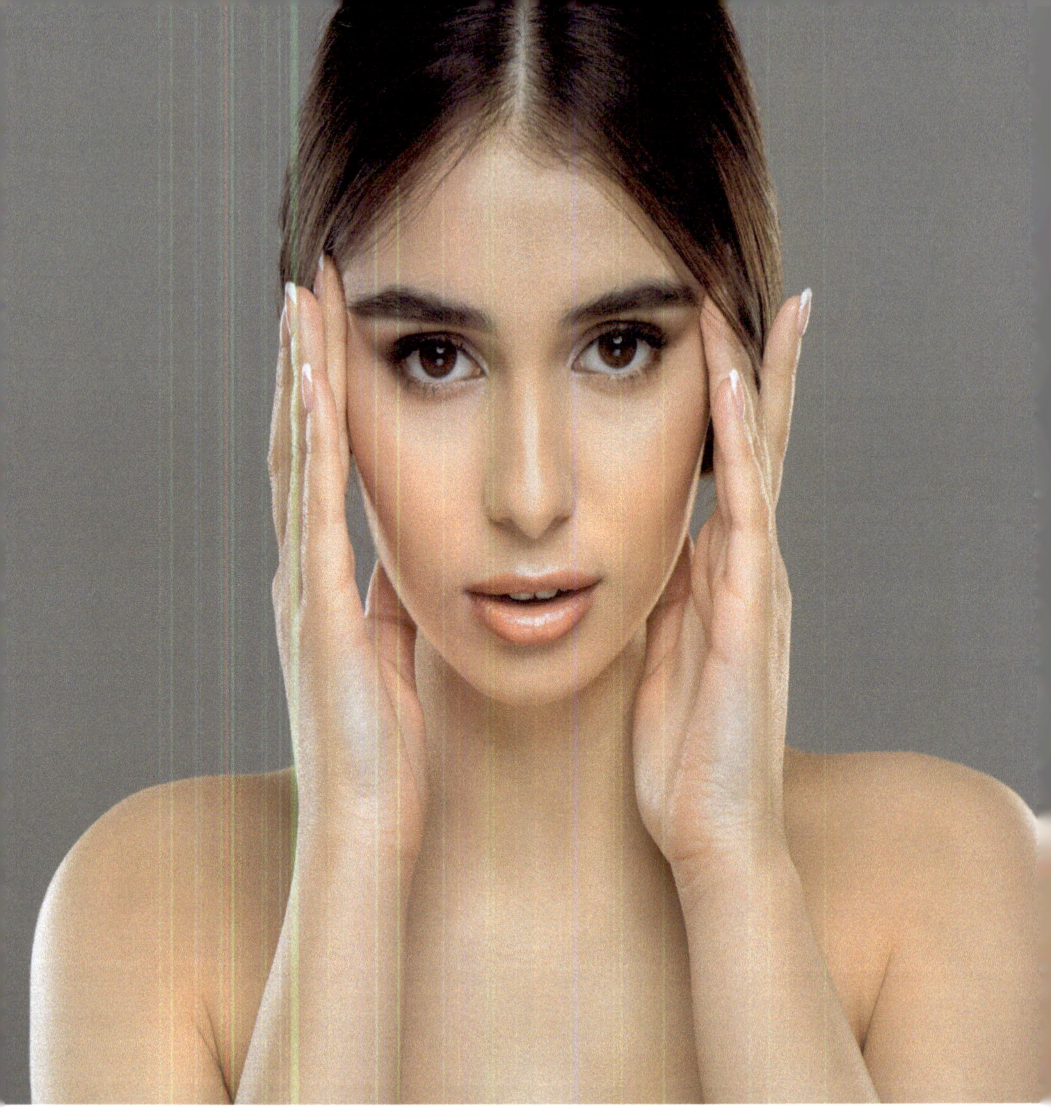

Für die Anregung des Lymphflusses im Bereich von Nase und Mund legen Sie die Finger gestreckt zu beiden Seiten der Nase auf und üben dreimal Druck aus. Wiederholen Sie dies je dreimal mit gestreckten Fingern neben den Mundwinkeln und vor dem ***Tragus***, der die Basis des Ohres darstellt und dem Gesicht zugewandt ist, jeweils auf beiden Seiten.

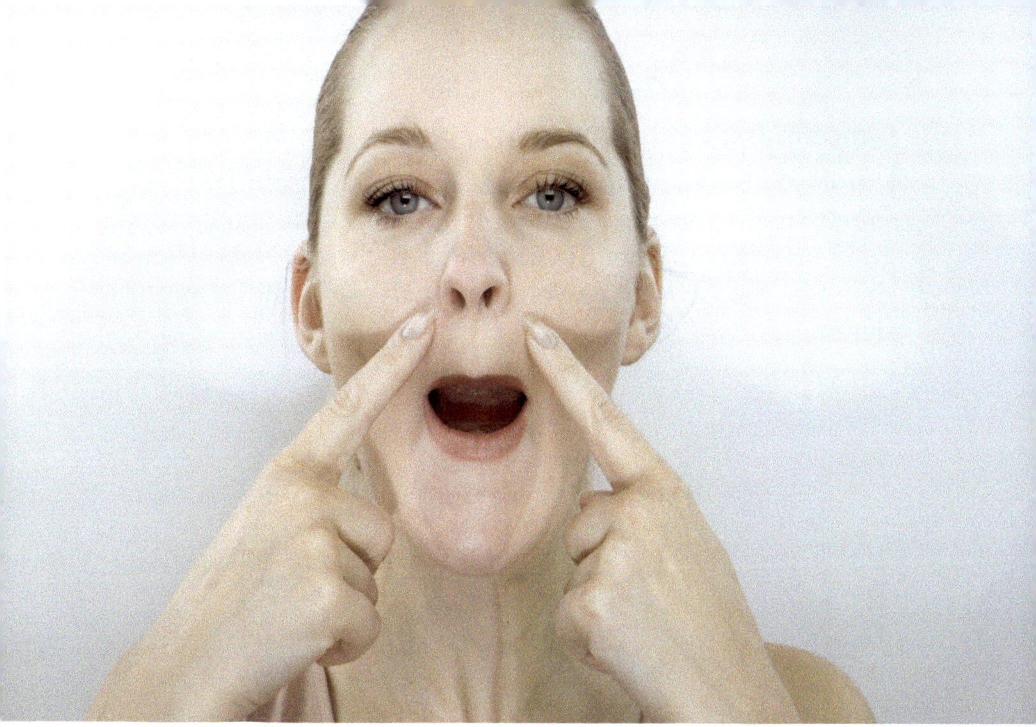

Damit die Lymphe aus dem Bereich des Kinns abfließt, legen Sie die gestreckten Finger zusammen und stützen Sie diese mit leichtem Druck in der Mitte des Kinns auf. Schieben Sie die Haut langsam und achtsam in Richtung der Ohrläppchen. Auf dem Rückweg üben Sie keinen Druck aus, sondern streichen nur sanft über die Haut. Wiederholen Sie diese Bewegung dreimal.

Nach der Selbstmassage des Gesichts empfiehlt es sich, zusätzlich kurz den Lymphabfluss des Halses anzuregen, da alle Gesichtslymphknoten die Lymphe in die Halslymphknoten weiterleiten. Legen Sie dazu die gestreckten Finger auf den Hals unterhalb des Kiefers auf und streichen Sie dreimal mit sanftem Druck nach unten zur Mitte der Halsbasis. Zum Abschluss können Sie wie gewohnt Ihre Tagespflege auf die Haut auftragen. Eventuell bemerken Sie, dass die Creme oder Lösung besser einzieht und Ihre Haut frischer erscheint.

Lymphmassage der Achseln

Um die Flüssigkeit des Gewebes in den Achseln zu mobilisieren, kneten Sie die Hautfalten mit dem Daumen der nicht greifenden Hand über die Rippen in Richtung Nabel. Versuchen Sie, die Achseln sowohl vorne als auch hinten zu massieren.

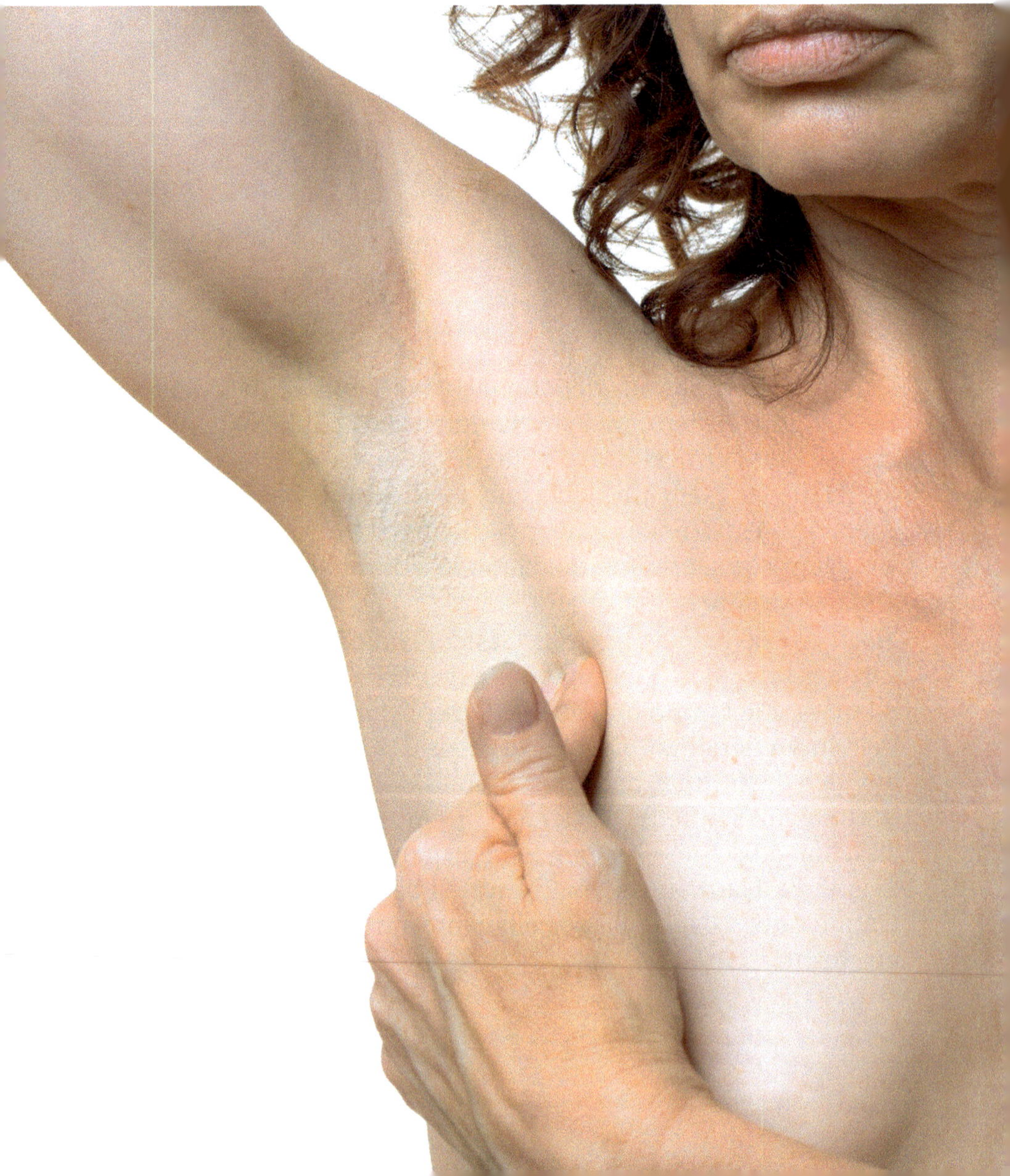

Lymphmassage an Hals und Nacken

Von den 600 bis 700 Lymphknoten, die jeder Mensch besitzt, befinden sich rund ein Drittel im Bereich von Kopf und Hals. Der Grund hierfür ist, dass über Mund, Nase, Augen und Ohren besonders viele Eintrittsmöglichkeiten für Krankheitskeime bestehen. Die Lymphknoten dienen an diesen Stellen als allzeit bereite Wächterstationen. Daher ist die Lymphmassage von Hals und Nacken besonders wichtig, denn diese unterstützt in besonderem Maße das Immunsystem. Mehrere Lymphbahnen befinden sich vor, auf und hinter dem Musculus sternocleidomastoideus, auch ***„großer Kopfwender"*** oder ***„Kopfnicker"*** genannt. Der Musculus sternocleidomastoideus verläuft seitlich am Hals und hat seine Ursprünge am mittleren Drittel des Schlüsselbeins und am Brustbein, von wo er hinter das Ohr zur Schädelbasis zieht.

Diesen Muskel können Sie zur Orientierung nutzen, wenn Sie die Haut entlang der Lymphbahnen ausstreichen wollen.

Den Hals können Sie mit der Übung der ***„Diagonalen"*** massieren. Für die Durchführung der Übung ***„Diagonale"*** führen Sie die rechte Hand hinter das linke Ohr und legen Sie diese flach auf. Streichen Sie mit leichtem Druck die Haut von Hals und Nacken in Richtung Schulter aus. Wiederholen Sie diese Bewegung fünf- bis zehnmal oder maximal fünf Minuten, bevor Sie die Seite und Hand wechseln.

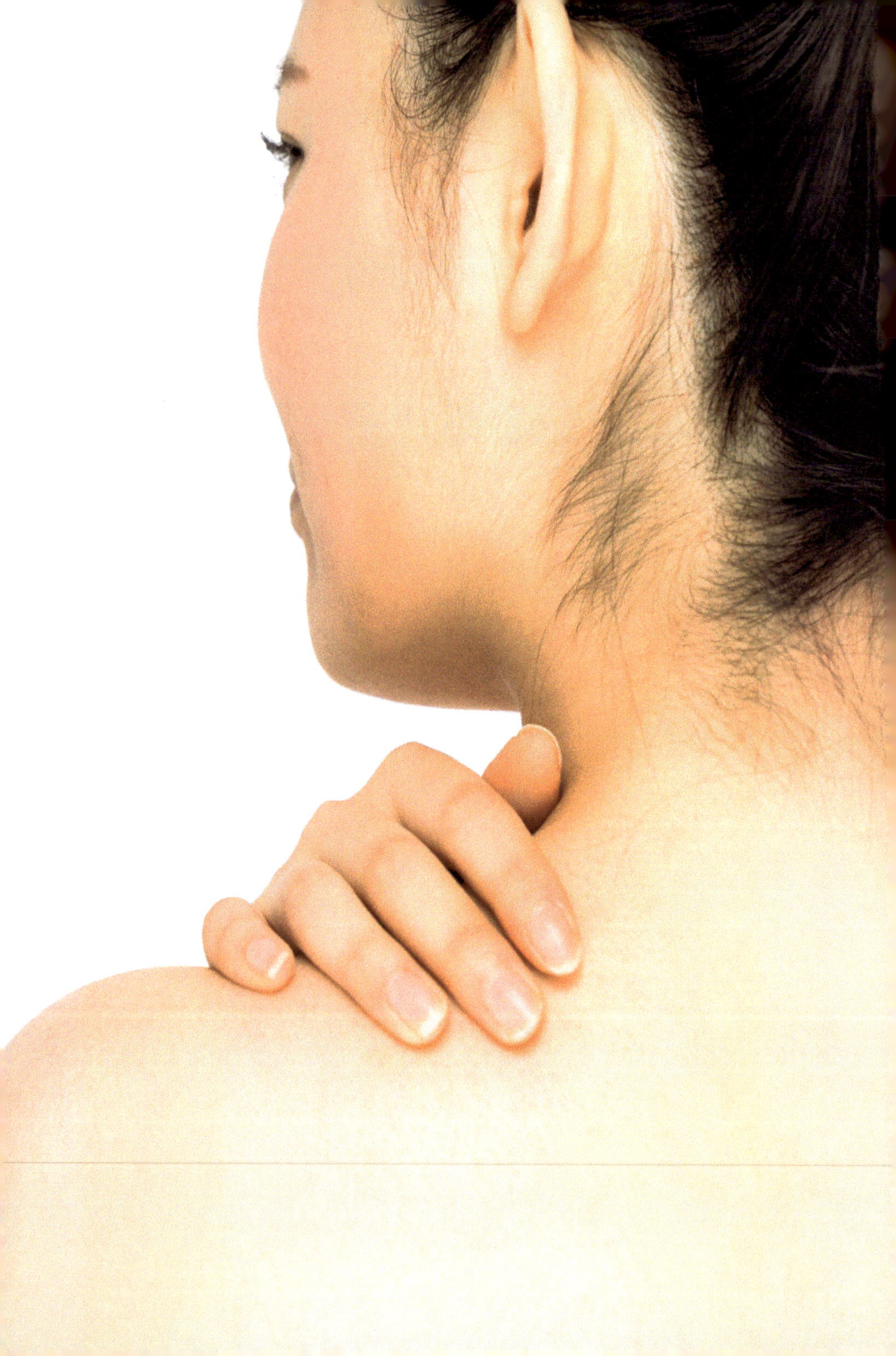

Lymphmassage der Arme

Der Arm ist besonders häufig nach einer Operation zur Behandlung von Brustkrebs von Lymphstau und Lymphödem betroffen. Grund hierfür ist, dass im Rahmen einer chirurgischen Therapie oder durch Bestrahlung die Lymphknoten der Achselregion entfernt oder zerstört werden. Bei der Lymphmassage des Arms sollten Sie - im Gegensatz zur Massage der Beine - grundsätzlich an der Hand anfangen.

Eine gründliche Lymphmassage des Arms kann zeitintensiv sein und durchaus eine halbe bis zu einer vollen Stunde dauern. Es ist v. a. dann erforderlich, sich genügend Zeit zu nehmen, wenn ein ausgeprägtes Lymphödem vorliegt. Wenn Sie nur einen leichten Lymphstau am Arm bemerken, sind kürzere Zeiteinheiten völlig ausreichend.

Verlassen Sie sich dabei auf Ihr Körpergefühl und beenden Sie die Lymphmassage, sobald sich der Arm weniger gespannt und vor allem leichter anfühlt. Die Selbstmassage des Arms sollte sich vor allem aus Schöpf- und Pumpgriffen zusammensetzen.

Die ***„Fledermaus“*** ist eine Technik zur gezielten Entstauung der Arme, die Sie mit der Anwendung von Schöpf- und Pumpgriffen kombinieren können. Für die Ausübung der ***„Fledermaus“*** legen Sie die rechte Hand flach auf die Innenseite des Unterarms und streichen die Haut über den Ellenbogen und die Innenseite des Oberarms bis zur Achsel mit leichtem Druck aus. Führen Sie die Hand ohne Druck in die Ausgangsposition zurück und wiederholen Sie das Ausstreichen. Wandern Sie auf diese Weise in kleinen Schritten um den Arm herum, sodass auch die Außenseite behandelt wird. Die Außenseite streichen Sie in Richtung der Schulter aus. Massieren Sie danach den anderen Arm auf die gleiche Weise.

Wenn Sie die Oberarme eingehender massieren möchten, können Sie auf zwei Grundgriffe zurückgreifen: Den vorderen Oberarm können Sie mit stehenden Kreisen bearbeiten. Für die Massage des rückseitigen Oberarms eignen sich Schöpfgriffe. Arbeiten Sie stets auf die Achsel beziehungsweise die Schulter zu.

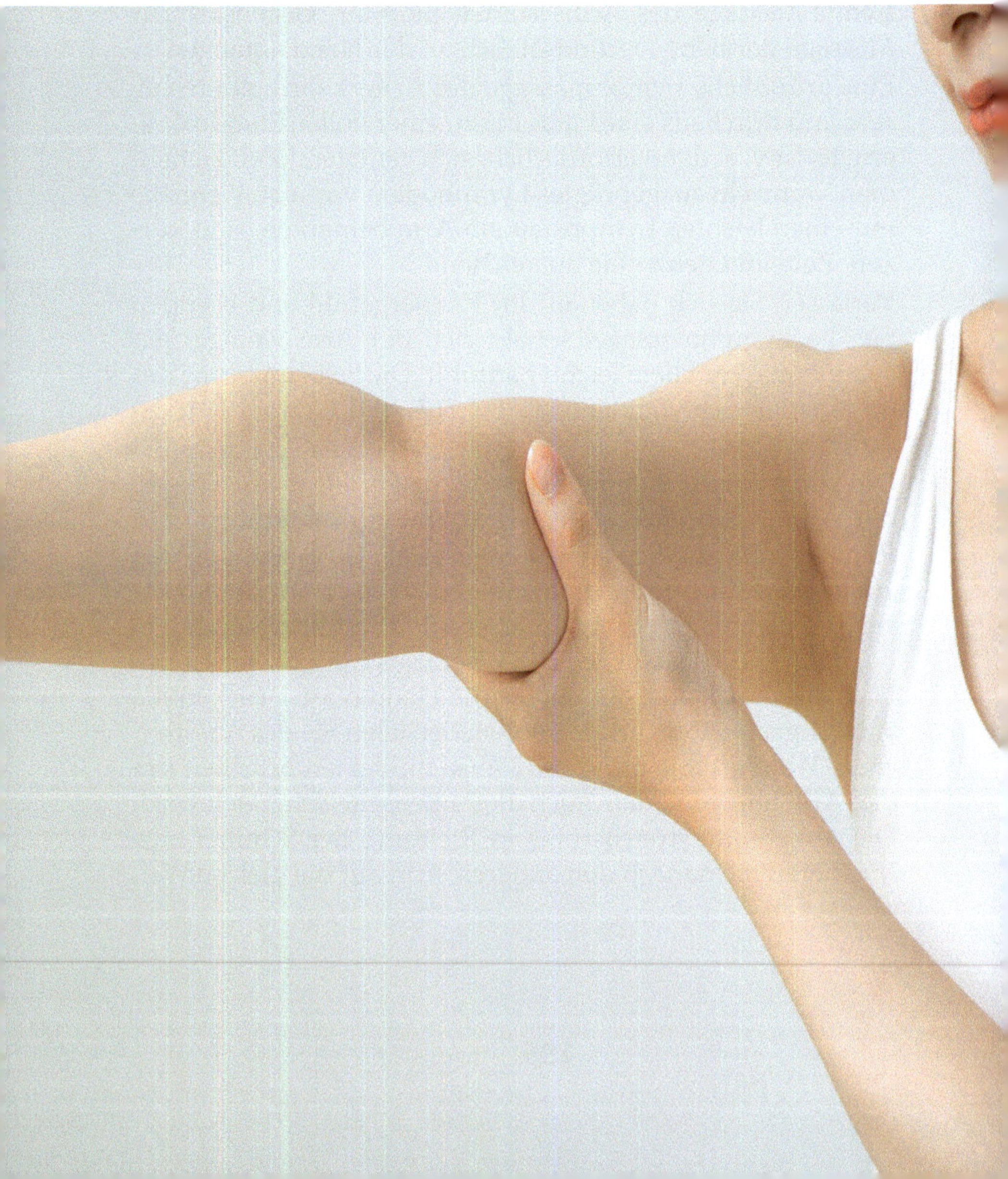

Lymphmassage der Beine

Gerade die Oberschenkel bieten viel Platz für die Ansammlung von Flüssigkeit und sprechen in der Regel gut auf die Lymphmassage an. Bei der Massage der Beine kann es hilfreich sein, zunächst mit den Leisten und den Oberschenkeln zu beginnen, um die Flüssigkeitsansammlung in den Oberschenkeln nicht zu verstärken.

Beginnen Sie mit der Massage der Innenseite des Oberschenkels. Setzen Sie sich dazu bequem hin und spreizen Sie ein Bein leicht ab. Beginnen Sie unterhalb der linken Leiste mit stehenden Kreisen und setzen Sie die Kreise in fingerbreiten Schritten entlang der Oberschenkel-Innenseite bis zum Knie fort. Üben Sie bei der Durchführung der stehenden Kreise zunächst nach unten zu den Füßen einen gerichteten Druck aus und schieben Sie die Haut danach kräftig nach oben zur Leiste. Anschließend wandern Sie in kreisenden Bewegungen vom Knie aufwärts. Wiederholen Sie die Massage an der Innenseite des rechten Oberschenkels und beginnen erneut unterhalb der Leiste. Die Außenseite der Oberschenkel massieren Sie auf dieselbe Weise. Beginnen Sie am Übergang zum Gesäß und arbeiten Sie sich mit je fünf stehenden Kreisen zum Knie vor. Denken Sie an den Rückweg vom Knie aufwärts. Wechseln Sie dann die Seite.

Nachdem Sie den Lymphabfluss des Oberschenkels so erleichtert und freigemacht haben, können Sie mit der Massage des Unterschenkels fortfahren.

Hierfür eignet sich die Technik der ***„Gazelle"***. Für die Durchführung der Übung ***„Gazelle"*** legen Sie die Hand flach auf den Innenknöchel auf und streichen mit sanftem Druck über den Unterschenkel, das Knie und den Oberschenkel bis zur Leiste. Wiederholen Sie das Ausstreichen fünfmal vom Innenknöchel beginnend und fünfmal vom Außenknöchel anfangend.

Massieren Sie das andere Bein auf dieselbe Weise.

Je nach Konstitution, Ausprägung des Lymphödems und Biegsamkeit des Körpers kann die Selbstmassage des Beins schwierig oder unmöglich sein. Falls Sie die Handgriffe nicht durchführen können, gibt es eine alternative Möglichkeit, um den Lymphabfluss zu steigern. Setzen Sie sich mit ausgestreckten Beinen auf einen gefliesten oder laminierten Boden.

Feuchten Sie die Haut mit einem nassen Tuch ein wenig an, sodass sie leicht am Boden ***„klebt"***. Lassen Sie die Beine stets auf dem Boden liegen. Schieben Sie zunächst ein Bein in Richtung Ferse und ziehen es wieder zurück.

Durch das ***„Kleben"*** am Boden sollte sich die Haut über der Wade verschieben.

Führen Sie die Bewegung mit beiden Beinen im Wechsel durch. Anschließend verschieben Sie die Beine zur Seite, um die Haut seitwärts zu verschieben. Zum Schluss schaukeln Sie mit dem Becken, um die Flüssigkeit der Oberschenkel zu mobilisieren. Zusätzlich können Sie die Beine nach der Übung ausschütteln.

Lymphmassage der Füße

Bevor Sie sich der Lymphmassage der Füße widmen, sollten Sie Unterschenkel und Oberschenkel entstauen, um Platz im Lymphsystem zu schaffen. Wenn Sie erst danach die Füße massieren, stellt sich eine stärkere Wirkung ein.

An den Füßen wird generell aufgrund der Schwerkraft ein Ödem begünstigt. Dabei kann zwischen einem venösen und einem lymphatischen Ödem differenziert werden: Das venöse Ödem spart die Zehen aus, während das Lymphödem auch die Zehen anschwellen lässt. Die geschwollenen Zehen werden aufgrund ihres Aussehens auch als ***„Kastenzehen"*** bezeichnet. Zusätzlich bestätigt ein positives ***Stemmer-Zeichen*** klinisch die Verdachtsdiagnose eines Lymphödems: Lässt sich die Haut über der zweiten Zehe nicht mit einer vorsichtigen Kneifbewegung abheben, ist das sogenannte ***Stemmer-Zeichen*** positiv.

Für die Steigerung des Lymphabflusses am Fuß sind knetende Schöpf- und Pumpgriffe nützlich. Beginnen Sie die Massage an den Zehen und wandern Sie sowohl über den Fußrücken als auch über die Fußsohle zum Knöchel.

Wenn der Fuß stark geschwollen ist, helfen vorab ein paar Drehgriffe, insbesondere auf Höhe der Knöchel.

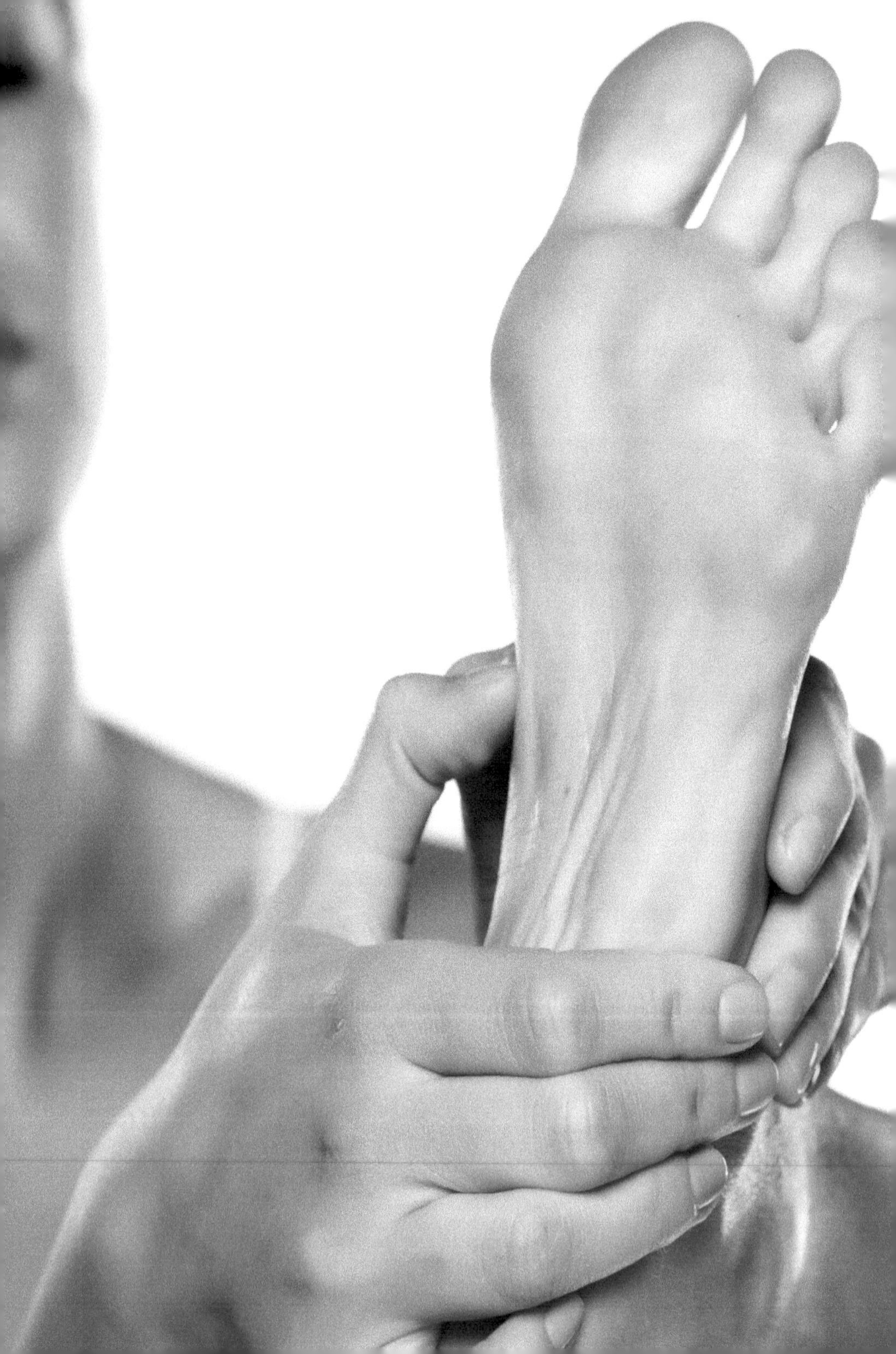

Lymphmassage an Bauch und Brust

Bauch und Brust verfügen mit ***Cisterna chyli*** (Bauchraum) und ***Ductus thoracicus*** (Brustkorb, ***„Milchbrustgang"***) über die kaliberstärksten Lymphgefäße, was die Bedeutung der Lymphmassage dieser Körperbereiche deutlich macht.

Den Abfluss im Brustbereich können Sie durch die Technik der ***„Lüftung"*** unterstützen. Legen Sie hierfür die rechte Hand auf das Brustbein und streichen Sie unter Ausübung leichten Drucks bis zur linken Schulter. Ziehen Sie die Hand ohne Druckausübung zurück und wiederholen Sie das Ausstreichen fünfmal. Danach arbeiten Sie mit der linken Hand und streichen die Haut fünfmal zur rechten Schulter aus.

Den Bauch können Sie mit ***Rollgriffen*** entstauen. Beginnen Sie, Hautfalten unter den Achseln zu bilden und kneten Sie diese mit dem Daumen in Richtung Bauchnabel. Wandern Sie über die Rippen bis zur Taille herunter und wiederholen Sie diesen Abstieg auf beiden Seiten dreimal. Anschließend massieren Sie die Lendenregion, indem Sie Hautfalten auf beiden Seiten neben der Lendenwirbelsäule fassen und diese Hautfalten kreisend in Richtung Bauchnabel rollen, bis die Hautfalten auslaufen. Wiederholen Sie diese Technik mindestens dreimal.

Was ist nach der Massage zu beachten?

Es ist möglich, dass Sie sich nach der Massage erschöpft fühlen. Dies ist ein Anzeichen für den Arbeitsprozess innerhalb des Gewebes und Lymphsystems. Sie können nach der Massage eine Ruhepause einlegen. Den Abfluss der Lymphe können Sie nach der Massage aber auch mit einem entspannten Spaziergang unterstützen.

Wenn viel Flüssigkeit zurück in den Blutkreislauf gelangt ist, werden auch die Nieren stärker durchblutet und produzieren mehr Harn. Möglicherweise verspüren Sie direkt nach der Lymphmassage bereits Harndrang.

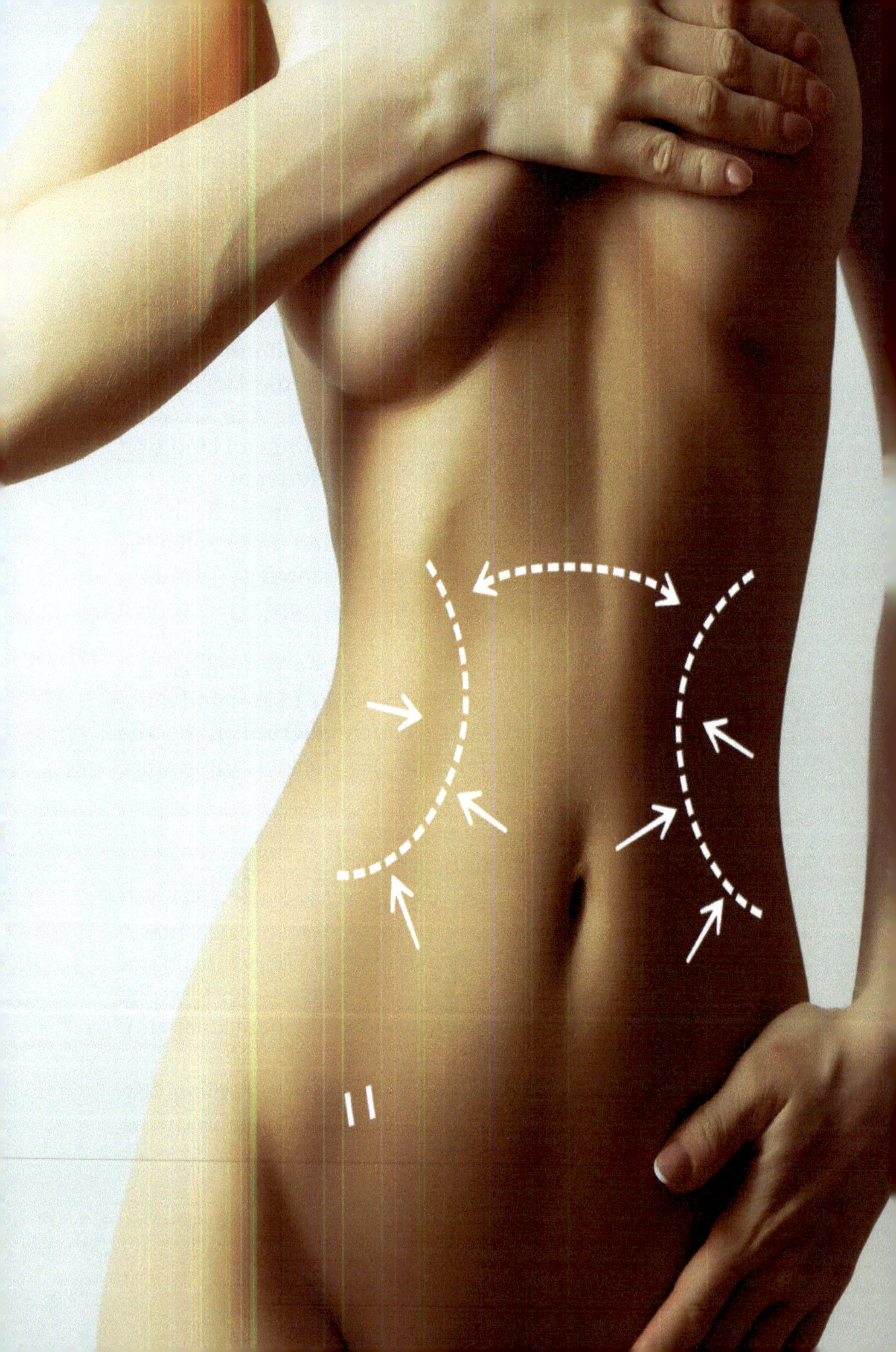

Massage zur Entgiftung

Die Lymphmassage dient neben der Mobilisierung von Flüssigkeit auch dem Abtransport von Abfall- und Giftstoffen, die auch als ***„Schlacken"*** bezeichnet werden.

Wenn Sie eine intensivere Form der Entgiftungsmassage wünschen, können Sie eine Trockenbürstenmassage anwenden.

Die Trockenbürstenmassage ist eine klassische Anwendung zur Entgiftung und Abhärtung des Körpers sowie zur Steigerung des Wohlbefindens. Regelmäßige Bürstenmassagen regen den gesamten Stoffwechsel an, stärken die Abwehrleistung des Körpers, steigern die Durchblutung, beleben den Organismus und verbessern die Hautstruktur.

Bürstenmassagen wirken zum einen direkt auf die Haut, zum anderen wirken sie reflektorisch über die Nervenbahnen und somit über die Freisetzung von Signalstoffen. Durch die Stabilisierung des vegetativen Nervensystems werden Herzschlag und Blutdruck beruhigt und harmonisiert. Auch die Psyche kommt zur Ruhe, innere Anspannung und Nervosität lassen nach.

Durch die intensive Berührung und Bewegung tieferer Haut- und Muskelschichten wird die Durchblutung angeregt, der ganze Organismus wird belebt und kommt in Schwung. Dadurch wird die Zufuhr von frischem Blut in alle Organe erhöht, gleichzeitig werden alle Zellen mit Sauerstoff, Nähr- und Abwehrstoffen versorgt. Weiter wird das Allgemeinbefinden verbessert, Müdigkeit, Erschöpfung und Abgeschlagenheit wird wirksam Paroli geboten.

Neben der erhöhten Stoffwechseltätigkeit wird auch das Lymphsystem angeregt, wodurch schädliche Stoffe schneller abtransportiert werden und deren Ausscheidung beschleunigt wird.

Da die Lymphkapillaren sich knapp unter der Hautoberfläche befinden, werden die Lymphkapillaren durch Trockenbürsten in idealer Weise stimuliert, die Bewegung der Lymphflüssigkeit wird gefördert. Auch die Aktivität der Lymphknoten wird angeregt, diese können so ihrer Entgiftungsfunktion besser nachkommen.

Der Entgiftungsprozess über die Haut wird unterstützt: Durch das Bürsten öffnen sich die Hautporen, Gift- und Schlackenstoffe können über die Haut abgleitet werden.

Für diese Massage ist die Verwendung einer Körperbürste mit Naturborsten (z. B. pflanzliche Borsten) zu empfehlen, da synthetische Materialien zu Hautirritationen führen können. Eventuell ist ein langer Griff an der Bürste hilfreich, damit Sie auch schwerer zugängliche Körperbereiche wie den Rücken ohne größere Verrenkungen und Anstrengungen erreichen können.

Die Massage sollte als angenehm empfunden werden, starkes Bürsten ist weder notwendig noch hilfreich. Optimal zur Gesundheitsvorsorge sowie zur Entgiftung ist eine etwa zehn- bis zwanzigminütige Bürstenmassage täglich oder alle zwei bis drei Tage. Idealer Zeitpunkt für eine Massage ist der Morgen - dann wird der noch träge Organismus auf sanfte Weise geweckt und die Tätigkeit des Lymphsystems angeregt.

Verzichten Sie am Tag der entgiftenden Trockenbürstenmassage auf Genussgifte wie Alkohol und Tabak und nehmen Sie leichte Mahlzeiten zu sich, um die Wirkung der Entgiftung zu unterstützen.

Führen Sie die Trockenbürstenmassage immer trocken durch, d. h. ohne Zusatz von Wasser oder Öl. Besonders anzuraten ist die Durchführung vor dem Duschen oder Baden, damit die durch die Massage abgeschilferten, alten Hautschuppen sogleich abgespült werden können.

Die Technik ist vergleichbar mit der Lymphmassage: Sie führen lange Striche in Richtung Herz aus, alsdann führen Sie die Bürste ohne Druck wieder zurück in die Peripherie. Den Genitalbereich und die Brustwarzen sparen beide Geschlechter aus. Frauen können die Brüste aussparen. Die Trockenbürstenmassage sollte niemals schmerzhaft sein. Nicht durchgeführt werden dürfen Bürstenmassagen bei entzündeter Haut sowie bei entzündlichen, allergischen und infektiösen Hautkrankheiten. Weiter ist bei degenerativen Gefäßerkrankungen (z. B. bei Krampfadern) und bei Schilddrüsenerkrankungen Abstand von Bürstenmassagen zu nehmen. Um Schlafstörungen zu vermeiden, sollte abends von Trockenbürstenmassagen abgesehen werden.

Die Massage sollte immer von den Extremitäten ausgehend zur Körpermitte, zum Herzen hin, durchgeführt werden. Auf diese Weise wird der Rückstrom des Blutes verbessert.

So werden alle Stoffe, die nicht mehr gebraucht werden oder sogar schädlich sind, aus dem massierten Gewebe abtransportiert. Die Massage unterstützt also den Blutaustausch - alle Körperzellen und Organe werden so jung und gesund erhalten oder wieder regeneriert.

Nach der Trockenbürstenmassage können Sie die gelösten Hautschuppen abduschen oder alternativ ein Bad nehmen. Wenn Sie möchten, können Sie ein Duschgel mit Peeling-Effekt verwenden. Wenn Sie Probleme mit lymphatischen oder venösen Ödemen haben, sollte die Temperatur des Wassers nicht mehr als 30 °C betragen. Denn starke Wärmeeinwirkung erweitert die Blutgefäße und führt zum vermehrten Ausstrom von Flüssigkeit, die sich anschließend im Gewebe sammelt.

Nach der Massage sollten Sie die Trockenbürste mit einer milden Seife reinigen und gut trocknen lassen.

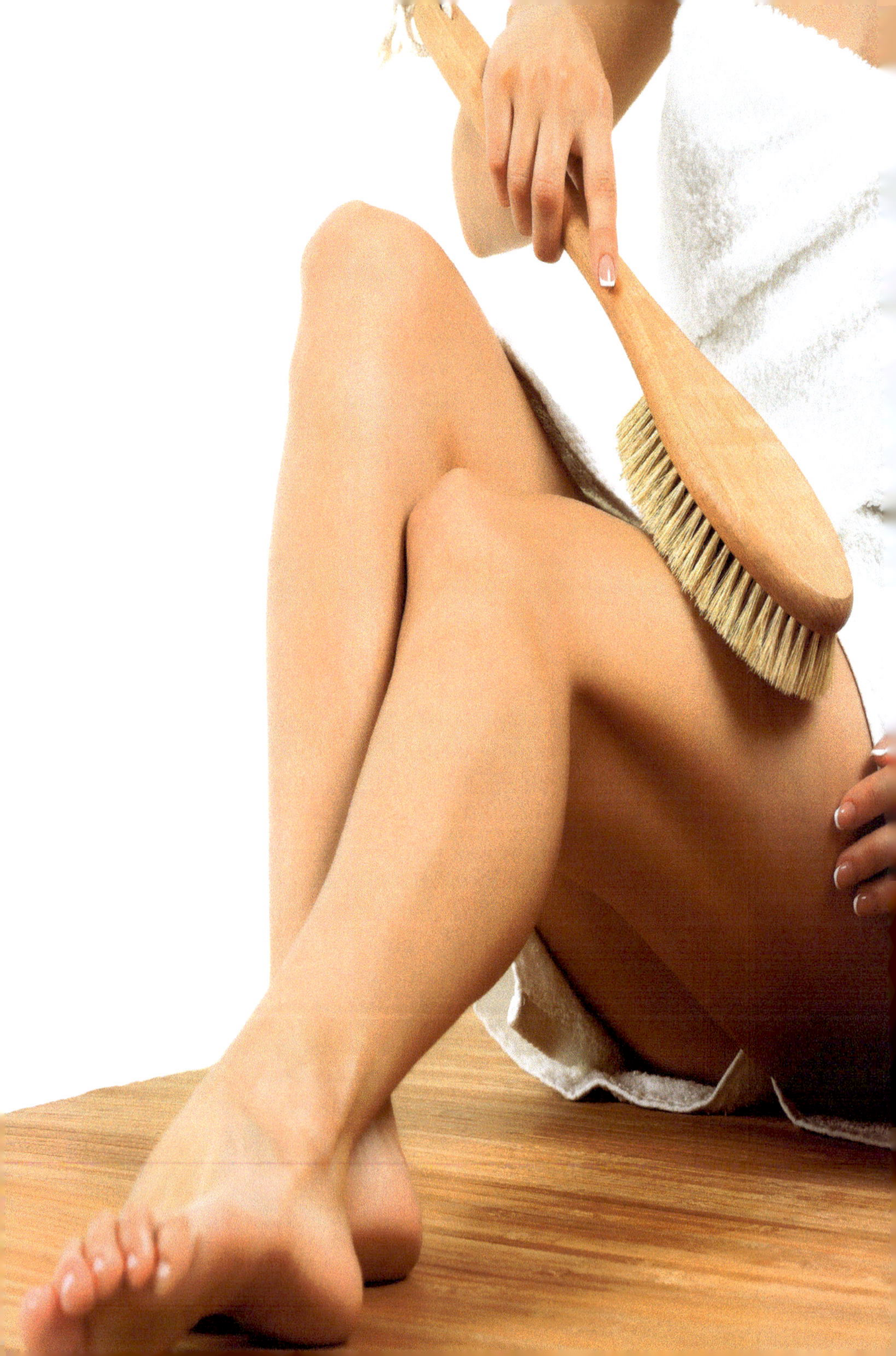

Genaue Anleitung zur Trockenbürstenmassage

- Massiert wird stets in Richtung des Herzens. Starkes Reiben sollte vermieden werden, stattdessen sollte mit langen Streichbewegungen bzw. - je nach Körperregion - mit kreisenden Bewegungen massiert werden.
- Zuerst werden die Füße mit kreisenden Bewegungen massiert. Die Massage beginnt an der Außenseite des rechten Fußes.
- Anschließend wird auf die gleiche Weise an der Innenseite des rechten Fußes massiert.
- Danach erfolgt die Massage an den jeweiligen linken Fußseiten.
- Dann werden die Vorderseite, die Rückseite und die Innen- und Außenseiten der Unter- und Oberschenkel mit kreisenden Bewegungen massiert.
- Die Beine werden von oben nach unten mit der Trockenbürste gestrichen.
- Auch das Gesäß wird mit kreisenden Bewegungen massiert.
- Bei den Armen geht man vom rechten Handrücken aus, dann geht man über die Außenseite des Armes bis zur Schulter. Genauso wird die Innenseite des Armes von unten nach oben massiert.
- Anschließend erfolgt der gleiche Ablauf am linken Arm.
- Man sollte nicht vergessen, auch die Achselhöhlen zu massieren. Jede Achselhöhle sollte zehn Mal mit kreisenden Bewegungen massiert werden.

- Nun werden Bauch und Brust mit kreisförmigen Bürstenstrichen massiert. Der Bauch wird kreisförmig entsprechend dem Dickdarmverlauf massiert: Dies geschieht im Uhrzeigersinn beginnend rechts unten nach links unten. Die Brust wird vorsichtig in Form einer liegenden Acht umkreist.
- Zum Schluss wird der Rücken vom Nacken ausgehend nach unten massiert (hier wird ausnahmsweise nicht in Richtung des Herzens massiert).
- Wer zum Schluss das Gesicht massieren will, verwende hierfür eine spezielle Gesichtsbürste.

Massage zur Vorbeugung von Erkältungen

Viele Menschen leiden zum Teil mehrfach im Jahr an Erkältungskrankheiten. Kinder sind in der Regel häufiger betroffen als Erwachsene. Eine Erkältung wird vornehmlich durch Viren ausgelöst, gegen die Antibiotika wirkungslos sind.

Ein grippaler Infekt verursacht typischerweise Fieber, Schnupfen, Husten und ein ausgeprägtes Krankheitsgefühl sowie Kopf-, Muskel- und Gliederschmerzen. Die Medizin ist derzeit nicht in der Lage, gezielt gegen alle Viren vorzugehen, sodass die Behandlung einer Erkältung vor allem symptomorientiert mit der Gabe von Schmerzmitteln, Fiebersenkern, Schleimlösern und naturheilkundlichen Medikamenten durchgeführt wird.

Wenn Sie hohes Fieber haben, sollten Sie die Lymphmassage zunächst aussetzen.

Lindernd kann sich jedoch die Massage bestimmter Punkte auswirken. Vor allem Gliederschmerzen können Sie auf diese Weise reduzieren.

Sie können die Haut an den im Folgenden dargestellten Punkten sowohl kneten, beklopfen oder reiben. Sie können auch über die Haut streichen, je nachdem, was sich für Sie angenehm anfühlt. Nehmen Sie sich für die Massage eine Viertelstunde bis 25 Minuten Zeit.

Den ersten Punkt können Sie am Übergang vom Nacken zum Rücken ertasten. Führen Sie das Kinn zur Brust, sodass die Dornfortsätze der Halswirbelsäule deutlicher hervortreten. Meist ist der Dornfortsatz des sechsten Halswirbels der erste, der sich durch die Haut tasten lässt. Der Dornfortsatz des siebten Halswirbels tritt von allen Fortsätzen am deutlichsten hervor und markiert den ersten zu massierenden Punkt.

Diese Eigenschaft des Hervortretens hat dem siebten Halswirbel seinen zusätzlichen Namen ***Vertebra prominens***, was mit ***„hervorspringender Wirbel"*** übersetzt werden kann, verschafft.

Die Bearbeitung der Haut an dieser Stelle löst Blockaden und hilft bei Fieber, Übelkeit und Erbrechen sowie bei Kraftlosigkeit.

Ein weiterer Punkt lässt sich über die höchste Stelle der Schulter aufspüren. Sie können hier eine Vertiefung ertasten. Kneten, Streichen, Reiben oder Beklopfen dieser Stelle ist wirksam bei Frösteln, Nacken- und Schulterschmerzen sowie bei Abgeschlagenheit und Erschöpfung.

Wenn Sie an Schnupfen mit laufender oder verstopfter Nase leiden, spielt der nächste Punkt eine wichtige Rolle. Um die Nase frei zu machen, müssen Sie die Haut auf beiden Seiten der Nase, am unteren Rand des Nasenflügels, bearbeiten. Klopfen Sie vorsichtig mit den Zeigefingern oder reiben Sie mit sanftem Druck über die Nasenflügelränder, bis sich die Atemwege freier anfühlen.

Ein weiterer Punkt liegt zwischen Daumen und Zeigefinger. Um ihn bearbeiten zu können, drücken Sie den gerade gestreckten Zeigefinger gegen den ebenfalls gestreckten Daumen. Dadurch formt sich zwischen Daumen und Zeigefinger eine wulstige Erhebung, die es zu bearbeiten gilt. Kneten und reiben Sie zum Beispiel mit dem Daumen der anderen Hand über diese Stelle. Auf diese Weise sollen sich Schnupfen, Fieber und Kopfschmerzen, aber auch Unruhe und Schlafstörungen, lindern lassen. Zudem soll die allgemeine Abwehrkraft des Körpers stimuliert werden.

Diese Übungen zur Linderung von Erkältungssymptomen können Sie auch im gesunden Zustand durchführen, um einer Erkältung vorzubeugen. Dementsprechend gewinnen die Übungen besonders in den kalten und feuchten Jahreszeiten, also im Herbst und im Winter, an Bedeutung.

Was ist der Unterschied zwischen Lymphmassage und Lymphdrainage?

Die ***Lymphdrainage*** ist eine medizinische Behandlung, die ärztlich verordnet werden kann. Die Durchführung obliegt speziell dafür ausgebildeten Experten, worunter vorwiegend Physiotherapeuten und spezialisierte Masseure fallen.

Die ***Lymphmassage*** kann als eine mildere Variante der Lymphdrainage betrachtet werden. Sie kann von Laien und den Betroffenen selbst durchgeführt werden und setzt einfache Grundgriffe und -techniken der professionellen Lymphdrainage ein.

Das Erlernen dieser Griffe und Techniken kann durch Demonstration erleichtert werden. Sie können sowohl Ihren Physiotherapeuten oder geschulten Masseur darum bitten, Ihnen die Griffe zu zeigen und zu erklären. Alternativ können Sie mithilfe von Anleitungen in Textform und Videos die Durchführung der Lymphmassage erlernen.

Der Vorteil der Lymphmassage ist, dass Sie diese bei akutem Bedarf selbstständig anwenden können. Vor allem an den Wochenenden kann Ihnen dies von großem Nutzen sein. Die Unterstützung der Lymphdrainage durch die Lymphmassage ist ausdrücklich erwünscht und erzielt bessere Behandlungsergebnisse.

Bei der Lymphdrainage steht zumeist die ödematöse Problemzone im Mittelpunkt der Behandlung. Dabei kann es sich beispielsweise um den Arm nach einer Brustkrebs-Operation oder das Knie nach einer Sportverletzung handeln. Die Lymphdrainage konzentriert sich darauf, die Lymphe aus diesem umschriebenen Gebiet zu mobilisieren. Anders verhält es sich bei der Lymphmassage, die üblicherweise den gesamten Körper miteinbezieht, sich aber durchaus auch vermehrt mit der Entstauung begrenzter Ödem-Bereiche beschäftigen kann. Darüber hinaus geht die Lymphmassage mit einem allgemeinen vorbeugenden und kurativen Gesundheits- und Wellnessgedanken einher und zählt demzufolge zu den Gesundheits- und Wellness-Massagen. Die Lymphmassage können Sie sehr effektiv vorbeugend oder auch heilend anwenden - zudem steigern Sie Ihr allgemeines Wohlbefinden und die Vitalität.

Wann sollte eine Lymphmassage unterbleiben?

Bei manchen Vorerkrankungen sollten Lymphdrainage und Lymphmassage unterbleiben, weil sie den aktuellen Gesundheitszustand verschlechtern können.

Diesbezüglich muss zwischen absoluten und relativen Kontraindikationen (Gegenanzeigen) differenziert werden. Wenn Sie unsicher sind, ob Sie eine Lymphmassage anwenden dürfen, konsultieren Sie Ihren Arzt beziehungsweise Ihre Ärztin.

Zu den absoluten Gegenanzeigen zählen akute Entzündungen, sowohl in lokal begrenzter Form (zum Beispiel das Erysipel) als auch in der generalisierten Form als Sepsis (Blutvergiftung). Anzeichen für krankmachende Keime im Blutkreislauf sind Fieberschübe, die Temperaturen über 38,5 °C erreichen. Aus diesem Grund ist hohes Fieber eine weitere absolute Gegenanzeige.

Die manuelle Anregung des Lymph- und Blutflusses kann zur Streuung der Krankheitskeime führen. Manche bakteriell verursachten Entzündungen machen zudem den Einsatz von Antibiotika notwendig. Pausieren Sie die Lymphmassage so lange, bis die Entzündung ausgeheilt und die ärztlich verordnete Antibiose abgeschlossen ist.

Herzerkrankungen können weitere absolute Gegenanzeigen darstellen. Darunter fallen sowohl Herzrhythmusstörungen als auch eine dekompensierte Herzinsuffizienz (Herzschwäche) vom Schweregrad NYHA (New York Heart Assoziation) III bis IV. Der Schweregrad NYHA III ist definiert durch starke Luftnot bei leichter körperlicher Anstrengung wie beispielsweise bei ebenerdigem Gehen. NYHA IV ist gekennzeichnet durch Luftnot unter Ruhebedingungen im Liegen. Eine dekompensierte Herzinsuffizienz sollte in der Regel im Krankenhaus behandelt werden. Die Lymphmassage würde in dieser Situation das schwache Herz durch zusätzliche Flüssigkeit noch stärker belasten und könnte zum Kollaps des Systems führen. Vergleichbares gilt für das kardiale Ödem, das durch eine unzureichende Pumpleistung des Herzens bedingt ist.

Auch bei akutem Nierenversagen sollte eine Lymphmassage unterbleiben, da die Nieren sich erst regenerieren müssen, bevor eine zusätzliche Flüssigkeitsbelastung in den Blutgefäßen kompensiert werden kann. Erkrankungen der venösen Gefäße wie eine Thrombose (Verstopfung einer Vene) oder eine Thrombophlebitis (Entzündung einer Venenthrombose) sind weitere absolute Kontraindikationen. So besteht das Risiko, dass sich Teile des Thrombus (Gerinnsel) lösen und über das rechte Herz in die Lunge gepumpt werden, wo sie eine Lungenarterienembolie auslösen können. Eine Thrombophlebitis kann sich bei manueller Manipulation weiter ausbreiten.

Wenn Sie in der Vergangenheit eine Thrombose oder Lungenembolie erlitten haben, sind dies relative Gegenanzeigen, die Sie vorab mit Ihrem Arzt oder Ihrer Ärztin abklären sollten.

Andere relative Kontraindikationen sind niedriger Blutdruck mit Werten unter 100/60 mm Hg, bestimmte Funktionsstörungen der Schilddrüse, Asthma bronchiale und chronische Entzündungen. Weitere Gegenanzeigen, die einer umsichtigen Abwägung bedürfen, sind aktive bösartige Erkrankungen sowie unklare Hautveränderungen.

Auch beim ***Carotis-Sinus-Syndrom*** sollte Vorsicht walten gelassen werden - so kann beim ***Carotis-Sinus-Syndrom*** die Massage des seitlichen Halses zum Herzstillstand (***Asystolie***) oder zu einem extrem verlangsamtem Herzschlag (***Bradykardie***) führen.

Zudem sollten Sie bei der Lymphmassage frische Blutergüsse aussparen, weil Sie das Gewebe durch manuelle Manipulation erneut verletzen könnten. Sobald der Bluterguss jedoch beginnt, seine Farben zu wechseln, ist die Lymphmassage für einen schnelleren Abbau des Blutergusses sogar hilfreich. Vermeiden Sie bei der Lymphmassage unbedingt das Auslösen von Schmerzen. Schmerz sorgt nämlich in der Folge dafür, dass sich die Lymphgefäße verengen, sodass sich die Lymphe staut. Dies ist eine vom Körper beabsichtigte Reaktion, weil in der Lymphe viele Abwehrzellen enthalten sind. Schmerzen entstehen unter anderem durch das Eindringen von Krankheitserregern im Rahmen einer Entzündung. Der Körper ist jedoch nicht in der Lage zu unterscheiden, ob Schmerzen aufgrund von Krankheitserregern, Verspannungen oder fehlerhaft durchgeführter Lymphmassage auftreten. Eine schmerzhafte, weil unsauber und grob durchgeführte Selbstmassage, verschlimmert Ihr Problem daher mit einem gestörten Lymphabfluss.

Unterstützung der Lymphmassage durch Bewegung und Ernährung

Lymphabflussstörungen werden durch die Lymphdrainage und selbstständig durchgeführte Lymphmassage direkt angegangen, die Therapie sollte aber zusätzlich durch einen entsprechenden Lebensstil unterstützt werden. Dabei ist ausreichende Bewegung eine zentrale Verhaltensmaßnahme.

Besonders zu empfehlen sind Schwimmen und Aqua-Gymnastik, da der förderliche Effekt der Bewegung zusätzlich durch den Druck des Wassers unterstützt wird.

Während die Muskeln durch ihre Kontraktionen die Lymphe vorantreiben, verhindert das Wasser den Rückstrom von Flüssigkeit ins Gewebe, indem es von außen den Körper sanft komprimiert. Warmes Wasser verbessert zudem die Fließfähigkeit der Lymphe. Wenn Sie jedoch an einer chronisch-venösen Insuffizienz leiden oder aktuell ein Lymphödem besteht, sollte die Wassertemperatur nicht mehr als 30 °C betragen.

Trotz ihres positiven Effekts bergen Schwimmen und Wasser-Gymnastik ein gewisses Infektionsrisiko, wenn die Haut vorgeschädigt ist. Wenn Sie im Rahmen einer Krebsbehandlung Chemotherapie oder Bestrahlung erhalten, sollten Sie besonders vorsichtig sein. Gehen Sie an Tagen unter Anwendung von Chemotherapie nicht ins Wasser, sondern nutzen Sie Ihre therapiefreien Tage für Schwimmen und Aqua-Fitness. Da auch Bestrahlung die Haut rissig werden lässt und diese kleinen Risse (Mikrotraumen) mögliche Eintrittspforten für Krankheitserreger darstellen, sollten Sie während der Bestrahlung nicht ins Wasser gehen.

Neben Wassersport sind Reiten und Nordic Walking gute Ausdauersportarten zur Unterstützung des Lymphflusses. Beide Sportarten begünstigen durch die Aktivierung der Muskel-Venen-Pumpe und der Wadenpumpe den Rückstrom von Flüssigkeit zum Herz.

Ihr Ausdauertraining können Sie durch moderates Krafttraining erweitern. Dabei ist es Ihnen überlassen, ob Sie an Geräten im Fitnessstudio arbeiten oder mit dem eigenen Körpergewicht trainieren.

Yoga, Pilates und Gymnastik werden Sie mitunter an die gymnastischen Übungen und die Atemübungen der Lymphmassage erinnern. Probieren Sie gerne unterschiedliche Yoga-Formen, Pilates- und Gymnastik-Übungen aus, um ein Trainingsprogramm zu finden, das Ihnen Spaß macht. Ein solches Training wird leichter zur Routine als ein Training, das Sie als mühsam oder langweilig empfinden.

Gestalten Sie Ihre Trainingseinheiten eher moderat und trainieren Sie nicht, wenn Sie verletzt sind oder Schmerzen haben. Wenn Sie unsicher sind, wie weit Sie sich belasten dürfen, bitten Sie Ihren Arzt oder Ihre Ärztin um Rat oder befragen Sie Ihren Physiotherapeuten/ Ihre Physiotherapeutin. Tragen Sie während des Trainings Kompressionsbandagen oder -strümpfe, - falls Ihnen diese verordnet wurden - um den Rückstrom von Flüssigkeit nach dem Training zu verhindern. Die Kompressionsstrümpfe, die auch als Armstrümpfe verfügbar sind, sollten erst angepasst werden, wenn ein Lymphödem entstaut wurde.

Wenn Sie an Krebs erkrankt sind oder waren, sollten Sie Ihr Training grundsätzlich ärztlich abklären. Manche Chemotherapeutika belasten das Herz, sodass sich während einer solchen Chemotherapie eine sportliche Belastung verbietet.

Falls Sie übergewichtig sind, ist es empfehlenswert, Ihr Gewicht zu reduzieren. Ernähren Sie sich ausgewogen und essen Sie reichlich Gemüse und Obst. Zwar werden Vollkornprodukte allgemein empfohlen, jedoch enthalten diese meistens viel Salz. Achten Sie daher auf die Zutatenangaben und bevorzugen Sie salzarme Produkte.

Alkohol und Tabak sollten Sie möglichst meiden. Gerade Tabak ist bekanntermaßen Gift für die Gefäße.

Auch wenn dem Rotwein eine schützende Wirkung auf die Gefäße nachgesagt wird, ist dies kein Grund, zum regelmäßigen Weintrinker zu werden.

Versuchen Sie, im Alltag Stress zu vermeiden, praktizieren Sie einen liebevollen Umgang mit sich und der Welt und planen Sie Zeiten für Erholung und ausreichend Schlaf ein.

Während ein Lymphödem besteht, sollten Sie den betroffenen Arm oder das betroffene Bein entlasten. Tragen Sie zum Beispiel keine schweren Taschen über einem Arm mit einem Lymphödem. Lagern Sie die betroffene Extremität gelegentlich hoch, um den Abfluss zu fördern.

Wenn Sie zusätzlich an der ***„Schaufensterkrankheit“*** (periphere arterielle Verschlusskrankheit, pAVK) leiden, sollten Sie jedoch auf das Hochlagern verzichten.

Ihre Kleidung sollten Sie bequem und nicht zu eng wählen, da einschnürende Kleidung den Lymphstau verschlimmert. Wenn Sie im Sommer durch die Hitze verstärkt an Ödemen leiden sollten, kann ein Kältekissen Ihre Symptome lindern. Kühlpackungen aus dem Eisfach sollten nur in Ausnahmefällen und nur kurz angewendet werden, da eine intensivere Anwendung mit dem Risiko von Erfrierungen einhergeht.

Was die Hautpflege betrifft, so sollten Sie Ihren ganzen Körper täglich mit einer geeigneten Lotion eincremen. Die Haut im Bereich von gestauter Lymphe benötigt mehr Pflege.

Wenn Sie an zusätzlichen Erkrankungen leiden, lassen Sie diese fachgerecht behandeln. Insbesondere chronische Erkrankungen, welche die Gefäße schädigen, wie Diabetes mellitus (Zuckerkrankheit), arterielle Hypertonie (Bluthochdruck) und Hyperurikämie (zu viel Harnsäure im Blut) sollten gut eingestellt werden. Auf keinen Fall sollten Sie beim Auftreten von Ödemen weniger trinken. Zu viel Flüssigkeit im Gewebe bedeutet nicht, dass im Blutkreislauf auch zu viel Flüssigkeit zirkuliert. Wenn Sie die Trinkmenge reduzieren oder das Trinken einstellen, können schwere gesundheitliche Folgen wie Kreislaufkollaps und Exsikkose (Austrocknung des Körpers) auftreten. Dasselbe gilt für den übermäßigen Einsatz beziehungsweise Missbrauch von Diuretika (Entwässerungstabletten).

Wenn Sie Ihren Körper auf sanfte Weise entwässern wollen, können Sie auf Heilpflanzen wie Löwenzahn zurückgreifen. Löwenzahn trägt im Volksmund auch den Namen ***„Pissnelke“***, weil er die Ausschwemmung von Wasser mit dem Harn fördert. Die Pflanze kann unter anderem als Tee oder Salat genossen werden.

Ausreichender Schlaf hält gesund und entgiftet den Körper

Ausreichender Schlaf ist ein sehr probates Mittel, um den Körper zu regenerieren und zu entschlacken. Grund hierfür ist, dass im Schlaf die Stoffwechselfunktionen auf Hochtouren arbeiten, der Körper ist nicht mit anderen Aufgaben beschäftigt und kann sich der Entgiftung und Entschlackung des Körpers widmen. Zudem benötigt der Körper Ruhe und Erholung, um sich und seine Organe angemessen zu regenerieren. So werden im Schlaf neue Zellen gebildet, bereits vorhandene Zellen wachsen besser und geschädigte Zellen werden repariert oder eliminiert. Freie Radikale, die Krankheiten auslösen können, werden während des Schlafs vernichtet, ebenso alle Arten von Krankheitserregern wie Viren, Bakterien und Pilze.

Nicht umsonst heißt es im Volksmund ***„sich gesund schlafen“***, durch einen erholsamen Schlaf werden die Lebensgeister wieder geweckt und alle Körperfunktionen einem Verjüngungsprozess unterzogen. Die Regenerationsprozesse finden hauptsächlich in der ersten Hälfte des Nachtschlafs statt, in der sogenannten Phase des Tiefschlafs, zwischen 23 und 3 Uhr.

Die optimale Schlafdauer ist individuell verschieden, durchschnittlich benötigt ein Mensch sieben bis acht Stunden Schlaf. Zu wenig Schlaf schwächt den Körper, schädlich sind jedoch auch zu viel Schlaf und ein gestörter Tag-Nacht-Rhythmus, etwa durch Schichtarbeit.

Auch die Schlafqualität ist von entscheidender Bedeutung - wer nachts sehr unruhig schläft und morgens wie gerädert aufwacht, ist morgens nicht ausreichend erholt und auch das Immunsystem leidet unter einer schlechten Schlafqualität. Die optimale Schlaftemperatur liegt zwischen 16 und 19 °C. Idealerweise sollte das Schlafzimmer nachts nicht beheizt werden, bei Bedarf greife man eher zu einer dicken Bettdecke, dicken Wollsocken und ggf. zusätzlich zu einer Bettflasche.Vor dem Schlafengehen sollte man das Fenster einige Minuten lang komplett öffnen, um für genügend frische und unverbrauchte Luft zu sorgen. Die Luftfeuchtigkeit im Schlafzimmer sollte zwischen 40 und 55 % liegen.

Eine bewusste Atmung putzt das Lymphsystem

Eine bewusste, tiefe Atmung reinigt und putzt das Lymphsystem. Die richtige Atemtechnik ist insofern essenziell für die Anregung des Lymphflusses, da die Reinigungsleistung des Lymphsystems durch korrektes Atmen um mehr als das Zehnfache verbessert werden kann.

So gewinnt der Lymphfluss durch eine tiefe Atmung wieder an Fahrt - ein bestehender Lymphstau kann behoben werden, die Lymphe kann wieder ungehindert fließen.

Das Zwerchfell hebt und senkt sich bei einer tiefen Atmung, wodurch sich auch die Lunge ausdehnen kann. Die hierdurch ermöglichte vermehrte Sauerstoffaufnahme bringt den Organismus in Schwung, was mit einer Zunahme an Vitalität und Lebenskraft einhergeht.

Die Bewegungen der Lunge und des Brustkorbs üben wiederum Druck auf die Lymphgefäße aus, wodurch der Lymphfluss aktiviert wird.

Durch die Ein- und Ausatmung werden wechselnde Druckdifferenzen im Bauch- und Brustraum erzeugt, wodurch die inneren Organe stark bewegt und wohltuend mobilisiert werden. Durch den Sog des Zwerchfells beim Ausatmen entsteht ein Unterdruck, infolgedessen werden auch die Lymphgefäße der Bauchorgane aktiviert. Die Bauchorgane werden ferner massiert, entgiftet und einer gründlichen Reinigung unterzogen, auch die Stoffwechseltätigkeit wird gesteigert. Eine tiefe Atmung verbessert jedoch nicht nur die Aktivität der Lymphe in den Bauchorganen, sondern auch in der Peripherie. Dies hat bspw. einen positiven Einfluss auf Lymphödeme in den Beinen. Je tiefer die Atmung ist, desto besser funktioniert das Wechselspiel von Über- und Unterdruck und umso stärker wird der Lymphfluss angespornt.

Eine tiefe Atmung reinigt überdies auch die anderen Entgiftungsorgane und versorgt diese mit Sauerstoff und neuer Energie, wodurch die Entgiftungsfähigkeit des gesamten Organismus angefeuert wird.

Wird dagegen schnell und flach geatmet, erhält der Körper weniger Sauerstoff, Kohlendioxid wird indes nur unzureichend ausgeatmet. Infolgedessen erhöht sich der Säuregehalt im Blut, was wiederum die Entgiftungsfähigkeit des Organismus einschränkt. Wenn das Blut aufgrund einer zu flachen Atmung mit zu wenig Sauerstoff angereichert wird, verkleben die Blutkörperchen, infolgedessen kann es u. a. zu einem Stau im Lymphsystem kommen. Als Folge werden Giftstoffe nur unzureichend ausgeschwemmt, ferner erreichen Nähr- und Vitalstoffe aufgrund der schwer passierbaren Transportwege nicht mehr ihr Endziel. Das kann sogar so weit gehen, dass Giftstoffe sich in verschiedenen ***„Depots“*** und auch in den Gelenken ablagern, wo sie u. a. Entzündungen auslösen können. Auch die Körperzellen haben durch die Unterversorgung mit Sauerstoff, die aus einer falschen Atemtechnik resultiert, deutlich mehr Arbeit zu leisten. Aufgrund unzureichender Sauerstoffzirkulation kommt es zu einer Mangelversorgung mit dem lebenswichtigen Gas, weiter lagern sich Giftstoffe in der Zellflüssigkeit ein. Als Resultat kann es bspw. zu Schwellungen am ganzen Körper und zu Entzündungen besonders belasteter Bereiche kommen.

Die richtige Atmung kann Wunder wirken

Jeder von uns atmet - doch kaum jemand atmet richtig und bewusst. Die richtige Atmung ist indes eine wunderbare, aber leider allzu oft vernachlässigte Quelle für Gesundheit und Wohlbefinden. So ist die Atmung auch eine der Kräfte des Körpers, die für selbstverständlich gehalten werden, so lange alle Prozesse reibungslos funktionieren.

Doch in der modernen Zivilisation haben die meisten Menschen den Zugang zu einer natürlich funktionierenden Atmung völlig verloren - so haben sehr viele Menschen ein gesundes Verhältnis von Brust- und Bauchatmung verlernt.

Eine flache Atmung bedingt, dass wir automatisch zu wenig Sauerstoff aufnehmen.

Eine falsche Atmung hat indes viel mit einer falschen Lebensweise zu tun. Wer bspw. mit verkrampfter Haltung am Computer sitzt und womöglich zusätzlich vor Stress nicht mehr ein und aus weiß, atmet automatisch hektisch und flach. Häufig ist beim Sitzen der Bauch eingeengt, was wiederum die Zwerchfellbewegung behindert. Gerade beim Sitzen am Computer nehmen wir zudem ***„keine Haltung"*** an, der Rücken ist vielmehr krumm, gleichzeitig ist der Nacken meist verspannt.

Auch psychische Probleme, Ängste, Depressionen, Zeitdruck, Stress und Multitasking lassen das richtige Atmen zu einem wahren Spießrutenlauf werden. Nicht umsonst sind aus dieser Tatsache Sprüche wie ***Mir stockt der Atem*** oder ***Die Angst schnürt die Kehle zu*** entstanden.

Diese Redewendungen versinnbildlichen einmal mehr den engen Zusammenhang zwischen Atmung und Psyche. Das Tückische daran ist, dass eine falsche Atmung und daraus resultierende Beschwerden sich in einer Art Teufelskreis verstärken können.

Denken Sie bspw. an Angstzustände. Erleben wir einen Schreckmoment, so kommt die Atmung automatisch ins Stocken. Hierdurch verstärkt sich wiederum die Angst usw.

Innere und äußere Anspannung können also ganz buchstäblich die Luft rauben. Dazu kommt, dass wir dem Atem einfach nicht die nötige Aufmerksamkeit und Achtsamkeit schenken. Viele Menschen denken, sie atmen ja spontan, automatisch. Wieso sich also noch in besonderer Weise mit dem Atmen beschäftigen? Wie wertvoll die richtige Atemtechnik ist, wird vielen Menschen leider oft erst bewusst, wenn sich die ersten Beschwerden einstellen, die durch eine falsche Atmung verursacht sind. So können aus einer falschen Atemtechnik bspw. Angstzustände, Depressionen, Schlaflosigkeit, Kreislaufprobleme, Kopfschmerzen und Verdauungsprobleme resultieren.

Deshalb gilt es zum einen, wieder eine langsame, ruhige, rhythmische Atmung zu erlernen und diese auch zuzulassen - nicht umsonst ist ein wichtiges Credo in der Atemtherapie ***Wir lassen den Atem kommen und gehen***. Der Atem soll wieder gespürt, erfahren werden. Durch die richtige Atmung wird die Lebenskraft auf wundervolle Weise gestärkt, gleichzeitig werden Körper und Seele harmonisiert und ins Gleichgewicht gebracht.

Positive Folgen sind die Aktivierung der Selbstheilungskräfte, daneben wird die Sauerstoffversorgung des Körpers verbessert. Weiter stellt sich ein Gefühl der Lebendigkeit und des Wohlbehagens ein, außerdem gelangt der Körper zu tiefer Entspannung. Eine ruhige, gleichmäßige Bauchatmung kann eine verbesserte Lungenleistung und eine vermehrte Ausscheidung von Schadstoffen bewirken.

Vorteilhaft ist, dass man die Methode des richtigen Atmens ganz mühelos erlernen kann und praktisch in jeder Situation unauffällig praktizieren kann.

Gerade aber in stressigen Situationen wie auch generell atmen wir zu schnell und zu flach.

Insbesondere in Zeiten von großer Belastung ist es aber wichtig, tief und langsam zu atmen - so wird der Körper mit ausreichend Sauerstoff versorgt und innere Spannungen werden gelöst. Bei einer bewussten, tiefen Atmung wölbt sich der Bauch beim Einatmen nach vorne, beim Ausatmen entspannt sich das Zwerchfell wieder und die Bauchdecke wölbt sich nach innen, verbrauchte Luft wird so herausgepresst.

Wichtig ist ganz besonnenes, tiefes und langsames Atmen - schon während dieser Atemübung werden Sie feststellen, wie sich Geist und Körper beruhigen und entspannen. Üben Sie am besten täglich 10 x ca. 2 Minuten. Setzen oder legen Sie sich hierbei entspannt hin und sorgen Sie für ein ruhiges Umfeld.

Schließen Sie die Augen. Atmen Sie ganz langsam durch die Nase ein, der Atem fließt tief in den Bauch. Zählen Sie während des Einatmens mindestens bis fünf, besser bis zehn. Atmen Sie sodann langsam wieder aus. Lassen Sie den Atem frei fließen, pressen Sie also die Luft nicht aktiv aus bzw. ein. Wiederholen Sie die Übung zehn bis fünfzehn Mal.

Die Feueratmung

Die Feueratmung ist eine spezielle Form der Reinigungsatmung, welche dazu geeignet ist, den Körper gründlich zu entgiften. Da bei dieser Form der Atmung sehr schnell geatmet wird, wird die Lunge gereinigt und der Sauerstoffgehalt des Blutes wird stark erhöht. Die Lungenkapazität erhöht sich, Kreislauf- und Herztätigkeit verbessern sich. Die Atemwege werden gründlich gereinigt, daher ist die Feueratmung eine gute Vorbeugung gegen Heuschnupfen, Asthma, verstopfte oder entzündete Nasennebenhöhlen sowie Erkältungskrankheiten. Weiter werden Leber, Herz und Magen auf wohltuende Weise massiert. Der ganze Körper wird gereinigt, und entschlackt, Stoffwechselvorgänge werden verbessert. Das Sonnengeflecht wird aktiviert und das innere Feuer wird angeregt.

Üblicherweise wird die Schnellatmung im Sitzen ausgeführt, sie kann aber auch im Stehen oder Gehen erfolgen. Die Atmung erfolgt mit deutlicher Betonung der Ausatmung, welche kraftvoll und aktiv ist, während die Einatmung passiv ist und reflektorisch erfolgt. Der Übende konzentriert sich ganz auf die Ausatmung, die Einatmung erfolgt automatisch.

Die verstärkte Ausatmung bedingt die stark reinigende Kraft dieser Übung. Beim Einatmen hebt sich die Bauchdecke, beim Ausatmen senkt sie sich. Es wird tief und entspannt geatmet. Man beginnt zunächst mit ca. 20 Atemstößen, später kann man auf 40 bis 60 Atemstöße steigern.

Während der Übung verharren Kopf und Oberkörper in Ruhe, nur die Bauchdecke wird bewegt. Die Feueratmung wird häufig mit der Wechselatmung kombiniert, welche nach der Schnellatmung praktiziert wird.

Die Schnellatmung wird auch als Mittel zur Bewusstseinsveränderung eingesetzt. Der Kopf wird leer und frei, die Gedanken werden unterbrochen. Deshalb dient die Schnellatmung auch zur Vorbereitung der Meditation.

Atemübungen

An dieser Stelle werden nur Übungen vorgestellt, die einfach durchführbar sind. Die Übungen sind sanft, spielerisch - sie werden jedoch stets mit der nötigen Achtsamkeit und einem Bewusstsein für Körper, Geist und Seele ausgeführt.

Bei den jeweiligen Übungen erfolgt eine Verbindung mit dem Atem, der Atem fließt frei, sowohl in Ruhe als auch in Bewegung.

Am Ende jeder Übung erfolgt jeweils ausgiebiges Nachruhen.

Hauchatmung

Hauchen Sie ganz langsam in die Handfläche, so als ob Sie diese anfeuchten wollten. Nun atmen Sie wieder durch die Nase ein. Wiederholen Sie diese Übung, bis Ihre Hand ganz warm geworden ist.

Die Übung führt zu einem tiefen und ruhigen Atemrhythmus.

Aufrichtung des Oberkörpers

Setzen Sie sich auf einen Hocker und lassen Sie die Arme locker neben den Körper hängen.

Drehen Sie nun mit dem Einatmen die Handinnenflächen nach außen, ziehen Sie die Arme leicht hinter den Körper und ziehen Sie die Schulterblätter zusammen.

Beim Ausatmen verfahren Sie umgekehrt, indem Sie die Hände wieder nach vorne drehen, die Arme nach vorne bringen und den Rücken hierbei leicht runden. Wiederholen Sie die Übung circa zehn Mal.

Atmen sie während der Übung ruhig und kontrolliert, achten Sie auf tiefes Ein- und Ausatmen. Die Übung bewirkt eine tiefe Einatmung.

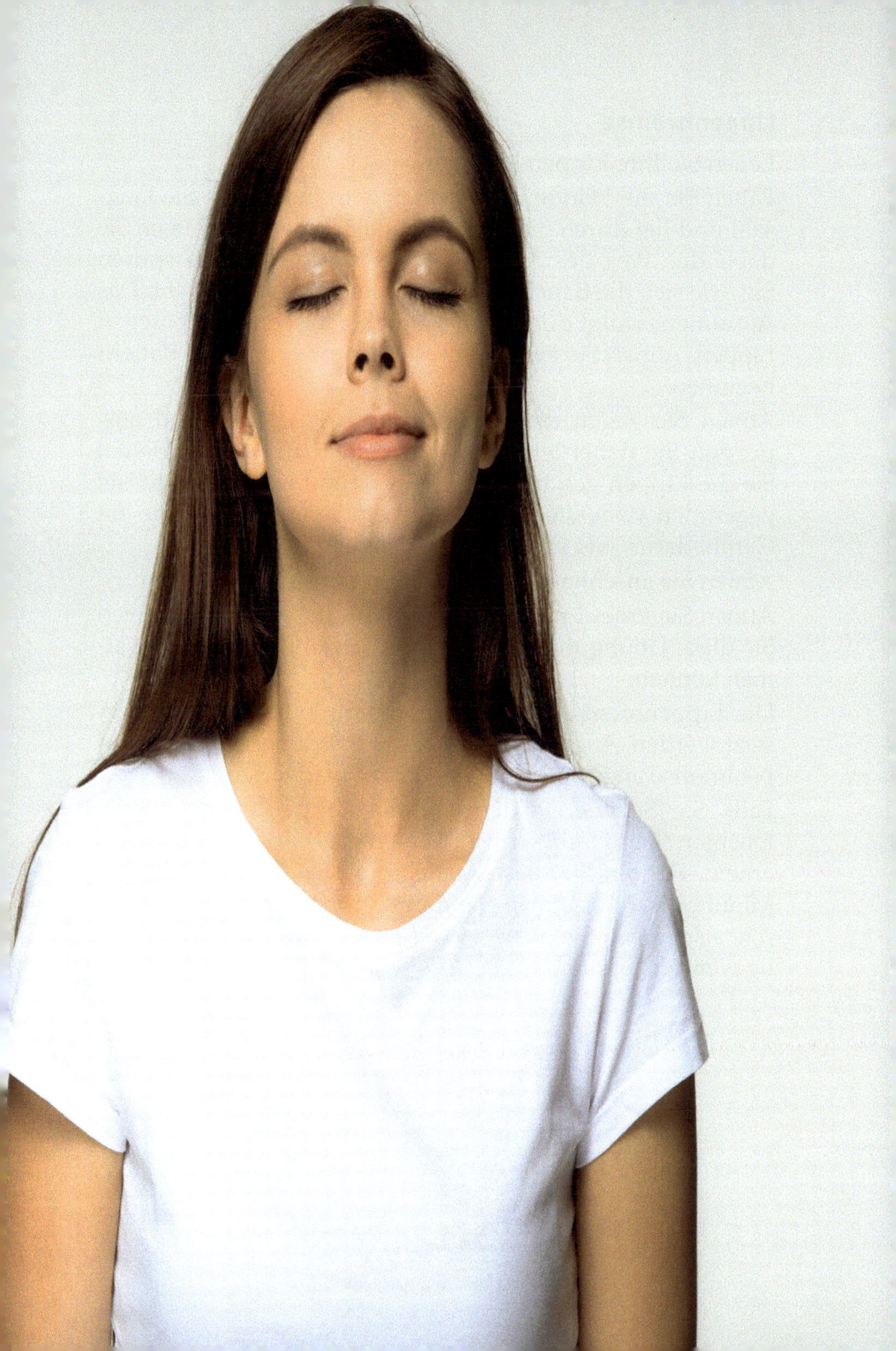

Lippenbremse

Legen Sie Ihre Lippen leicht aufeinander.

Falten Sie die Hände über dem Bauch und atmen Sie langsam und tief durch die Nase in den Bauch ein. Verfolgen Sie dabei den Weg des Atems durch Ihren Körper und spüren Sie, wie sich die Bauchdecke beim tiefen Einatmen hebt. Das Ausatmen erfolgt durch den Mund bei locker geschlossenen Lippen. Atmen Sie kräftig aus, sodass die Lippen zu flattern beginnen.

Atmen Sie gegen den sich aufbauenden Widerstand aus, pressen Sie dabei allerdings nicht die Luft heraus. Halten Sie die Lippen geschlossen, die Ausatmung verläuft passiv gegen den Widerstand Ihrer Lippen. So bekommen Sie ein Gefühl dafür, wie sich Ihre Lunge langsam leert.

Atmen Sie anschließend wieder ruhig durch die Nase ein.

Atmen Sie erneut über die Lippenbremse aus. Wiederholen Sie diese Übung mehrmals, bis Sie frei und gleichmäßig atmen können.

Die Lippenbremse kann insbesondere bei Atemnot eingesetzt werden. Auch bei körperlicher Belastung wird die Lippenbremse angewendet, ebenso zur Entspannung.

Falls Sie Schwierigkeiten mit der Lippenbremse haben, feuchten Sie die Lippen ein wenig an und versuchen Sie es erneut. Führen Sie diese Atemgymnastik für eine bis zwei Minuten durch. Achten Sie darauf, nicht zu hyperventilieren, also atmen Sie nicht ***„zu viel“***, da Ihnen dabei schwindelig werden könnte.

Zwerchfellatmung

Stellen Sie sich aufrecht hin. Ihre Füße sind hierbei geschlossen, die Arme hängen locker nach unten.

Stellen Sie sich nun vor, Ihr Bauch sei ein Blasebalg, der die Luft durch die Luftröhre hinausbläst. Atmen Sie jetzt langsam durch die Nase ein. Blähen Sie Ihren imaginären Blasebalg weit auf, Ihr Bauch wird sich hierbei nach vorne wölben.

Atmen Sie ruhig und langsam durch die Nase aus. Ihr Blasebalg drückt die Luft aus Ihrer Lunge heraus. Ihr Bauch wird hierbei flach und flacher.

Legen Sie zusätzlich Ihre Hände auf den Bauch - So spüren Sie das Heben und Senken Ihres Atems.

Wiederholen Sie diesen Vorgang einige Minuten, bis Sie eine tiefe Entspannung spüren. Ihr Körper ist nun wieder mit Sauerstoff aufgetankt.

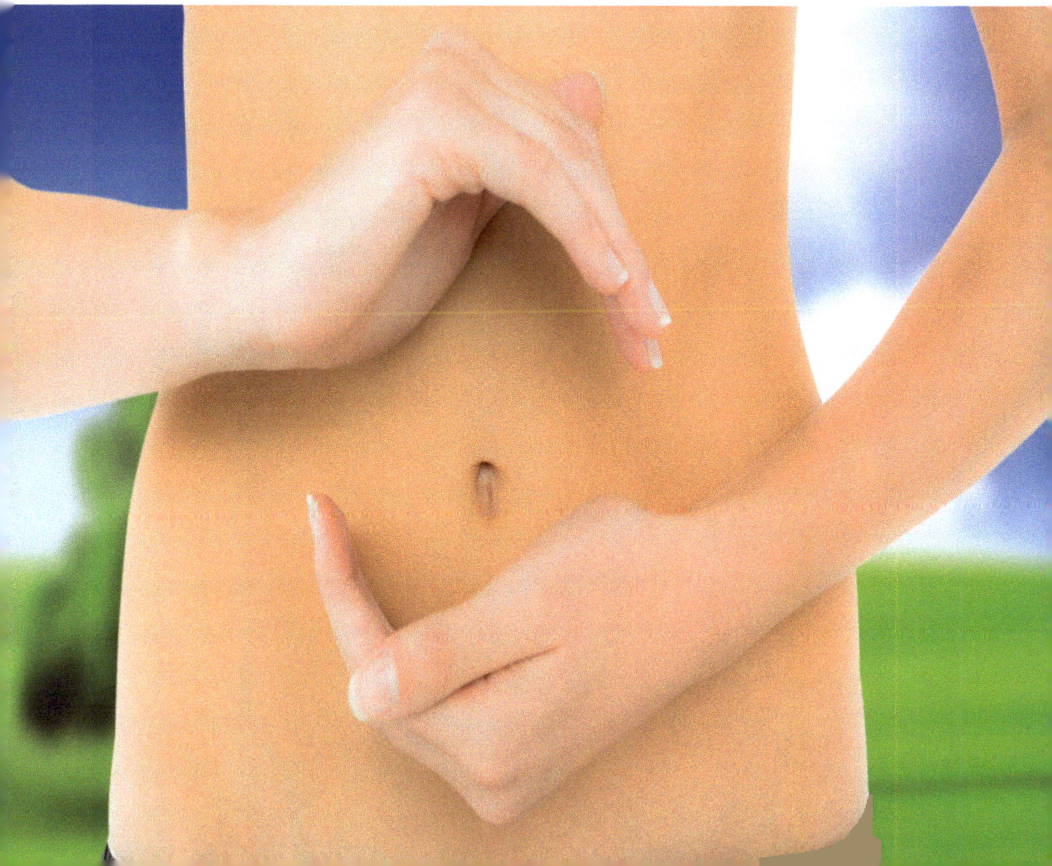

Übung für eine gute Bauchatmung

Setzen Sie sich bequem auf einen Stuhl. Heben Sie die Arme während des Einatmens für fünf bis zehn Sekunden seitlich nach oben und führen Sie die Arme mit sanftem Ausatmen wieder nach unten.

Legen sie die Arme am Ende der Bewegung auf den Bauch und warten Sie auf den nächsten Atemzug.

Diese Übung entlastet das Herz, sie hilft bei Schlafstörungen und fördert den Stoffwechsel.

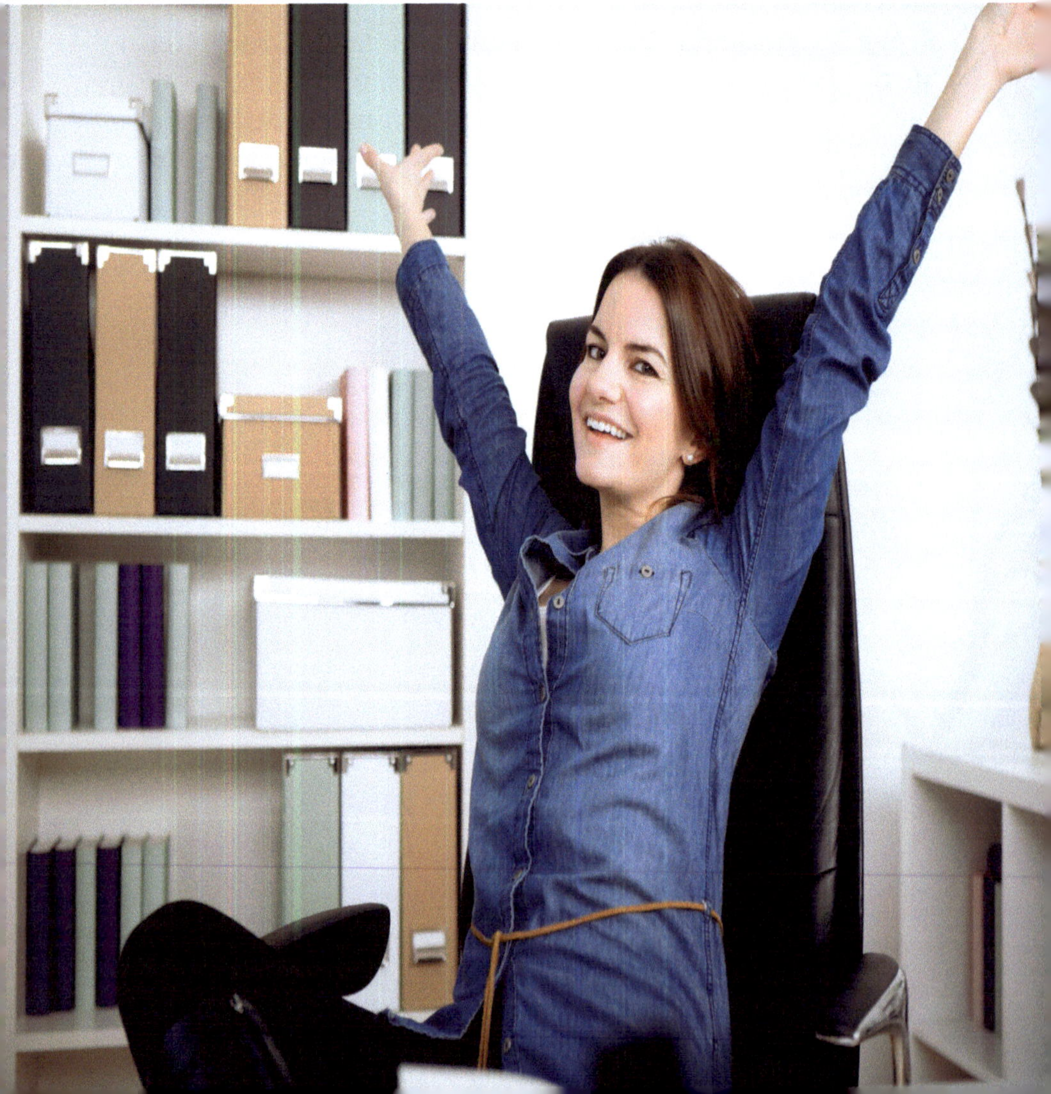

Kutschersitz

Der Kutschersitz ist eine atementlastende Position. Da die Atmung erleichtert wird, eignet sich die Übung u. a. auch für Asthma- oder COPD-Patienten. Aufgrund des Armstützes wird die Atemhilfsmuskulatur aktiviert, weshalb die Atmung unterstützt wird.

Zum Üben setzen Sie sich bitte leicht breitbeinig auf einen Stuhl, stützen Sie hierbei Ihre Arme auf den Oberschenkeln ab und neigen Sie Ihren Kopf leicht nach vorne. Der Rücken bleibt dabei möglichst gerade. Atmen Sie nun ruhig ein und aus.

Wiederholen Sie die Übung mehrmals.

Drehdehnlage

Diese Übung ermöglicht es, die Atmung bewusst zu lenken, zudem ist tieferes Atmen möglich.

Legen Sie sich mit locker aufgestellten Beinen auf den Rücken und lassen Sie die Beine so weit wie möglich zur rechten Seite kippen.

Platzieren Sie nun Ihren linken Arm ausgestreckt neben dem Kopf auf die rechte Seite. Dehnen Sie mit jeder Einatmung den Arm immer weiter nach oben und nach rechts in Verlängerung des Körpers.

Beim Ausatmen wird die Körperspannung etwas gelöst.

Wiederholen Sie die Übung fünfmal und wechseln Sie anschließend die Seite.

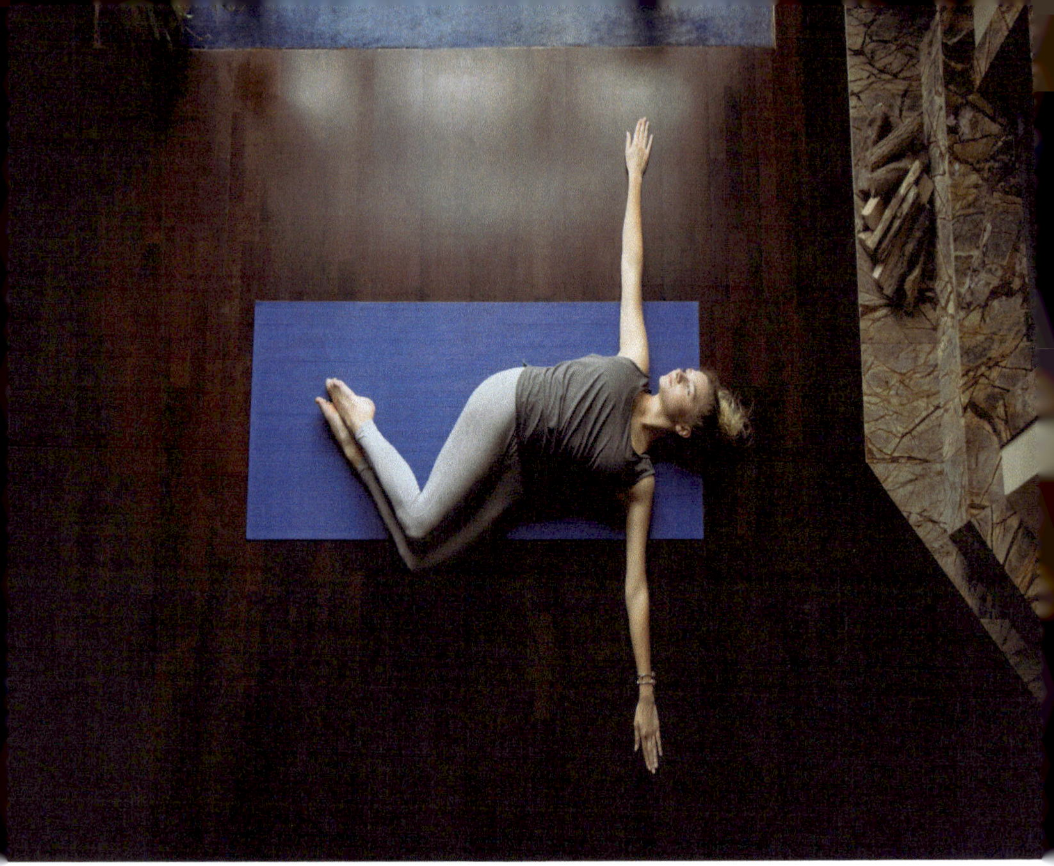

Weitere Übung für die Bauchatmung

Bei dieser Übung kann die Luft optimal in die Lunge fließen. Zum Üben legen Sie sich auf den Rücken und stellen Sie Ihre Beine leicht gewinkelt an. Falls es für Sie bequemer ist, können Sie Ihren Kopf auf ein kleines Kissen betten.

Legen Sie nun Ihre Hände locker auf den Bauch, atmen Sie langsam und tief durch die Nase ein, bis sich der Bauch unter Ihren Händen leicht anhebt.

Versuchen Sie, die Atmung gezielt in den Bauch zu lenken. Ihre Hände dienen hierbei dem Nachspüren des sich hebenden Bauchs.

Wiederholen Sie die Übung circa fünf Mal.

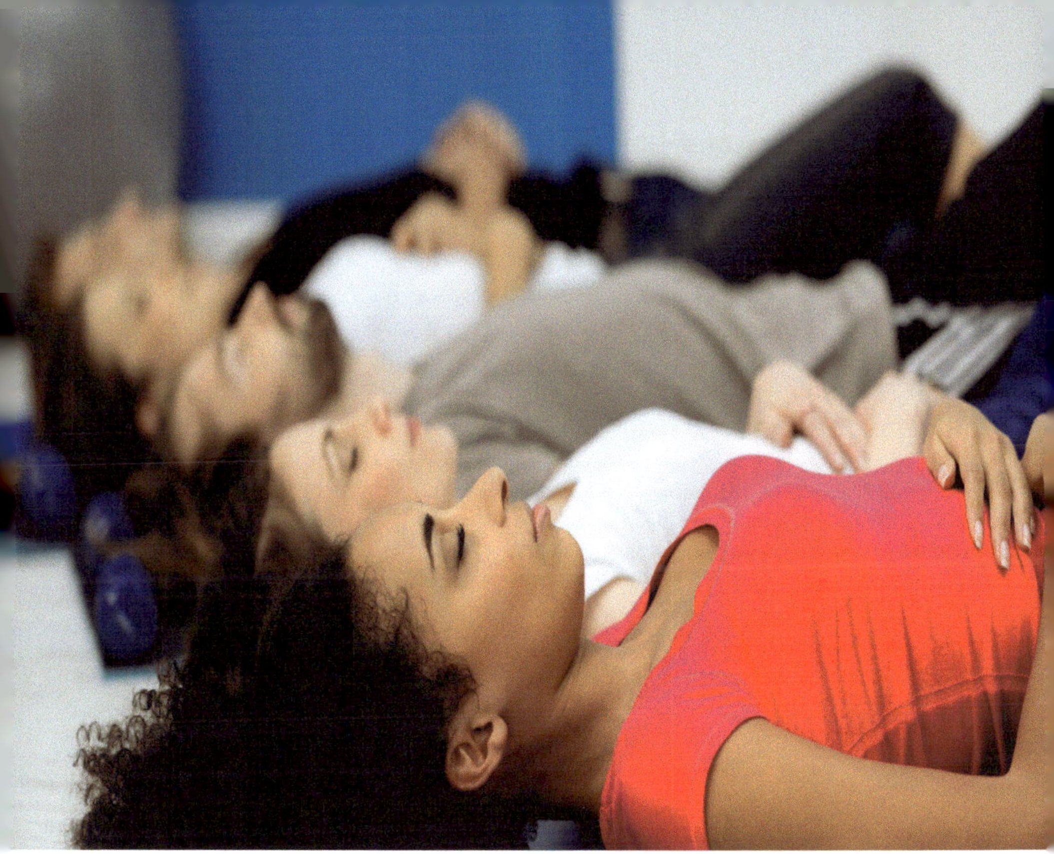

Übung für die Brustatmung

Bei der Brustatmung heben sich sowohl der Brustkorb als auch die Rippen. Die Lunge dehnt sich hierbei aus und vergrößert den Brustraum.

Zum Üben legen Sie sich auf den Rücken und stellen Sie Ihre Beine leicht gewinkelt an. Den Kopf können Sie ggf. auf ein kleines Kissen betten, falls dies für Sie bequemer ist.

Legen Sie die Hände nun locker auf die Brust, atmen Sie langsam und tief durch die Nase ein, bis sich der Brustkorb unter Ihren Händen leicht hebt. Versuchen Sie, die Atmung gezielt in die Brust zu lenken, Ihre Hände dienen dabei dem Nachspüren des sich hebenden Brustkorbs. So können Sie die bewusste Brustatmung besser kontrollieren.

Wiederholen Sie die Übung circa fünf Mal.

Vierfüßlerstand (Katze-Kuh)

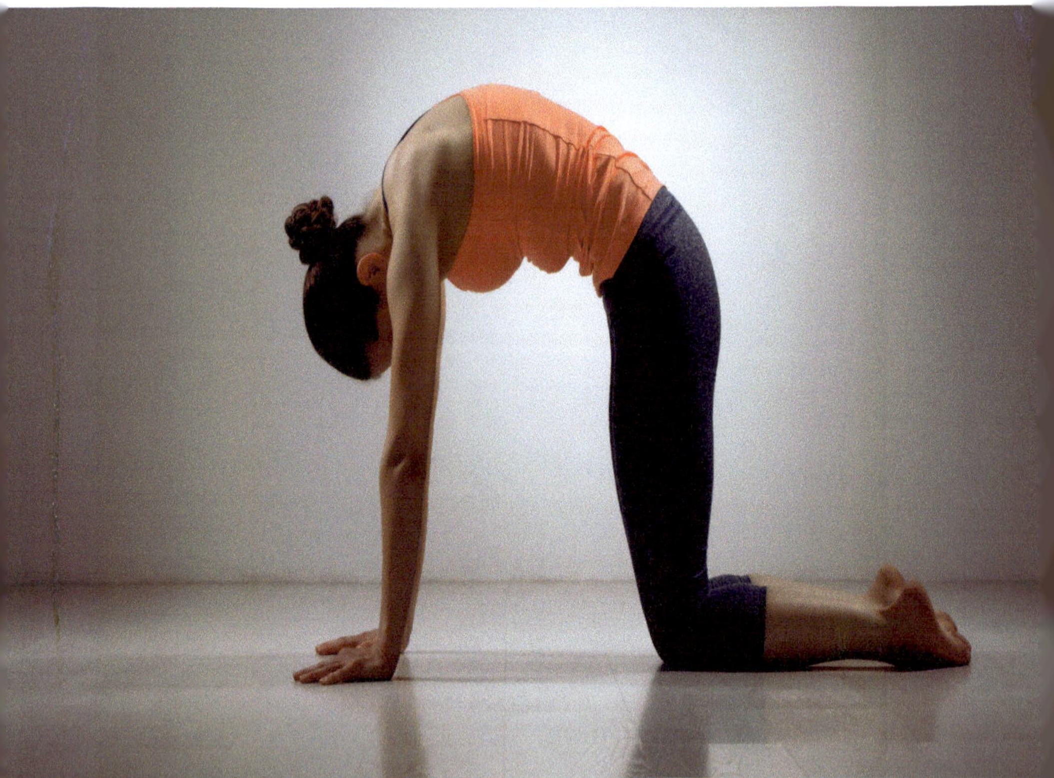

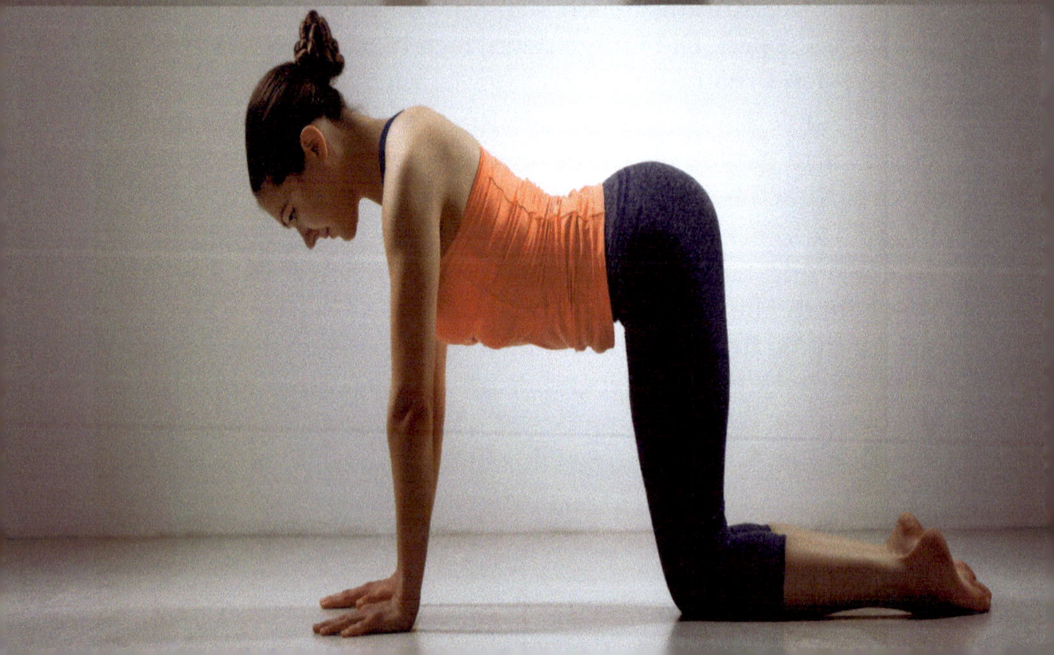

Bei dieser Übung gehen Sie zunächst in den Vierfüßlerstand. Machen Sie anschließend einen Katzenbuckel - die Wirbelsäule wird also gebeugt. Strecken Sie danach die Wirbelsäule langsam und bewusst. Setzen Sie dann wiederum die Fingerspitzen unmittelbar vor den aufgestützten Knien auf den Boden. Nun wird erneut die Katzenbuckelstellung eingenommen, dann die Wirbelsäule durchgestreckt, um den Brustwirbelsäulenbereich zu trainieren.

Wiederholen Sie die Übung circa fünf Mal.

Übung zur Entspannung

Legen Sie sich auf den Rücken und legen Sie die Hände locker auf dem Bauch ab. Atmen Sie ruhig, während Sie sanft mit Ihren Händen über die Bauchdecke streichen.

Diese Übung dient der Entschleunigung der Atmung sowie der tiefen Entspannung.

Halbmond

Die Übung stammt aus dem Yin-Yoga, sie dient der Verbesserung des Atems, weiter werden Leber und Galle entgiftet. Die Übung eignet sich insbesondere für ein abendliches Training, da sie entspannend und erdend wirkt.

Ausgangsposition ist die Rückenlage. Mit der Einatmung nehmen Sie die Arme über den Kopf, greifen Sie mit der rechten Hand das linke Handgelenk. Bewegen Sie sich nun aus dem Oberkörper heraus nach und nach zur linken Seite. Wandern Sie auch mit den Beinen langsam Stück für Stück nach links, bis Ihr Körper die Form eines liegenden Halbmondes eingenommen hat. Die Hüften bleiben hierbei auf der Matte liegen. Atmen Sie tief ein und aus, während Sie eine angenehme Dehnung in der Seite verspüren. Halten Sie die Übung etwa fünf Minuten, und kehren dann langsam in die Rückenlage zurück. Wechseln Sie nun zur anderen Seite.

Reichlich trinken entgiftet die Lymphe

Am besten Wasser - Denn ohne Wasser kein Leben

Ohne Wasser gibt es bekanntermaßen kein menschliches Leben. Der Mensch kann Wochen ohne Nahrung auskommen und lange Zeit hungern, auf der anderen Seite kann er aber nur wenige Tage ohne Flüssigkeit auskommen. Denn Wasser ist Bestandteil aller Gewebe in unserem Körper. Es dient als Transportmittel für wasserlösliche Stoffe und als Lösungsmittel für fast alle Stoffe in den Zellen. In einem ausgetüftelten System regelt Wasser auch die Temperatur des Körpers, indem es der Körperfläche durch Verdunstung Wärme entzieht. Der Mensch besteht zu ca. 60 % aus Wasser. Männer haben einen etwas höheren Wasseranteil als Frauen, jüngere Menschen einen höheren als ältere.

Genügend Wasser zuführen

Als Faustregel gilt, dass ein Erwachsener täglich etwa 2,5 Liter Flüssigkeit zu sich nehmen sollte - eine Menge, die tatsächlich oft drastisch unterschritten wird. Denn Durst tritt als Warnsignal unseres Körpers erst dann auf, wenn schon ein eklatanter Flüssigkeitsmangel vorliegt. Wer zu wenig trinkt, läuft Gefahr, an Kreislaufproblemen, Schwindel, Müdigkeit und Erschöpfungszuständen zu leiden. Weiter laufen bei ungenügender Flüssigkeitszufuhr sämtliche Stoffwechselprozesse nicht mehr optimal ab, was wiederum mit zunehmender Verschlackung einhergehen kann.

Um also wirklich auf die benötigte Flüssigkeitsmenge zu kommen, sollten Sie sich die Getränke für einen Tag (vorzugsweise stilles Wasser und ungesüßten Tee) am besten schon morgens abmessen und diese über den Tag verteilt trinken.

Nur so gehen Sie sicher, dass Sie wirklich die geforderte Flüssigkeitsmenge zu sich nehmen. Wichtig ist eine gleichmäßige Verteilung der Flüssigkeitsaufnahme über den ganzen Tag. Denn beim Versuch, die gesamte Flüssigkeit auf einmal aufzunehmen, wird zu viel Flüssigkeit mit dem Urin ausgeschieden. Optimal ist es, bereits morgens nach dem Aufstehen ein Glas Wasser zu trinken, am besten lauwarm, so werden zusätzlich die Verdauung, Stoffwechsel und Entgiftung angeregt. Idealerweise geben Sie dem Wasser frisch gepressten Zitronensaft zu und/oder frischen Ingwer oder etwas Brennnesselkraut - das bringt den Körper zusätzlich in Schwung und fördert die Entgiftung. Weiter empfiehlt es sich, eine halbe Stunde vor jeder Mahlzeit ein Glas Wasser zu trinken und auch zwischendurch im Verlauf des Tages. Das bringt den Stoffwechsel auf Trab, die Nierentätigkeit wird angeregt, Abbauprodukte werden ausgeschieden und die Energieverbrennung wird angekurbelt.

Heilpflanzen zur Aktivierung und Entgiftung des Lymphsystems

Steinklee

Der Echte Steinklee (**lat. Melilotus officinalis**) gehört zur Familie der Schmetterlingsblütler (**lat. Fabaceae**). Das anspruchslose Kraut - das in Europa und Asien weit verbreitet ist - ist eine bis zu einem Meter hohe, zweijährige Pflanze, die an Acker- und Wegrändern, an Bahngeländen und Steinbrüchen sowie auf Schutthalden oder Brachland zu finden ist.

Seiner Vorliebe für steinige Standorte verdankt der Steinklee vermutlich seinen Namen, der lateinische Name ergibt sich wohl aus dem süßlichen Geruch der nach Honig duftenden Blüten.

Steinkleekraut (**lat. Meliloti herba**) wird traditionell in Form von Tee oder Kapseln zur Anregung des Lymphsystems und zum Abbau von Lymphstauungen verwendet.

Insbesondere die im Steinklee enthaltenen Cumarine beseitigen Flüssigkeitsansammlungen und Stauungen in den Geweben. Zudem werden die Durchblutung und die Durchflussrate im Venen- und Lymphsystem gesteigert. Steinklee stärkt die Widerstandskraft der Blutgefäße und vermindert die Kapillarpermeabilität, außerdem wirkt das Kraut entzündungshemmend.

Indikationen für den Einsatz von Steinkleekraut sind neben chronischer Venenschwäche und Entzündungen der Venen daher auch Lymphstauungen und eingeschränkte Lymphtätigkeit.

Zur Zubereitung von Steinkleekraut-Tee wird ein Teelöffel des Krauts mit ca. 200 ml Wasser übergossen. Nach zehn Minuten wird das Kraut abgeseiht. Da die im Steinklee enthaltenen Cumarine blutverdünnend wirken, darf Steinkleekraut-Tee nicht zusammen mit blutgerinnungshemmenden Medikamenten eingenommen werden. Auch ist wegen der enthaltenen Cumarine eine Überdosierung bei der Anwendung von Steinkrauttee unbedingt zu vermeiden. Da der Gehalt an Cumarinen in Steinkrauttee natürlichen Schwankungen unterliegt und daher schwer einschätzbar ist, ist der Einnahme von Steinkrautkapseln der Vorzug zu geben.

Umschläge mit Steinkleekraut

Steinklee kann äußerlich auch in Form von Umschlägen angewendet werden. Umschläge mit Steinkleekraut steigern die Durchblutung sowie den Abtransport der Lymphflüssigkeit im gestauten Gewebe. Zur Bereitung eines Umschlags übergieße man zwei Esslöffel Steinkraut mit einem Liter Wasser.

Das Steinkleekraut wird etwa zwanzig Minuten im Wasser gekocht, nach Abseihen des Krauts können Mullbinden oder Kompressen mit dem Auszug getränkt werden und auf die entsprechende Körperstelle gelegt werden. Die Kompresse oder Mullbinde wird mit einer weiteren Mullbinde befestigt.

Steinklee-Öl

Steinklee-Öl wirkt durchblutungsfördernd, entstauend und antiödematös. Zur Herstellung des Öls wird das Steinkleekraut sorgfältig zerkleinert, danach wird zu etwa 20 g des zerkleinerten Steinkleekrauts ein hochwertiges Pflanzenöl (etwa Oliven- oder Weizenkeimöl) gegeben. Der Ansatz wird vier bis sechs Wochen stehen gelassen, wobei dieser täglich geschüttelt werden muss, damit die Wirkstoffe des Steinklees ins Öl übergehen. Alsdann wird abfiltriert, das Öl wird in einer dunklen Flasche aufbewahrt. Steinklee-Öl wird äußerlich angewendet, es regt den Lymphfluss an, macht müde Beine wieder fit und hilft unterstützend bei Erkrankungen der Venen und bei Ödemen.

Stinkender Storchschnabel

Zum Entgiften der Lymphe wird der bekannteste Vertreter der großen Gruppe der Storchschnäbel, das Ruprechtskraut (**lat. Geranium robertianum**), verwendet. Ruprechtskraut ist auch unter den Namen Ruprechtsstorchschnabel und Stinkender Storchschnabel bekannt. Der Name Storchschnabel rührt von den Fruchtgrannen her, welche an den Schnabel eines Storches erinnern.

Storchschnabelarten gehören zur Familie der Storchschnabelgewächse (**lat. Geraniaceae**). Die zahlreichen Arten (etwa 400) kommen auf allen Kontinenten vor. Die Geranium-Arten bevorzugen ein kühl-gemäßigtes Klima, sie gedeihen weiterhin auf feuchten Böden. Die robusten Storchschnabel-Arten sind überwiegend ausdauernde, seltener ein- oder zweijährige krautige Pflanzen.

Ruprechtskraut ist eine einjährige Pflanze, die eine Höhe von 20-50 cm erreicht. Verwendung findet das Kraut des Ruprechtsstorchschnabels, das innerlich und äußerlich (in Form von Umschlägen, Salben) angewendet wird. Zu den Inhaltsstoffen des stinkenden Storchschnabels gehören der Bitterstoff Geraniin, Gerbstoffe, Flavonoide und ätherisches Öl.

Ruprechtskraut hat eine reinigende, entgiftende, ziehende und lösende Wirkung - auf diese Weise werden körperliche und seelische Vergiftungszustände gleichsam aus dem Körper ***„gezogen“*** und gelöst. Insbesondere aktiviert und stimuliert Ruprechtskraut aber den Lymphfluss, infolgedessen wird das Lymphsystem wirksam entgiftet und gereinigt.

Weiterhin wird Ruprechtskraut zur Stärkung der Nerven angewandt, insbesondere bei Angstzuständen und bei Traumata. Denn auch auf seelischer Ebene besteht eine entgiftende Wirkung - Schockzustände und psychische Gifte werden gelöst und aus dem Körper ***„gezogen“***.

Ferner wird Ruprechtskraut wegen seiner adstringierenden und entzündungswidrigen Wirkung bei Entzündungen im Mund- und Rachenraum angewendet, hier wird mit Ruprechtskrauttee gegurgelt. Auch bei Entzündungen im Magen-Darm-Trakt, bei Durchfall sowie bei Hautkrankheiten wie schlechten heilenden Wunden, Ekzemen und auch bei Insektenstichen hat sich Ruprechtskraut bewährt.

Zur Bereitung des Tees werden ein bis zwei Teelöffel Ruprechtskraut mit ca. 200 ml siedendem Wasser übergossen und abgedeckt. Nach zehn Minuten wird das Kraut abgeseiht. Zwei bis vier Tassen Tee werden über den Tag verteilt getrunken, vorzugsweise zwischen den Mahlzeiten.

Rosskastanie

Die Gewöhnliche Rosskastanie (**lat. Aesculus hippocastanum**) stammt ursprünglich aus Südosteuropa, dem Kaukasus und Vorderasien, wird aber heutzutage in ganz Europa als Zierpflanze angebaut.

Die Gewöhnliche Rosskastanie ist ein schnell wachsender, sommergrüner Baum, der Wuchshöhen bis zu dreißig Meter erreicht. Sie kann ein Alter von bis zu 300 Jahren erreichen.

Die Rosskastanie scheint den antiken Autoren nicht bekannt gewesen zu sein, obwohl sie in den Gebirgen Griechenlands wächst. Sie gelangte mit den Osmanen, welche die Rosskastanie als Pferdefutter sowie bei Bronchitis und Dämpfigkeit der Pferde gebrauchten, nach Mitteleuropa. Rosskastanien sind für den Menschen - im Gegensatz zu Esskastanien - ungenießbar.

Die Gewöhnliche Rosskastanie ist ein beliebter Baum in Erholungsanlagen, etwa in Parks und in anderen städtischen Grünanlagen. Aufgrund seiner Größe ist die Rosskastanie ein dominanter Baum, der auch bei Hitze kühlen Schatten spendet.

Die Blütezeit reicht je nach Witterung von April/Mai bis in den Juni, die auffälligen Blütenkerzen sind weiß oder rosafarben.

Inhaltsstoffe

Die wirksamen Inhaltsstoffe befinden sich in den Rosskastaniensamen. Die Samen enthalten bis zu zehn Prozent eines komplex zusammengesetzten Saponingemisches (Aescin). Weitere wirksame Inhaltsstoffe sind Gerbstoffe, Cumarine und Flavonoide.

Wirkung

Aescin dichtet die Gefäßwände ab und verhindert so, dass sich Wasser im Gewebe ansammelt. Auch die Durchblutung und der Rückfluss des Blutes zum Herzen werden gefördert. Auf diese Weise erhält man eine venenstärkende und antiödematöse Wirkung. Weiter wird der Lymphfluss angeregt, wodurch der gefürchtete Lymphstau verhindert wird. Zudem hat Aescin eine entzündungshemmende Wirkung.

Rosskastaniensamen werden nur in Form von Fertigarzneimitteln eingesetzt. Im Handel sind Tabletten, Kapseln, Salben und Gels. Die Fertigpräparate enthalten meist Aescin in standardisierter Dosierung als Inhaltsstoff.

Präparate mit Aescin werden eingesetzt, um den Lymphfluss anzuregen, weiter bei Venenschwäche, Krampfadern, Hämorrhoiden, nächtlichen Wadenkrämpfen und Ödemen.

Hinweis

Präparate mit Aescin dürfen nicht in der Schwangerschaft, in der Stillzeit sowie bei Kindern angewendet werden.

Nebenwirkungen können in Form von leichten Magen-Darm-Beschwerden oder Hautreaktionen auftreten.

Löwenzahn

Löwenzahn (**lat. Taraxacum officinale**) ist in Europa und Asien heimisch und in gemäßigte Gebiete weltweit verschleppt.

Löwenzahn gehört zur Familie der Korbblütler (**lat. Asteraceae**) und ist eine ausdauernde, krautige Pflanze, die eine ausgeprägte Pfahlwurzel besitzt. Je nach Nährstoffgehalt des Bodens, auf der sie steht, kann sie eine Wuchshöhe zwischen 10 und 30 cm erreichen.

Die robuste Pflanze besitzt besonders auffällig gesägte Blätter, die bis zu 40 cm lang und 24 cm breit werden können. Die Leitgefäße der Blätter und die Stängel enthalten einen charakteristischen Milchsaft, der Bitterstoffe enthält. Diese Stoffe schützen die Pflanze bspw. vor Wildfraß.

Die gelben Korbblüten blühen zwischen Anfang April und Juli. Manchmal gibt es auch eine zweite Blütezeit im Spätsommer. Nach der Blüte entwickeln sich die sogenannten Achänenfrüchte, die mit einem kleinen Flugschirm versehen sind. Dadurch können sie vom Wind weit fortgetragen werden. Die Früchte lassen sich sehr leicht vom Blütenkopf pusten. Deshalb wird Löwenzahn auch gerne als Pusteblume bezeichnet - in dieser Form ist die Heilpflanze vor allem bei Kindern beliebt.

Löwenzahn wächst vornehmlich auf nährstoffreichen Wiesen, auf Nutztierweiden, in Parkanlagen, auf Brachflächen sowie am Rand von landwirtschaftlich genutzten Flächen. Die ausdauernde und unverwüstliche Pflanze wächst sogar an Schutthalden, Brachflächen und Mauerritzen. Diese Zähigkeit und Lebenskraft übertragen sich auf die Menschen, welche diese vielseitige Heilpflanze zu nutzen wissen. So ist es nicht verwunderlich, dass Löwenzahn sich gerade in den letzten Jahren vom lästigen Unkraut zur hochgelobten Heilpflanze gemausert hat.

Inhaltsstoffe

Es wird das Kraut (mit den Wurzeln) vom Löwenzahn verwendet. Die Pflanze enthält vor allem Bitterstoffe (Taraxacin), Sterole, Carotinoide, Gerbstoffe, Flavonoide, Inulin, Schleimstoffe, Kalium.

Wirkung

Löwenzahn entgiftet die Lymphe und aktiviert den Lymphfluss.

Weiter regt Löwenzahn den Gallenfluss an, wirkt leberschützend und zeigt sogar eine positive, leicht unterstützende Wirkung bei Leberzellkarzinomen. Löwenzahn wird ferner eingesetzt bei Appetitmangel, bei Verdauungsbeschwerden, bei Völlegefühl und Blähungen. Darüber hinaus wirkt Löwenzahn aufgrund seines hohen Kaliumgehalts harntreibend.

Auch eine leistungssteigernde, stoffwechselanregende und erschöpfungswidrige Wirkung wird Löwenzahn zugesprochen, weshalb man diesen gerne im Rahmen von Frühjahrs- oder Blutreinigungskuren einsetzt. Auch bei Entsäuerungskuren zur Regulierung des Säure-Basen-Haushalts spielt Löwenzahn eine wichtige Rolle, denn er gehört zu den bedeutendsten basischen Nahrungsmitteln.

Löwenzahntee

Zur Teebereitung wird das Löwenzahnkraut verwendet. Übergießen Sie 1 bis 2 Teelöffel Kraut mit 150 ml kochendem Wasser und lassen den Tee eine Viertelstunde ziehen.

Löwenzahn lässt sich auch gut als entwässernder ***„Blutreinigungstee“*** mit Brennnesselblättern ansetzen. Hierzu werden 2 Teelöffel Blättermischung mit 150 ml siedendem Wasser übergossen und 10 Minuten stehen gelassen. Trinken Sie hiervon dreimal täglich eine Tasse Tee.

Löwenzahnsaftkur

Für eine Frühjahrskur lässt sich Löwenzahnsaft ganz einfach zubereiten. Geben Sie 2 Handvoll junge Blätter in den Entsafter und fügen Sie 1 Apfel oder 2 bis 3 Möhren hinzu. Entsaften Sie alle Bestandteile gut. Sie können aus den genannten Zutaten auch einen Smoothie herstellen. Nehmen Sie täglich 2 Esslöffel des Saftes über einen Zeitraum von vier Wochen.

Wichtiger Hinweis

Nicht eingenommen werden darf Löwenzahn bei Gallensteinleiden, bei Gallenverschluss sowie bei bekannter Allergie gegen Korbblütler.

Schachtelhalm

Der Acker-Schachtelhalm (**lat. Equisetum arvense**) ist in den gemäßigten Zonen der nördlichen Erdhalbkugel heimisch. Er tritt häufig auf Äckern auf, an Wegrändern und in Gebüschen. Er wächst vom Tiefland bis in alpine Regionen (2500 m). Der Schachtelhalm gehört zu der einzigen überlebenden Familie und Gattung einer Pflanzenordnung, die fossil bis in die Karbon-Zeit, d. h. bis 390 Millionen Jahre, zurückverfolgt werden kann. Zu der Zeit war die Erde bedeckt mit Wäldern von Schachtelhalmen. Sie sind eng mit den Farnen verwandt und tragen keine Blüten.

Synonyme für Schachtelhalm sind Zinnkraut, Scheuerkraut, Kannenkraut - die Namen Zinn-, Kannen-, und Scheuerkraut rühren daher, weil man mit den harten Schachtelhalmen aufgrund ihres Gehaltes an Kieselsäure besonders gut Zinn putzen konnte.

Der lateinische Name Equisetum stammt wiederum von ***„equus“*** (**lat. Pferd**) und ***„saeta“*** (**lat. Borste**), weil die Zweige des Schachtelhalms hart wie Pferdeborsten sind.

Arzneilich wird das Kraut vom Acker-Schachtelhalm verwendet, das von Juni bis September gesammelt wird.

Inhaltsstoffe

- Kieselsäure
- Kaliumsalze
- Flavonoide (Quercetin, Kämpferol)

Anwendungsgebiete

- Lymphüberschüsse werden aus dem Gewebe genommen. Weiter wird das Lymphsystem und dessen Reinigung unterstützt.
- Durchspülungstherapie bei bakteriellen und entzündlichen Erkrankungen der ableitenden Harnwege und bei Nierenbeckenentzündung (oft als unterstützende Therapie zu einer notwendigen antibiotischen Therapie).
- Äußerliche Anwendung bei schlecht heilenden Wunden.

Gegenanzeigen

Keine Durchspülungstherapie bei Ödemen infolge eingeschränkter Herz- oder Nierentätigkeit.

Zubereitung von Schachtelhalmkrauttee

Zwei bis drei Teelöffel (2-4 g) Schachtelhalmkraut werden mit heißem Wasser (ca. 150 ml) übergossen und nach etwa zehn Minuten durch ein Teesieb gegeben. 3 bis 4 Mal täglich wird eine Tasse frisch bereiteter Tee getrunken.

Echte Goldrute

Die wichtigste Pflanze zur Ausleitung von Schadstoffen über die Nieren ist die Echte Goldrute (**lat. Solidago virgaurea**), die zur Familie der Korbblütler (**lat. Asteraceae**) gehört. Die Echte Goldrute ist in Europa, Asien (außer in subtropischen und tropischen Gebieten), Nordafrika und Nordamerika heimisch. Die Droge stammt aus Wildvorkommen und wird größtenteils aus Ungarn, Bulgarien und Polen importiert.

Da Echtes Goldrutenkraut im Handel kaum noch erhältlich ist, wird in den letzten Jahren meist die Riesengoldrute (**lat. Solidago gigantea**) angeboten.

Die Riesengoldrute ist in Nordamerika beheimatet und in Europa eingebürgert, beide Arten wachsen an Weg- und Waldrändern sowie auf Kahlschlägen. Während die Echte Goldrute eine Höhe von maximal einem Meter erreicht, kann die Riesengoldrute eine Höhe von 2,5 Metern erreichen.

Beide Goldrutenarten enthalten als wirksame Bestandteile Flavonoide, Triterpensaponine und ätherisches Öl, die Echte Goldrute weist ferner noch Phenolglykoside auf. Für die Wirkung ist vermutlich das Zusammenspiel aller Wirkstoffe verantwortlich - die Goldrute zeigt eine diuretische Wirkung, d. h. die Niere wird angeregt, mehr Wasser auszuscheiden. Dadurch werden die Nieren sowie auch Harnleiter, Harnröhre und Blase besser durchspült und Keime sowie andere Schadstoffe werden ausgeschwemmt. Zusätzlich wirkt Goldrute entzündungswidrig und leicht krampflösend.

Nicht angewendet werden darf die Goldrute bei Ödemen (Wasseransammlungen im Körper), die durch eine Herzschwäche oder eine Nierenfunktionsstörung verursacht sind.

Die Goldrute wird außer als Tee auch als Phytotherapeutikum (pflanzliches Arzneimittel) z. B. in Form von Tropfen eingesetzt (z. B. **Solidagoren®**) oder in homöopathischer Aufbereitung in Kombination mit anderen homöopathischen Stoffen (z. B. **Solidago comp. Heel®**, **Phönix Solidago®**, **Nierentropfen Cosmochema®** usw.). Die Goldrute kann ihre Wirkung nur entfalten, wenn ausreichend Flüssigkeit getrunken wird.

Zubereitung von Goldrutentee

1-2 Teelöffel (etwa 3-5 g) Goldrutenkraut wird mit ungefähr 150 ml siedendem Wasser übergossen, bedeckt etwa 15 Minuten ziehen gelassen und dann abgeseiht. Soweit nicht anders verordnet, wird zwei- bis viermal täglich eine Tasse frisch bereiteter Tee zwischen den Mahlzeiten getrunken.

Brennnessel

Die Große Brennnessel (**lat. Urtica dioica**) sowie die Kleine Brennnessel (**lat. Urtica urens**) stammen ursprünglich aus Mitteleuropa. Heute sind beide Brennnesselarten bis weit nach Asien verbreitet. In einigen Regionen Südeuropas ist die Brennnessel ebenso anzutreffen, jedoch nur vereinzelt. In unseren Breiten ist sie überall dort anzutreffen, wo sie stickstoffreiche Böden findet, die ausreichend feucht sind. Deshalb gilt sie als sogenannter Stickstoffanzeiger. Sie ist häufig in der Nähe von Teichen, Flüssen und Tümpeln, in Parks und auf nährstoffhaltigem Brachland anzutreffen. Als Heilpflanze wird v. a. die Große Brennnessel verwendet, mitunter jedoch auch die Kleine Brennnessel.

Die Brennnessel kann Wuchshöhen von 40 bis 320 cm erreichen. Ihre leicht herzförmigen Blätter sind auffällig gezähnt und laufen spitz zu. Sie können bis zu 15 cm breit und bis zu 20 cm lang werden. Ihre Oberfläche ist stark strukturiert. An den Stängeln und den Blättern befinden sich sogenannte Brennhaare, die leicht brechen. Sie enthalten vor allem Ameisensäure, Kieselsäure und Amine (z. B. Histamin).

Die Brennnessel blüht von Juli bis Ende Oktober. Sie bildet dezente Blüten, angeordnet in einer Rispe. Die Farbe der Blüten variiert zwischen cremeweiß, grün und hellbraun. Die einzelnen Blüten sind nur 1,5 mm groß und deshalb nur als Verbund in der Rispe richtig wahrnehmbar. Die Nussfrüchte sind grün und enthalten jeweils einen einzigen Samen, der meist eiförmig ist.

Die kräftige Wurzel der ausdauernden Pflanze ist bis zu 70 cm tief.

Inhaltsstoffe und Wirkung von Brennnesselkraut

Die Heilpflanze wird oft als lästiges Unkraut abgetan und von vielen Menschen unterschätzt. Doch ihre zahlreichen wertvollen Inhaltsstoffe machen sie zu einem wichtigen Heilkraut, das v. a. bei Nieren- und Harnwegserkrankungen hilfreich ist. Brennnesselkraut wirkt v. a. diuretisch (harntreibend) - aufgrund dieser Wirkung wird Brennnesselkraut bei Wassereinlagerungen im Gewebe mit großem Nutzen eingesetzt. Auch bei rheumatischen Beschwerden wird Brennnesselkraut innerlich und äußerlich eingesetzt.

Die Brennnessel enthält Flavonoide, Chlorophyll, Carotinoide, Kieselsäure, Histamin, Gerbstoffe, Ameisensäure, Essigsäure, Kalium, Kaffeesäuren, Silizium, Sterole, Vitamine der B-Gruppe, Vitamin C.

Brennnesseltee aus frischem oder getrocknetem Kraut

Für eine Kur mit Brennnesseltee wird ca. 1,5 g klein geschnittenes Brennnesselkraut mit etwa 150 ml heißem Wasser übergossen und nach etwa zehn Minuten abgeseiht. 3-4mal täglich wird eine Tasse frisch bereiteter Tee getrunken. Eine kurmäßige Anwendung erfolgt über einen Zeitraum von vier Wochen.

Brennnessel kann außerdem jedem anderen Kräutertee beigemengt werden, insbesondere in Kombination mit anderen harntreibenden Heilpflanzen wird Brennnesselkraut geschätzt.

Brennnesseltee darf nicht bei Ödemen infolge eingeschränkter Nieren- und Herztätigkeit getrunken werden.

Birke

Die Stammpflanzen der arzneilich verwendeten Birkenblätter sind die Hängebirke bzw. die Moorbirke (**lat. Betula pendula** bzw. **Betula pubescens**). Birken sind heimisch in Europa sowie in Asien bis nach Japan. Die Hängebirke findet man häufig an trockenen Stellen von Laub- und Nadelwäldern sowie an Waldrändern und in Heidegebieten, während die Moorbirke feuchte Standorte auf Mooren und Sümpfen bevorzugt.

Im germanischen Volksglauben spielt die Birke eine wichtige Rolle. Schon lange vor der Eiche und der Linde wurde die Birke als heiliger Baum verehrt. Aus dieser Zeit stammt auch der Brauch, einen Maibaum aus dem Wald zu holen und diesen auf dem Dorfplatz aufzustellen. Auf diese Weise wollte man den erwachenden Frühling und die Natur ins Dorf holen. Bis zum heutigen Tag wird die Tradition des Maibaums beibehalten.

Arzneilich werden die Blätter der Hängebirke und der Moor-Birke verwendet, wobei die Blätter der Hängebirke größer als die der Moorbirke sind. Die Birkenblätter werden von Mai bis Juli gesammelt.

Inhaltsstoffe

- Flavonoide (Hpyerosid, Quercetrin, Myricetingalaktosid)
- Wenig ätherisches Öl
- Cyclische Triterpenalkohole

Anwendungsgebiete

- Einsatz als Diuretikum (entwässerndes Mittel) zur Anregung der Lymphe sowie als unterstützende Therapie beim Vorliegen von Wassereinlagerungen im Körper.
- Einsatz als Diuretikum (harntreibendes Mittel) bei leichteren bakteriellen, krampfartigen und entzündlichen Erkrankungen der ableitenden Harnwege.
- Entgiftung und Stärkung der Nieren.

Gegenanzeigen

Bei Ödemen infolge eingeschränkter Herz- und Nierentätigkeit sollte kein Birkenblättertee angewendet werden.

Zubereitung von Birkenblättertee

2-3 g zerkleinerte Birkenblätter werden mit heißem Wasser (ca. 150 ml) übergossen und nach etwa 10 Minuten durch ein Teesieb gegeben. Mehrmals täglich wird eine Tasse frisch bereiteter Tee getrunken.

Teemischungen zur Aktivierung der Lymphe

Eine Teemischung bietet den Vorteil, dass diese aus mehreren Heilpflanzen, die sich in der Wirkung ergänzen, zusammengesetzt ist. So kann durch eine Teemischung oftmals eine bessere Wirkung erreicht werden, im Vergleich zur Verwendung einer einzelnen Heilpflanze.

Eine gute Teemischung sollte vier bis maximal sieben Bestandteile enthalten. Eine Komposition, die aus zehn oder mehr Heilpflanzen besteht, ist unsinnig, da die einzelnen Pflanzen in diesem Fall unterdosiert sind. Gute Beispiele für sinnvoll zusammengesetzte Teemischungen bieten einige Arzneibücher sowie die Standardzulassungen. Tee(-mischungen) sollten Sie stets in der Apotheke kaufen, weil Sie dann sichergehen, dass die einzelnen Wirkstoffe Arzneibuchqualität aufweisen. Arzneibuchqualität bedeutet geprüfte Qualität - zum einen ist der Gehalt der Wirkstoffe ausreichend hoch, auf der anderen Seite sind die Pflanzen auf Schadstoffe überprüft.

Fragen Sie in Ihrer Apotheke auch nach speziellen Hausmischungen. Dies sind spezielle Teemischungen, die eine Apotheke nach eigener Rezeptur herstellt und die sich besonders bei einer entsprechenden Indikation bewährt haben.

Häufig werden der Teemischung noch sogenannte Schmuckdrogen zugesetzt. Diese verleihen dem Tee durch ihre Farbe und Form ein ansprechendes Aussehen, haben meist aber nur eine geringe Wirkung. Zu den Schmuckdrogen gehören z. B. Malven-, Hibiskus oder Kornblumenblüten, weiter Holunder-, Klatschmohn- oder Rosenblüten.

Bewährte Teemischungen zur Aktivierung der Lymphe

Entgiftender und entwässernder Lymphtee

- 25 g Ruprechtsstorchschnabel
- 25 g Goldrutenkraut
- 25 g Birkenblätter
- 10 g Malvenblüten

Zubereitung

Etwa ein Esslöffel der Teemischung wird mit ungefähr 150 ml siedendem Wasser übergossen, bedeckt etwa 10 bis 15 Minuten ziehen gelassen und dann abgeseiht. Soweit nicht anders verordnet, wird drei- bis viermal täglich eine Tasse frisch bereiteter Tee getrunken.

Stoffwechselanregender und harntreibender Lymphtee

- 30 g Löwenzahnkraut
- 20 g Bohnenhülsen
- 20 g Brennnesselblätter
- 10 g Kornblumen

Zubereitung

Etwa ein Esslöffel der Teemischung wird mit ungefähr 150 ml siedendem Wasser übergossen, bedeckt etwa 10 bis 15 Minuten ziehen gelassen und dann abgeseiht. Soweit nicht anders verordnet, wird drei- bis viermal täglich eine Tasse frisch bereiteter Tee getrunken.

Immunsystem stärkender Lymphtee

- 10 g Sonnenhutkraut (Echinacea)
- 10 g Hagebuttenschalen
- 20 g Apfelfrüchte
- 20 g Sanddornfrüchte
- 20 g Birkenblätter
- 20 g Ackerschachtelhalm

Zubereitung

Etwa ein Esslöffel der Teemischung wird mit ungefähr 150 ml siedendem Wasser übergossen, bedeckt etwa 10 bis 15 Minuten ziehen gelassen und dann abgeseiht. Soweit nicht anders verordnet, wird drei- bis viermal täglich eine Tasse frisch bereiteter Tee getrunken.

Entstauender Lymphtee

- 30 g Buchweizenkraut
- 20 g Ruprechtsstorchschnabel
- 20 g Birkenblätter
- 10 g Hibiskusblüten

Zubereitung

Etwa ein Esslöffel der Teemischung wird mit ungefähr 150 ml siedendem Wasser übergossen, bedeckt etwa 10 bis 15 Minuten ziehen gelassen und dann abgeseiht. Soweit nicht anders verordnet, wird drei- bis viermal täglich eine Tasse frisch bereiteter Tee getrunken.

Venen- und Lymphtee

- 30 g Rotes Weinlaub
- 20 g Bruchkraut
- 20 g Bohnenhülsen

Zubereitung

Etwa ein Esslöffel der Teemischung wird mit ungefähr 150 ml siedendem Wasser übergossen, bedeckt etwa 10 bis 15 Minuten ziehen gelassen und dann abgeseiht. Soweit nicht anders verordnet, wird drei- bis viermal täglich eine Tasse frisch bereiteter Tee getrunken.

Basismittel zur Regulation des Lymphsystems

Basismittel für die medikamentöse Ausleitung über das Lymphsystem sind Lymphtropfen bzw. -tabletten (Vorsicht: Nicht einnehmen bei Schilddrüsenüberfunktion).

Lymphtropfen bzw. -tabletten gibt es von zahlreichen Herstellern homöopathischer Arzneimittel, dabei handelt es sich um sogenannte ***Komplexhomöopathika***, die sich aus mehreren homöopathischen Einzelsubstanzen zusammensetzen. Zu erwähnen wären etwa **Lymphaden®**, **Lymyphomyosot®**, **Lymphdiaral®** und **Jso Lymphmittel®**.

Die Wirkung wird durch die Anwendung einer Lymphsalbe (zweimal täglich anwenden) zusätzlich verstärkt. Durch das sanfte Einstreichen der Lymphsalbe wird das gesamte Lymphsystem unterstützt. Hierzu trägt man die Salbe hinter/unter den Ohren auf, streicht sie mit kreisenden Bewegungen abwärts in den Bereich der Hals-/Lymphknoten sowie in Richtung Schlüsselbein.

Bromelain

Bromelain ist ein Enzymgemisch, welches aus den Früchten der Ananas (**lat. Ananas comosus**) gewonnen wird. Die Enzyme helfen, die Lymphe zu entgiften und den Lymphfluss anzuregen. Zellfragmente und entzündungsauslösende Stoffe werden durch Bromelain abgebaut, ferner wird der Abtransport dieser Stoffe über das Blut und die Lymphe erleichtert. Bromelain spaltet außerdem Proteine, welche Ödeme verursachen, Schwellungen und Wassereinlagerungen werden auf diese Weise abgebaut.

Auch Eiweißkörper, die in der Lymphe lagern und sozusagen den Weg versperren, werden durch Bromelain gespalten und können so problemlos von der Lymphe abtransportiert werden. Auf diese Weise wird der Lymphfluss in Schwung gehalten.

Ferner fördert Bromelain die Durchblutung. Auch die entsäuernde, entgiftende und entschlackende Wirkung des Bromelains kommt dem Lymphsystem zugute.

Bromelain stärkt weiter effektiv das Immunsystem und verhindert oder mildert so zahlreiche Krankheiten wie bspw. Nasennebenhöhlenentzündungen und Schnupfen.

Bromelain ist in Form von magensaftresistenten Kapseln erhältlich. Unbedingt zu beachten ist die Einnahmezeit der Enzyme: Diese sollten 60 bis 90 Minuten vor den Mahlzeiten eingenommen werden, damit die Funktionsfähigkeit der Enzyme gewährleistet bleibt.

Schüßler-Salze zum Entgiften und Stärken des Lymphsystems

Schüßler-Salze sind empfehlenswert zum Entgiften und Stärken des Lymphsystems, da die Salze sanft und fast ohne Nebenwirkungen wirken.

Schüßler-Salze sind Mineralsalze in homöopathischer Dosierung. Die Therapie geht auf den homöopathischen Arzt ***Dr. med. Wilhelm Heinrich Schüßler (1821-1898)*** zurück. Schüßler ging davon aus, dass sämtliche Krankheiten durch Störungen des Mineralstoffhaushalts in den Körperzellen entstehen und entsprechend durch die Gabe homöopathischer Dosen der Mineralsalze geheilt werden können.

Schüßler-Salze sind nicht mit einer Substitution von Mineralstoffen in hoher Dosierung vergleichbar - Schüßler-Salze sind vielmehr entwickelt, um den Mineralstoffhaushalt der Zellen zu regulieren und so die Selbstheilungskräfte des Körpers zu aktivieren. Die speziell aufbereiteten Salze können direkt von den Zellen aufgenommen werden und dort die chemischen Abläufe normalisieren. Auf diese Weise wird das natürliche Gleichgewicht der Zellen wieder hergestellt, die Ursache der Erkrankung wird beseitigt.

Schüßler-Salze werden als potenzierte Mittel in Tablettenform angewendet, diese lässt man langsam im Mund zergehen. Je länger das Mineralsalz Kontakt mit der Mundhöhle hat, desto intensiver ist die Wirkung. Schüßler-Salze gibt es in verschiedenen Potenzen, wobei D 6 als die Regelpotenz gilt. Es gibt 12 Schüßler-Funktionsmittel und weitere 15 Ergänzungsmittel.

Schüßler-Salze können direkt von den Zellen des Körpers aufgenommen werden, da sie nicht den Verdauungstrakt passieren müssen. So kann sich die Wirkung auf subtile, aber effektive Weise in jeder Zelle entfalten.

Was die Dosierung der Salze betrifft, gibt es unterschiedliche Meinungen. Manche Homöopathen empfehlen die hoch dosierte Anwendung - gerade zu Beginn der Behandlung. Ich empfehle allerdings eher die Standardempfehlung von 3 x tgl. 1 Tablette (Ausnahme: die Heißen 7). Die Schüßler-Tabletten können direkt eingenommen werden oder aber zuvor in heißem Wasser aufgelöst werden. In diesem Fall trinkt man das heiße Wasser mit den aufgelösten Tabletten schlückchenweise, vor dem Schlucken belässt man die Flüssigkeit noch für einige Zeit in der Mundhöhle.

Löst man die Tabletten in Wasser auf, so verwende man einen Plastik- oder Holzlöffel, niemals einen Metalllöffel.

Auch über die Anzahl der Schüßler-Salze, die man gleichzeitig einnehmen kann, herrscht Uneinigkeit. Manche Homöopathen empfehlen, nur ein Schüßler-Salz zu nehmen, manche sehen dagegen überhaupt kein Limit bei der Anwendung von Schüßler-Salzen. Ich spreche die Empfehlung aus, nicht mehr als drei Schüßler-Salze gleichzeitig anzuwenden.

Schüßler-Salze zum Entgiften und Stärken des Lymphsystems

Schüßler-Salz Nr. 7: Magnesium phosphoricum D 6

(Magnesiumphosphat)

Magnesiumphosphat hat einen entscheidenden Einfluss auf die Fließfähigkeit der Lymphe, es kann regelrecht als Betriebsstoff der Lymphe angesehen werden. Da das Lymphsystem - wie wir gelesen haben - keine eigene Pumpe besitzt, wie es das Herz für den Blutkreislauf ist, sind verschiedene Faktoren für die Fließfähigkeit der Lymphe entscheidend. Hierzu gehört die Fähigkeit der Lymphgefäße, sich zu kontrahieren, damit die Lymphflüssigkeit bewegt wird. Da Magnesium phosphoricum die selbsttätige Bewegung der Lymphgefäße unterstützt, kann die Lymphe in ihrer Fließfähigkeit unterstützt werden.

Magnesium phosphoricum ist der einzige Mineralstoff, der in heißem Wasser aufgelöst eine besondere Wirkung zeigt. Zur Bereitung der sogenannten ***„Heißen Sieben“*** löst man sieben Tabletten Magnesium phosphoricum in ca. 250 ml abgekochtem, heißem Wasser auf. Die gewonnene Lösung wird heiß und schluckweise in den Mund genommen, dort einen Moment gehalten und dann geschluckt. Magnesium phosphoricum kann jedoch auch - besonders bei einem länger andauernden Einnahmezeitraum - wie alle anderen Mineralstoffe gelutscht werden.

Schüßler-Salz Nr. 10: Natrium sulfuricum D 6

(Natriumsulfat)

Natriumsulfat spielt eine wichtige Rolle für alle Entgiftungsorgane - so auch für das Lymphsystem. Durch osmotischen Druck wird Wasser aus den Zellen und Geweben angezogen und anschließend ausgeschieden. Natrium sulfuricum bewirkt auf diese Weise eine Ausscheidung von Wasser aus den Geweben und ist daher die wichtigste Mineralstoffverbindung für die Ausleitung und Ausscheidung von Schadstoffen.

Ferner aktiviert Natrium sulfuricum die Tätigkeit der Lymphe, indem es die Zellen der Lymphgefäße reizt.

Schüßler-Salz Nr. 12: Calcium sulfuricum D 12

(Calciumsulfat)

Calciumsulfat - das zweiwertige Sulfatsalz des Calciums - besitzt wie alle Sulfate eine reinigende und entgiftende Wirkung.

Calciumsulfat fördert die Ausschwemmung von Stoffwechselabfallprodukten, Giften und Krankheitserregern in der Lymphe. Auch bei eitrigen Entzündungen der Lymphknoten hat sich Calciumsulfat bewährt, hier wird die Vernichtung und Ausscheidung des Eiters unterstützt. Durch seine stark anregende Wirkung auf die Lymphknoten schlägt Calciumsulfat bei eitrigen Entzündungen vielfach besser an als die übrigen Schüßler-Salze. Eiter und Entzündungsmediatoren sowie andere Gifte werden viel schnell aus dem Körper gespült.

Calcium sulfuricum ist schwer wasserlöslich, sodass es bevorzugt in der zwölften Dezimalpotenz eingesetzt wird.

Homöopathische Mittel zum Entgiften und Stärken des Lymphsystems

Der Wunsch nach natürlichen und möglichst nebenwirkungsarmen Behandlungsmöglichkeiten führt immer mehr Menschen zur Homöopathie.

Die Homöopathie wurde von dem deutschen Arzt **Samuel Hahnemann (1755-1843)** begründet, seine Thesen sind in seinem Werk **Organon der Heilkunst (1. Auflage 1810)** festgehalten.

Im Gegensatz zur Allopathie - wo meist die Symptome einer Krankheit und nur selten die Ursachen behandelt werden - werden bei der Homöopathie die Selbstheilungskräfte des Körpers aktiviert.

Weiter soll in der Homöopathie ***„Ähnliches durch Ähnliches geheilt werden."*** (**lat. „Similia similibus curentur**"). Das bedeutet, dass ein Reiz gesetzt wird, der ähnlich den zu behandelnden Beschwerden wirkt - auf diese Weise werden die Selbstheilungskräfte des Körpers in Gang gesetzt.

Dies kann man so verstehen: Berührt man etwa Brennnesselblätter, so bilden sich schmerzhafte Blasen auf der Haut. Aus diesem Grund kann die Brennnessel (**lat. Urtica urens**) in der Homöopathie bspw. bei Verbrennungen und Sonnenbrand angewendet werden.

Ein weiteres Beispiel ist die Küchenzwiebel (**lat. Allium cepa**). Jede Hausfrau weiß, dass Zwiebelschneiden kein leichtes Unterfangen ist - tränen doch dabei die Augen und fließt die Nase ohne Unterlass. Diese Tatsache hat sich die Homöopathie zunutze gemacht: Hier wird die Küchenzwiebel in potenzierter Form bei Fließschnupfen, verbunden mit tränenden Augen, angewendet.

Wie man sieht, gründet die Homöopathie also auf dem Grundsatz, dass ein Wirkstoff, der in seiner Reinform bei einem gesunden Menschen bestimmte (Krankheits-)Symptome oder gar Vergiftungserscheinungen hervorruft, in homöopathischer Dosierung bei einem Kranken mit eben diesen Symptomen hilft, durch Aktivierung der Selbstheilungskräfte wieder gesund zu werden.

Nach der Gesundung sind auch die Symptome wie Schnupfen usw. kuriert.

Zu beachten ist, dass bei Anwendung der Hochpotenzen ab D 30, sowie der C-Potenzen und der LM- oder Q-Potenzen, aufgrund der stärkeren Wirkung ein kompetenter Heilpraktiker/ homöopathisch arbeitender Arzt zurate gezogen werden sollte.

Denn je höher die Potenz ist, umso stärker wirkt das Mittel, da die Energie potenziert wird. Der Körper interagiert mit der auf ihn einwirkenden Energie, auf diese Weise wird die Heilung in Gang gesetzt. Eine Selbstbehandlung ist dagegen bei den Potenzen D 3 bis D 12 vorgesehen. Generell gilt für homöopathische Mittel, dass es am Anfang der Therapie nach einigen Tagen zu einer sogenannten Erstverschlimmerung kommen kann, was aber als Zeichen dafür gewertet werden kann, dass das richtige homöopathische Mittel gewählt wurde. Die Erstverschlimmerung muss aber nicht immer auftreten, diese tritt vor allem bei langwierigen und chronischen Krankheiten auf.

Weiter ist zu beachten, dass bei Anwendung von Homöopathika vom Arzt verordnete schulmedizinische Medikamente keinesfalls abgesetzt werden dürfen oder durch Homöopathika ersetzt werden dürfen.

Jedoch können fast alle Homöopathika mit schulmedizinischen Arzneimitteln kombiniert werden, Wechselwirkungen sind hierbei im Regelfall nicht zu befürchten - im Gegenteil, eine Kombination von schulmedizinischen Arzneimitteln und Homöopathika kann oftmals sehr sinnvoll sein.

Zeigt sich bei der Behandlung mit einem homöopathischen Mittel nach 14 Tagen keine Besserung, so ist auf ein anderes homöopathisches Mittel umzustellen.

Die Behandlung erfolgt so lange, bis die Beschwerden verschwunden sind. Therapiert man über den Zeitpunkt der Heilung hinaus, kehren die Beschwerden oftmals wieder zurück.

Homöopathika sollen stets unabhängig von einer Mahlzeit, also eine halbe Stunde vor dem Essen oder zwei Stunden nach dem Essen, eingenommen werden. Während der Anwendung von Homöopathika sollte auf pfefferminzhaltige bzw. mentholhaltige Zahnpasten verzichtet werden - es gibt spezielle mentholfreie Zahnpasten für homöopathische Zwecke, welchen hier der Verzug gegeben werden sollte.

Globuli oder Tabletten sollten niemals mit einem Metalllöffel (Wechselwirkungen mit dem Metall sind möglich), sondern immer mit einem Plastik- oder Holzlöffel eingenommen werden.

Globuli, Tabletten und Dilutionen sind stets an einem trockenen, kühlen Ort aufzubewahren - niemals jedoch im Kühlschrank oder in der Nähe von elektrischen Geräten.

Globuli sollte man zur besseren Resorption (Aufnahme) langsam im Mund zergehen lassen, das Gleiche gilt für Tabletten. Tabletten kann man auch in die Wangentasche legen oder alternativ in warmem Wasser auflösen und dann in kleinen Schlucken trinken. Vor dem Schlucken sollte die Flüssigkeit eine Zeit lang im Mund belassen werden.

Im Folgenden werden Homöopathika zur Entgiftung der Lymphe beschrieben. Die Behandlung erfolgt entsprechend den vorliegenden Symptomen.

Homöopathische Mittel zum Entgiften und Stärken des Lymphsystems

Phytolacca

Phytolacca americana - die Amerikanische Kermesbeere - gehört zur Familie der Kermesbeergewächsen (**lat. Phytolaccacae**). Bei der Amerikanischen Kermesbeere handelt es sich um eine ausdauernde krautige Pflanze, die eine Wuchshöhe von 1 bis 3 m erreicht. Die Kermesbeere stammt ursprünglich aus Nordamerika, hat sich mittlerweile aber fast weltweit angesiedelt.

Phytolacca hat als Homöopathikum eine starke Wirkung auf das Lymphsystem, besonders auf die Lymphknoten im Bereich des Halses und der Brust. Phytolacca wird eingesetzt bei grippalen Infekten, bei Halsschmerzen, Mandel- sowie Rachen- und Ohrspeicheldrüsenentzündungen. Bei Stillproblemen sorgt Phytolacca für eine Anregung des Milchflusses, entzündete Brustwarzen heilen schneller.

Symptome, die für die Einnahme von Phytolacca sprechen

Der Phytolacca-Typ ist häufig gleichgültig, lustlos, reizbar, unruhig. Geschwollene Drüsen. Die Brustdrüsen sind hart und geschwollen, beim Stillen kommt es zu Schmerzen. Starke Kopf- und Rückenschmerzen. Muskel- und Gelenkschmerzen. Schluckbeschwerden. Der Hals ist dunkelrot und brennt. Immer wiederkehrende Angina. Für eine Verbesserung der Symptome sorgen kalte Getränke, Ruhe, frische Luft und trockenes Wetter. Zu einer Verschlechterung führen nass-kaltes Wetter, heiße Getränke, Anstrengung und Bewegung.

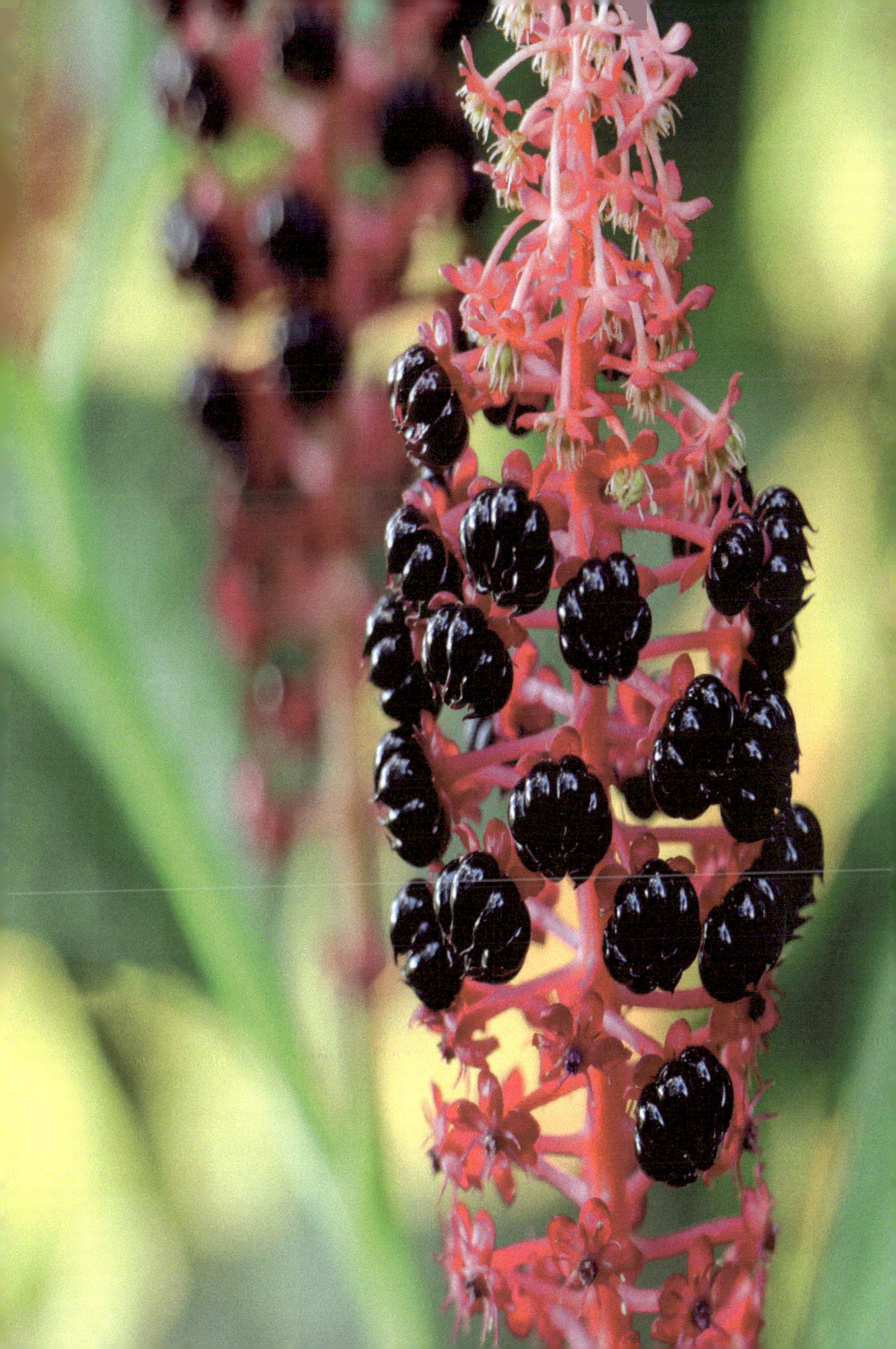

Conium

Der ***Gefleckte Schierling*** (**lat. Conium maculatum**) gehört zur Familie der Doldenblütler (**lat. Apiaceae**). Der Gefleckte Schierling wächst als zweijährige krautige Pflanze und erreicht Wuchshöhen von 1 bis 2 m. Charakteristisch ist der starke Geruch der Pflanze nach Mäuseurin. Das Verbreitungsgebiet des Gefleckten Schierlings umfasst ganz Europa sowie Teile Asiens und Nordafrikas. In Amerika sowie in Neuseeland kommt die Pflanze verschleppt und eingebürgert vor. Der Gefleckte Schierling wächst an Wegen, auf Äckern, Schuttplätzen und Brachflächen. Die Pflanze gehört zu den giftigsten Arten der Doldengewächse.

Mit einem Trank aus seinen Früchten oder Wurzeln wurden im Altertum zum Tode Verurteilte hingerichtet, so z. B. der griechische Philosoph Sokrates. Arzneilich wird Conium heutzutage nur noch in homöopathischen Dosen eingesetzt.

In der Homöopathie wird Conium bei Verhärtungen und Schwellungen der Lymphknoten eingesetzt. Weitere Einsatzgebiete sind Schwäche, Depressionen, Müdigkeit, Verlust der Kräfte und Impotenz. Weiter hilft Conium bei physischer und psychischer Lähmung und innerlicher Erstarrung. Ein häufiges Einsatzgebiet von Conium sind Knoten in der weiblichen Brust sowie eine Vergrößerung der Prostata. Auch bei Schwindel, trockenem Husten sowie bei Sodbrennen und saurem Aufstoßen zeigt Conium eine gute Wirkung.

Symptome, die für die Einnahme von Conium sprechen

Geistig träge, vergesslich, teilnahmslos. Erschöpfung von Körper und Geist. Hysterische, sture Persönlichkeiten. Weint oft. Schwindel. Starke Lichtempfindlichkeit. Gelbliche, verhornte Haut. Nachtschweiß. Verbesserung der Beschwerden bei Bewegung und Dunkelheit. Verschlimmerung nachts, nach Genuss von Alkohol und bei sexueller Enthaltsamkeit. Verträgt keine Milch.

Clematis

Clematis recta - die aufrechte Waldrebe - gehört zur Familie der Hahnenfußgewächse (**lat. Ranunculaceae**). Wie ihr Name schon sagt, unterscheidet sich die aufrechte Waldrebe von anderen Waldreben-Arten durch ihre aufrechte, nicht kletternde Wuchsform. Die als gefährdet geltende, ausdauernde krautige Pflanze erreicht eine Höhe zwischen 50 und 150 cm. Sie ist in den Buschwäldern und -lichtungen von Mittel-, Ost- und Südeuropa bis in den Kaukasusraum anzutreffen.

Die homöopathische Arznei wird aus den zu Beginn der Blüte geernteten Stängeln mit Blüten und Blättern hergestellt.

Clematis hat eine starke Wirkung auf die Lymphknoten, v. a., wenn diese verhärtet und angeschwollen sind. Insbesondere die Lymphknoten der Leisten werden durch Clematis in ihrer Funktion unterstützt. Weitere Hauptangriffspunkte sind die Harnwege, die männlichen und weiblichen Geschlechtsorgane und alle Drüsen (z. B. die Prostata). Auch schmerzhafte und verhärtete Hoden und Brustdrüsen können durch die Gabe von Clematis geheilt werden. Bei Harnröhrenentzündung, Harnverhaltung und Blasenentzündung erweist Clematis ebenso gute Dienste. Ein weiteres Einsatzgebiet von Clematis sind juckende Hautausschläge, Entzündungen der Haut, sowie Flechten. Auch bei Schlafstörungen hat sich Clematis als hilfreich erwiesen.

Symptome, die für die Einnahme von Clematis sprechen

Clematis-Typen sind oft traurig, verärgert, erschöpft, müde, unzufrieden, mürrisch, zerknirscht. Kopfschmerzen, bevorzugt abends. Sehr unruhiger Schlaf, oft verbunden mit Nachtschweiß. Juckende Hautausschläge. Brennen der Harnröhre. Verbesserung der Beschwerden durch frische Luft. Verschlechterung durch Berührung, Bewegung, Bettwärme, kaltes Wetter und nachts.

Scrophularia

Die ***Knotige Braunwurz*** - (**lat. Scrophularia nodosa**) - gehört zur Familie der Braunwurzgewächse (**lat. Scrophulariaceae**). Es handelt sich um eine ausdauernde, krautige Pflanze, die eine Wuchshöhe zwischen 50 und 100 cm erreicht. Die Pflanze wächst an mäßig nährstoffreichen, feuchten Stellen in Wäldern, an Waldrändern, in Gebüschen und an Flussufern. Die Knotige Braunwurz kommt in Europa und im westlichen Asien bis zum Kaukasus und Westsibirien vor. Ins östliche Nordamerika wurde sie eingeschleppt.

Scrophularia wird in der Homöopathie bei allen Erkrankungen des Lymphsystems, wie Schwäche des Lymphsystems sowie bei Verhärtungen und Schwellungen der Lymphknoten eingesetzt. Generell wird durch Scrophularia eine Fehlfunktion des Lymphsystems wieder normalisiert.

Weitere Einsatzgebiete sind Abwehrschwäche, Erkältungen, chronischer Schnupfen, chronische Bronchitis, Mandel-, Rachen- und Mittelohrentzündungen. Ein weiterer Einsatzbereich von Scrophularia ist der Magen-Darm-Trakt, so werden etwa Verdauungsschwäche und Magen-Darm-Krämpfe wirksam bekämpft. Auch bei Hautjucken ohne erkennbare Ursache, bei schwer heilenden, entzündeten Wunden, bei Ekzemen und Neurodermitis hat sich Scrophularia bewährt.

Symptome, die für die Einnahme von Scrophularia sprechen

Mutlos, niedergeschlagen. Gefühl von Schläfrigkeit und Benommenheit. Schwindel. Schnelle Erschöpfbarkeit. Starke Lichtscheu. Häufig Kopfschmerzen am Morgen. Trockener Schnupfen mit Niesen. Verbesserung der Symptome im warmen Zimmer. Verschlechterung nach dem Essen, in kalter Luft sowie durch Liegen auf der rechten Seite.

Arsenicum album

Weißes Arsenik (arsenige Säure) ist ein weißes, geruchloses Pulver, auch weißliche Stücke sind im Handel.

Da Arsenik erst nach Einführung der Marshschen Probe (1836) nachweisbar war, war es seit dem 16. Jahrhundert das berüchtigtste Mordgift - bis zur Nachweisbarkeit von Arsenik waren bis zu 95 % aller Giftmorde auf den Einsatz von Arsenik zurückzuführen.

Aber nicht nur als Mordgift machte sich Arsenik einen Namen - sogenannte ***„Arsenikesser"*** nahmen das Gift regelmäßig in niedrigen Dosen als Droge zu sich, um die Leistungsfähigkeit und das Wohlbefinden des Organismus zu stärken.

Arsenik wurde auch von betrügerischen Pferdehändlern (sogenannten Rosstäuschern) an ältere und ausgezehrte Pferde verabreicht, um diese gesünder wirken zu lassen. So wurde das Fell der Tiere durch Arsenik glänzender, zudem wirkt Arsenik appetitsteigernd, sodass alte und schwache Tiere durch vermehrte Nahrungsaufnahme an Gewicht zunahmen und so vor dem Verkauf wohlgenährter erschienen.

Heutzutage wird Arsen medizinisch in der Homöopathie genutzt sowie schulmedizinisch zur Behandlung der rezidivierenden bzw. refraktären akuten Promyelozyten-Leukämie (APL).

In der Homöopathie wirkt weißes Arsenik auf das zentrale und periphere Nervensystem, weiter wird entzündlichen und destruktiven Prozessen in Lymphsystem, Nieren, Leber, Darm, Galle und Bauchspeicheldrüse entgegengewirkt. Insbesondere bei Lymphstau, bei Ödemen, bei Entzündungen von Gewebe, sowie bei Magen-Darm-Erkrankungen (bspw. schwerer Durchfall, Brechdurchfälle, Gastritis, Magengeschwür) ist weißes Arsenik hilfreich.

Weißes Arsenik hilft insbesondere bei Magen-Darm-Infektionen, die nach dem Genuss von verdorbenen Lebensmitteln, eiskalten Getränken sowie ungewohnter Nahrung auftreten. Deshalb gehört weißes Arsenik in jede Hausapotheke.

Ein weiteres Haupteinsatzgebiet von weißem Arsenik sind Schwächezustände, die mit großer körperlicher und geistiger Erschöpfung einhergehen. Auch Angst und Ruhelosigkeit gehören zu den Indikationen von weißem Arsenik.

Arsenicum album wird ferner bei Gürtelrose, Beingeschwüren, Lippenherpes, Halsschmerzen und Schnupfen angewandt.

Symptome, die für die Einnahme von Arsenicum album sprechen

Angst, verbunden mit Unruhe und Agitiertheit. Angst vor dem Alleinsein und vor dem Verlassen werden. Perfektionistische, ordnungsliebende, pünktliche, sehr exakte Menschen. Kleinlich, nachtragend, geizig. Erschöpft, reizbar, misstrauisch, pessimistisch. Große Schwäche und Erschöpfung. Starkes Verlangen nach eiskaltem Wasser, das jedoch nicht vertragen wird. Besserung der Symptome durch Wärme, langsame Bewegung, warme Getränke. Verschlechterung der Symptome durch Kälte, kalte Getränke und Lebensmittel. Ebenso Verschlimmerung nachts, bei Vollmond, durch schnelle Bewegung.

Hydrargyrum biiodatum

Quecksilber(II)-jodid (Hydrargyrum biiodatum, Mercurius biiodatus) ist ein scharlachrotes, schweres, mikrokristallines Pulver von hoher Toxizität.

In der Homöopathie wird Quecksilber(II)-jodid zur Anregung des lymphatischen Systems verwendet. Weitere Indikationen sind Entzündungen der Schleimhäute, entzündliche Prozesse im Mund- und Rachenraum, Halsschmerzen, Infekte. Oft gehen diese Erkrankungen mit geschwollenen Lymphknoten einher.

Daneben wird Mercurius biiodatus bei Entzündungen der Nase, der Nasennebenhöhlen, der Ohren (z. B. Mittelohrentzündung) und der Augen (z. B. Bindehautentzündung) eingesetzt. Auch Husten, grippale Infekte, Scharlachangina und diphtherische Halsbeschwerden sprechen gut auf Quecksilber(II)-jodid an.Besonders ist die linksseitige Wirkung von Quecksilber(II)-jodid hervorzuheben. Auch bei Entzündungen des Darms, die bspw. mit Durchfall einhergehen, hat sich Quecksilber(II)-jodid bewährt. Bei Schilddrüsenerkrankungen darf Hydrargyrum biiodatum nur nach Rücksprache mit dem Arzt eingenommen werden.

Symptome, die für die Einnahme von Hydrargyrum biiodatum sprechen

Ruhelosigkeit, schreckhaftes und hektisches Verhalten. Zittern der Hände. Launisch, wechselhafte Stimmung von fröhlich bis mürrisch. Oft aufgedunsen und rote Flecken im Gesicht. Abends früh schläfrig.

Die Beschwerden werden besser durch Ruhe. Verschlechterung durch Wetterwechsel, Anstrengung, Berührungen.

Calcium iodatum

Calcium iodatum (Calciumiodid) ist ein weißer Feststoff, der sich an der Luft langsam gelb färbt.

In der Homöopathie wird Calciumiodid v. a. bei chronischen Entzündungen der Lymphorgane sowie bei geschwollenen (und zusätzlich oft harten) Lymphknoten eingesetzt. Das Homöopathikum wird auch bei Erkrankungen angewandt, die häufig mit geschwollenen Lymphknoten einhergehen, wie bspw. Erkältungen, grippale Infekte und Mandelschwellung und -entzündung. Weitere Indikationen sind Fließschnupfen, (trockener) Husten und Mittelohrentzündung. Auch bei entzündlichen Prozessen der Haut und bei Krampfadern kommt Calciumiodid zum Einsatz.

Bei Unverträglichkeit gegenüber Jod darf Calcium iodatum nicht angewendet werden, bei Schilddrüsenerkrankungen muss vor Anwendung ein Arzt konsultiert werden.

Symptome, die für die Einnahme von Calcium jodatum sprechen

Schreckhaft, ängstlich, mutlos. Überdreht, hektisch, genervt. Schlaff, erschöpft, anfällig für Erkältungen. Ist gerne allein. Schwitzige Hände und Füße.

Allgemeine Maßnahmen zur Entgiftung des gesamten Körpers

Bei einer Entgiftungskur werden nicht nur die Entgiftungsorgane unterstützt und stimuliert - auch das Immunsystem sollte gestärkt werden sowie allgemein entgiftende Maßnahmen vorgenommen werden. Allgemeine Maßnahmen zur Entgiftung des gesamten Körpers sehen vor, dass durch Ankurbeln des Stoffwechsels Schlacken, Gifte und Stoffwechselendprodukte aus den Körperdepots mobilisiert und abtransportiert werden.

Weiterhin sollten die Selbstheilungskräfte des Körpers angeregt und das Immunsystem aktiviert werden. Grundsätzlich sollte bei jeder Ausleitungstherapie genügend getrunken werden (ca. 2,5 l am Tag, vorzugsweise stilles, warmes Wasser und Kräutertee), außerdem sollte eine gesunde Ernährung und eine moderate sportliche Betätigung angestrebt werden.

Ferner sollte, wenn möglich, auf Alkohol, Nikotin sowie auf die Einnahme von Medikamenten (soweit möglich - Eine Dauermedikation darf niemals eigenmächtig abgesetzt werden) verzichtet werden. Auch auf den Genuss von Kaffee sollte weitgehend verzichtet werden.

Neben mechanischen Verfahren wie Schröpfen (siehe oben) usw. kommen zum Ausleiten von Schadstoffen vor allem pflanzliche Mittel und Homöopathika zum Einsatz. Hersteller von homöopathischen Arzneimitteln sind bspw. DHU, Phönix, Heel und Wala. Neben Arzneimitteln und Methoden, die auf einzelne Organe wirken, gibt es auch sogenannte Universalheilmittel, welche eine Entgiftung des gesamten Körpers bewirken. Zu diesen Mitteln gehören bspw. Birkenkohle und Algen.

In der Homöopathie hat sich besonders Sulfur als ***„Universalentgiftungsmittel"*** bewährt. Schon Paracelsus stellte fest, dass Sulfur (Schwefel) alle Krankheitskeime durch das Feuer, das in ihm steckt, verzehrt. Sulfur regt die Stoffwechseltätigkeit sehr stark an, das Arzneimittel sollte vorzugsweise in der Potenz D 12 eingenommen werden. Weitere Mittel zur universellen Entgiftung sind Arsenicum album (weißes Arsen) in der Potenz D 12 und Antimon D 12. Beliebt zur Ausleitung sind auch die Kombinationsmittel **Derivatio®** (Firma Pflüger) und **Entoxin®** (Firma Spenglersan).

Zu jeder Ausleitungstherapie gehört auch die Optimierung des Säure-Basen-Haushalts. Aufgrund ungesunder Lebensführung und Ernährung ist ein Großteil der Menschen übersäuert, mittels Indikatorpapier oder -streifen (in jeder Apotheke erhältlich) kann ohne Weiteres der pH-Wert des Urins festgestellt werden. Wichtig ist - um reproduzierbare Werte zu erhalten - eine mehrmals tägliche Messung des pH-Werts des Urins über einen Zeitraum von mindestens einer Woche.

Um einen ausgeglichenen Säure-Basen-Haushalt zu gewährleisten, ist es unerlässlich, insbesondere den Verzehr von Fleisch- und Wurstwaren einzuschränken. Basenreich sind dagegen fast alle Gemüse- und Obstsorten.

Weiterhin ist es nötig, während einer Ausleitungstherapie das Immunsystem auf Vordermann zu bringen. Dies kann durch verschiedene Maßnahmen geschehen - Wechselduschen, Bürstenmassagen und moderate Bewegung wurden als Maßnahmen zur Entgiftung sowie als Schritte zur Stärkung des Immunsystems bereits vorgestellt.

Natürlich helfen auch einige Vitamine (z. B. hoch dosiertes Vitamin C), Spurenelemente (z. B. Zink) und Pflanzen bzw. pflanzliche Präparate (z. B. Sanddorn, Sonnenhut, Eleutherococcus) und Enzyme dem Immunsystem auf die Sprünge.

Sulfur - Universelle Entgiftung des Körpers

Sulfur (Schwefel) ist in der Homöopathie das Mittel zur universellen Entgiftung und Reinigung des Körpers. Schwefel wird auch als ***„Brennendes Prinzip der Natur"*** bezeichnet - denn er wirkt wie Feuer, das alle Keime und Gifte verbrennt. Sulfur sollte immer in die Therapie von chronischen Erkrankungen mit einbezogen werden, er schwemmt Giftstoffe, Schlacken und Rückstände von Medikamenten aus dem Körper, sodass sich dieser ganz auf seine Heilung besinnen kann. Die Anwendung zu Beginn einer Therapie sichert die gründliche Ausleitung von Schadstoffen, die jede Erkrankung stets mitverursachen. Durch eine umfassende Entgiftung des Körpers werden dessen Selbstheilungskräfte aktiviert. Die Stoffwechselleistung wird befeuert, Regenerationsprozesse unterstützt. Insbesondere eine durch zu viel Alkohol, Medikamente und Infektionen geschwächte Leber wird gestärkt und entlastet. Sulfur besitzt die Fähigkeit, grundlegend umstimmende Wirkungen zu entfalten.

Symptome, die für die Einnahme von *Sulfur* sprechen

Träge und erschöpfte Menschen mit herabgesetzter Stimmung und wenig Vitalität. Leberstörungen. Unreine Haut und Juckreiz. Großer Durst. Nach dem Essen treten Blähungen auf, der Bauch ist geschwollen. Verstopfung und Hämorrhoiden sind vorhanden. Hitze wird schlecht vertragen.

Birke - Weckt alle Lebensgeister

Die Birke (**lat. Betula pendula**) - auch Hängebirke, Maibaum, Sandbirke, Weißbirke, Raubirke genannt - gehört zur Familie der Birkengewächse (**lat. Betulaceae**). Die Birke ist in Mittel- und Nordeuropa heimisch, in Südeuropa nur im Gebirge. Die Birke ist ein Pionierbaum, d. h. sie besiedelt als einer der ersten Bäume kahle Flächen und neue Standorte. Der schnell wachsende Baum, der auch als Inbegriff der Jugend gilt, erreicht ein Alter von nur maximal 160 Jahren.

Im germanischen Volksglauben spielt die Birke eine wichtige Rolle. Schon lange vor der Eiche und der Linde wurde die Birke als heiliger Baum verehrt. Aus dieser Zeit stammt auch der Brauch, einen Maibaum aus dem Wald zu holen und diesen auf dem Dorfplatz aufzustellen. Auf diese Weise wollte man den erwachenden Frühling und die Natur ins Dorf holen. Bis zum heutigen Tag wurde die Tradition des Maibaums beibehalten. Die Birke steht als Inbegriff des Frühlings, des Neuanfangs und des wieder erwachenden Lebens. In diesem Sinne erweckt die Birke auch beim Menschen alle Lebensgeister - Schlacken und Gifte werden aus den Gliedern vertrieben, der Organismus wird wieder belebt und empfängt neue Kräfte.

Gerade im Frühjahr und Herbst eignen sich Birkenblätter (als Tee, Saft oder Elixier) zur kurmäßigen Anwendung - der Körper wird gereinigt, entschlackt und entgiftet. Ablagerungen, Säuren und weitere Stoffe, die den Körper belasten und schwächen, werden ausgeschwemmt, die Nierentätigkeit wird angeregt. Allgemein steht die Birke für alle Durchfluss- und Erneuerungsprozesse. Durch die vitalisierende Wirkung der Birke wird Erschöpfung und Schwäche wirksam Paroli geboten.

Auch äußerlich kann Birkenöl zur Entschlackung und Kräftigung des Körpers angewendet werden. Für die positiven Eigenschaften der Birkenblätter sind hauptsächlich Flavonoide verantwortlich, weiter auch ätherisches Öl, Saponine, Gerbstoffe, Bitterstoffe und Vitamin C.

Die einfachste Anwendungsform ist aus Birkenblättern hergestellter Tee. Auch Birkenelixier (die jungen Birkenblätter werden hierbei schonend gekocht und mit Zucker haltbar gemacht) eignet sich zur kurmäßigen Anwendung.

Ingwer - Intensive Wärme entgiftet

Ingwer (**lat. Zingiber officinale**) ist eine ausdauernde krautige Pflanze, die Wuchshöhen von 50 bis über 150 cm erreicht. Die schilfartige aussehende Pflanze gehört zur Familie der Ingwergewächse (**lat. Zingiberaceae**). Ingwer wächst in den Tropen und Subtropen, kultiviert wird die Pflanze v. a. in Indien, Sri Lanka, Indonesien, Vietnam, China, Japan und Nigeria. Die wirksamen Inhaltsstoffe befinden sich im Wurzelstock, bei den Wirkstoffen handelt es sich v. a. um Scharfstoffe (Gingerol) und ätherisches Öl (Zingiberen, Curcumen).

Der Geschmack des Ingwers ist brennend scharf, wodurch uns die Knolle von innen wärmt. Die wärmende Wirkung des Ingwers kommt uns jedoch nicht nur an kalten Wintertagen zugute - durch die wärmende Wirkung werden die Verdauung, die Durchblutung und der Stoffwechsel angekurbelt, die Wärmeproduktion des Körpers steigt, weshalb der Organismus dazu angeregt wird, Giftstoffe auszuleiten.

Der regelmäßige Verzehr von Ingwer hilft auch dabei, die Leber gesund zu erhalten und deren Leistungsfähigkeit zu steigern. Daneben stärkt Ingwer das Immunsystem, Erkältungskrankheiten wird durch regelmäßiges Trinken von Ingwertee effektiv vorgebeugt. Auch die Magensaft- und Gallenproduktion wird durch Ingwer angeregt, ferner wird Reiseübelkeit vorgebeugt.

Schon 5 g Ingwerwurzel am Tag genügen für eine entgiftende Wirkung. Zur Bereitung eines Tees schält man ein ca. zwei cm dickes Stück Ingwerwurzel, schneidet dieses in Scheiben, übergießt die Wurzel mit heißem Wasser und lässt den Tee fünf Minuten ziehen. Man kann reinen Ingwertee trinken, eine besonders reinigende Wirkung besitzt auch ein Tee, bestehend aus Ingwerwurzel, Brennnesselblättern und Zitronensaft.

Ingwerwurzel schmeckt auch köstlich zu grünem Tee, durch die Kombination der beiden Teesorten erzielen Sie eine doppelte entgiftende Wirkung.

Auch in Kombination mit anderen Teesorten, z. B. mit Zitronengras, schmeckt Ingwer hervorragend. In Fruchtsäften (z. B. Orangensaft, Grapefruitsaft) wird Ingwer ebenfalls gerne verwendet. Auch die so beliebten Smoothies werden sehr häufig mit Ingwer angereichert. So findet man häufig Rezepte für Möhren-Ingwer-Smoothies, Gurken-Ingwer-Smoothies oder Rote Beete-Mango-Ingwer-Smoothies. Der individuellen Kreativität sind hier natürlich keine Grenzen gesetzt.

Ingwer wird insbesondere auch als Zutat für Soßen und Suppen verwendet, häufig stammen entsprechende Rezeptvorschläge aus dem asiatischen Raum. So erfreuen sich Kartoffel-Ingwer-Suppen großer Beliebtheit, ebenfalls Kokos- und Kürbissuppen mit Ingwer, Möhren-Orangen-Suppe mit Ingwer, Linsensuppen mit Ingwer oder auch asiatische Nudelsuppen mit Ingwer. Auch scharfe Currygerichte enthalten oft Ingwer, weiter Gemüsegerichte und Obstvariationen (z. B. Birnen mit Ingwer).

Stress wirksam abbauen

Stress - Ein Phänomen unserer heutigen Zeit

Stress am Arbeitsplatz, unzählige Überstunden und wenig Freizeit - wer kennt diese Probleme heutzutage nicht? Grenzenlose Hektik und Strapazen bestimmen unseren Alltag, der Leistungsdruck in Beruf und Privatleben steigt permanent. Wie ein Hamster drehen wir im berüchtigten Laufrad. Selbst in der Freizeit muss man vielfältigen Verpflichtungen nachkommen, das Vereinsleben und die Geselligkeit rufen, der moderne Mensch tanzt gerne auf allen Hochzeiten und ist Hansdampf in allen Gassen. Und zuhause locken nicht selten Internet und Fernsehen, das Handy klingelt unaufhörlich, sodass Körper und Seele einfach nicht zur Ruhe kommen können. Man ist jederzeit und für jedermann erreichbar - nur für sich selbst nicht mehr. Dabei bleiben Gesundheit und Wohlbefinden natürlich zwangsläufig auf der Strecke.

Stress ist natürlich nicht der einzige Auslöser von Krankheiten sowie von Überlastungs- und Vergiftungserscheinungen von Körper und Seele. Gleichwohl ist Stress aber eine treibende Kraft bei der Entstehung von psychischen wie auch körperlichen Erkrankungen.

Aber was ist überhaupt Stress genau? Als stressig empfinden wir Situationen, die von Überforderung, Hilflosigkeit und Verlust der Kontrolle gekennzeichnet sind. Wir haben das Gefühl, diese Gegebenheiten nicht vermeiden oder beeinflussen zu können oder auch den Umständen nicht gewachsen zu sein.

Dabei handelt es sich meist um eine subjektive Einschätzung der Situation, wir erleben Situationen oft als gefährlicher oder bedrohlicher, als diese es in Wirklichkeit tatsächlich sind. In solchen Situationen setzen wir uns dann selbst unter Druck, reagieren hektisch, verkrampft und kopflos.

Stress entsteht auch, wenn wir uns und unsere Arbeit als nicht genügend respektiert und geschätzt wähnen. Anhaltender Stress schwächt indes die seelischen, geistigen und körperlichen Abwehrkräfte des Körpers, denn Dauerbelastung schadet in vielfältiger Weise dem Organismus.

So wird z. B. in Phasen von anhaltender Anspannung vermehrt das körpereigene Hormon Cortisol in der Nebennierenrinde produziert. Und dieses Hormon hat die unangenehme Eigenschaft, dass es als Immunsuppressivum wirkt, also die körpereigene Abwehr regelrecht unterdrückt. Wenn der Körper nun ständig unter Strom steht, hat er keine ausreichende Schlagkraft mehr gegen schwierige und stressige Situationen. Irgendwann gibt er auf und reagiert nur noch apathisch.

Durch ständigen Stress wird der Körper weiter in Alarmbereitschaft versetzt - dieses Verhalten haben wir vom Steinzeitmenschen übernommen - denn das Gehirn deutet Stress als Warnzeichen des Körpers und ruft die Nebennierenrinde zur Hilfe, welche die Produktion von Stresshormonen übernimmt.

Außerdem wird der sogenannte Sympathikus aktiviert, welcher den Körper in hohe Leistungsbereitschaft versetzt und diesen auf Angriff oder Flucht vorbereitet. Allgemein bezeichnet man diese Vorbereitungen des Sympathikus als Stressreaktion. Die Hormone Adrenalin und Noradrenalin werden in großen Mengen freigesetzt. Infolgedessen werden Herztätigkeit und Blutdruck gesteigert, die Atmung wird schneller, der Blutzuckerspiegel steigt an. Steht der Körper ständig unter Strom und liegt kein Gleichgewicht zwischen Anspannung und Entspannung mehr vor, erkranken Körper und Seele zwangsläufig.

Aus diesem Grund ist es notwendig, Körper und Seele ausreichend Gelegenheit zum Auftanken zu geben und nach stressigen Phasen für entlastende Momente und für Ruhe für Körper, Geist und Seele zu sorgen. Im Zustand tiefer Entspannung wird für Körper und Seele gleichsam die ***Reset-Taste*** gedrückt und die leeren Akkus von Körper und Seele werden mit neuer Energie versorgt. Der Körper wird gereinigt, Blockaden werden aufgelöst - so kann der gestresste Mensch wieder zu innerem Frieden und Harmonie finden und bei sich selbst ankommen.

Entspannungstechniken

Eselwandern

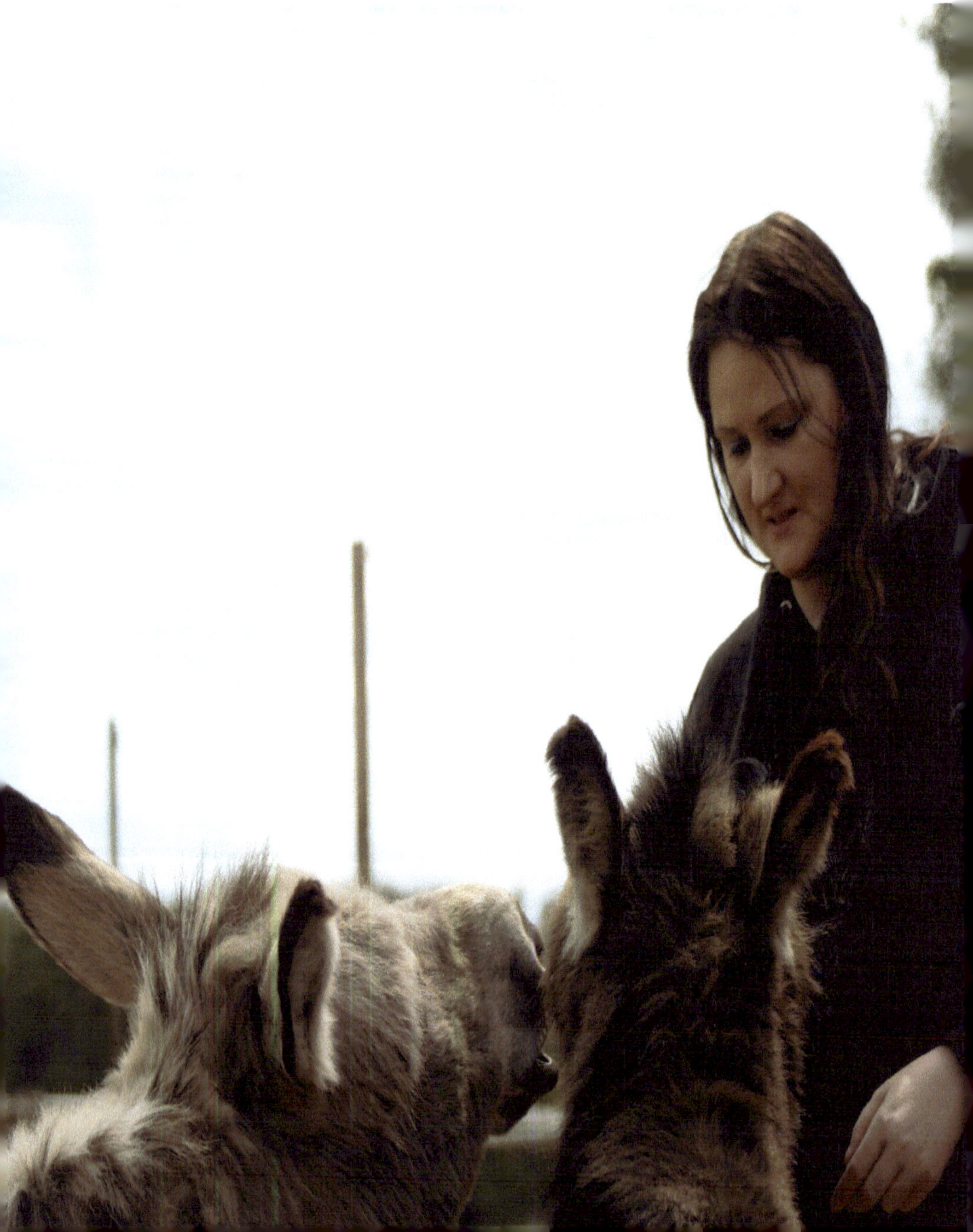

Warum gerade Eselwandern zu einem neuen Trend geworden ist, liegt auf der Hand. Esel strahlen eine tiefe Ruhe und Gelassenheit aus, in ihrer Nähe fällt es leicht, wieder zu innerer Ruhe und Frieden zu finden. Die Ruhe und Gelassenheit der Esel wirken ansteckend auf den Menschen, sie verhilft diesem zu Erdung, Zentrierung und Ausgeglichenheit. Das zugewandte und freundliche Wesen der Esel lädt den Menschen zur Kontaktaufnahme und zum Verweilen bei den Langohren ein. Die Kommunikation mit dem Esel läuft auch ohne Worte ehrlich und authentisch ab. Das Tier spürt instinktiv die Einstellung des Menschen zu ihm - dem Menschen, der respektvoll und mit klarer Haltung mit ihm umgeht, dem schließt er sich an. Das Bild des sprichwörtlich sturen Esels verdankt dieser übrigens seinen besten Eigenschaften - Achtsamkeit, Charakterstärke, Unbestechlichkeit und Verlässlichkeit. Denn wenn ein Esel eine Situation nicht einschätzen kann, verharrt er und analysiert die Situation so lange, bis er davon überzeugt ist, dass er darauf vertrauen kann, dass ihm nichts passiert. Erst dann wird er weitergehen. Wer eine Eselwanderung unternehmen möchte, muss sich darüber im Klaren sein, dass nicht er, sondern der Esel das Tempo bestimmt. Denn ein Esel hat es nie eilig, für ihn gilt einzig der jeweilige Moment und das Verweilen im Hier und Jetzt. Durchschnittlich läuft ein Esel drei Kilometer pro Stunde, Gewaltmärsche und eine sinnlose Jagd nach Kilometern sind beim Eselwandern also tabu. Stattdessen wird Ihnen vom Esel Entschleunigung und die Wiederentdeckung der Langsamkeit geboten. Die Idee, die dahintersteht, ist freilich, einzusehen, dass man es nie wirklich eilig hat und dass man nichts zu verpassen hat - zumindest nicht inmitten der Felder und Wälder, die man mit dem Grautier durchstreift.

Man lernt, dass der Weg das Ziel ist und dass Hektik und Eile für einen Esel Fremdworte sind.

Vielmehr lockt hier das Grün am Wegesrand, dort wird an einem Strauch geknabbert - jede kulinarische Abwechslung ist dem Esel willkommen und dient als ***„Ausrede“*** für ein kurzes oder auch längeres Päuschen. Mit einem Esel zu laufen, bedeutet, im Augenblick präsent zu sein und diesen zu genießen. Statt Hetze steht hier die Freude an der Landschaft und an der Gesellschaft des Tieres im Vordergrund. Die unbestechlichen Tiere begegnen uns ohne Wertung, weshalb sie sich auch hervorragend als Therapietiere eignen.
Lassen auch Sie sich bei Gelegenheit auf das Abenteuer Eselwanderung ein.

Meditation

„Der Geist muss leer sein, um klar zu sehen.“
(**Jiddu Krishnamurti, 1895-1986, indischer Philosoph, Autor**)

Wie oft kreisen die Gedanken, die uns einfach nicht zur Ruhe kommen lassen: Unsere Gedanken werden beherrscht von Stress, Ärger und Ängsten. Und wie sehr wir uns auch bemühen, es fällt uns meist schwer, den üppigen Ballast in unserem Gehirn abzuwerfen und abzuschalten. Meditation kann dabei helfen, den Geist zu leeren und loszulassen. Bei regelmäßigem Üben durchbrechen wir das Gedankenkarussell und können im Hier und Jetzt verweilen. Der Moment wird mit allen Sinnen intensiv wahrgenommen, der Alltag mit seinen Sorgen spielt keine Rolle mehr.
Man lernt durch Meditation, seine Gedanken zu steuern - anstatt dass uns umgekehrt die Gedanken steuern. Der Geist gewinnt an Klarheit, Körper und Seele können ins Gleichgewicht gebracht werden - der Mensch findet seine Mitte wieder. Ein Gefühl des inneren Friedens stellt sich ein, Körper und Seele gelangen zu Entspannung und Ruhe.

Der Meditierende kann sich von (schlechten) Gewohnheiten lösen, er erkennt die Motive seines Handelns und gewinnt so an Weisheit. Wer regelmäßig meditiert, wird bereits nach kurzer Zeit mehr Ruhe, Harmonie, Glück, Frieden und innere Kraft verspüren.

Meditation (abgeleitet von den lateinischen Wörtern ***„meditatio"*** = ***„Ausrichtung zur Mitte"*** und von ***„medius"*** = ***„mittlerer"***) beschreibt eine in vielen Religionen und Kulturen geübte spirituelle Praxis. Hierbei soll sich der Geist durch Achtsamkeits- und Konzentrationsübungen beruhigen und sammeln. Die angestrebten Bewusstseinszustände werden oft mit Begriffen wie Stille, Leere, Eins-Sein, ***„im Hier und Jetzt sein"*** und mit ***„frei von Gedanken"*** beschrieben.

In östlichen Kulturen gilt das Meditieren als eine grundlegende und zentrale bewusstseinserweiternde Übung. Meditation als spirituelle Praxis ist dabei immer auch in unterschiedliche religiöse, psychologische und ethische Lehrgebäude eingebunden. In westlichen Ländern dagegen wird die Meditation auch unabhängig von religiösen Aspekten oder spirituellen Zielen zur Unterstützung des allgemeinen Wohlbefindens, zum Stressabbau und im Rahmen der Psychotherapie praktiziert.

Es gibt insgesamt eine fast unüberschaubare Vielfalt an Meditationstechniken, die sich nach ihrer jeweiligen religiösen Herkunft unterscheiden.

Besonders im Hinduismus, Buddhismus und Taoismus besitzt die Meditation eine ähnliche Bedeutung wie das Gebet im Christentum. Neben den traditionellen Meditationstechniken wurden vor allem seit den 70er Jahren des 20. Jahrhunderts im Westen viele von fernöstlichen Lehren inspirierte und an westliche Bedürfnisse angepasste Meditationsformen angeboten.

Alle Meditationsarten haben das Ziel, einen vom Alltagsbewusstsein unterschiedenen Bewusstseinszustand herbeizuführen, in dem das gegenwärtige Erleben im Vordergrund steht - im Gegensatz zum gewohnten Denken fehlen Bewertungen sowie der Blick in die Vergangenheit (Erinnerung) oder in die Zukunft (Pläne, Ängste). Durch die Meditation soll ein Bewusstseinszustand erreicht werden, in dem gleichzeitig äußerste klare hellwache Achtsamkeit und tiefste Entspannung möglich sind.

Generell unterscheidet man zwei Gruppen von Meditationsarten: Die passive (kontemplative) Meditation, die im stillen Sitzen praktiziert wird, und die aktive Meditation, bei der körperliche Bewegung, achtsames Handeln oder auch lautes Rezitieren zur Meditationspraxis gehören. Im allgemeinen Sprachgebrauch wird unter Meditation meist nur die passive Form verstanden, so wie sie bspw. in Abbildungen des meditierenden Buddhas symbolisiert wird.

Zu den aktiven Meditationstechniken gehören bspw. Tantra, Yoga und die Kampfkünste. Bei der Meditation richten Sie Ihre Aufmerksamkeit ganz gezielt auf nur ein Objekt - im Unterschied zu Handlungen im Alltag, bei denen Sie sich auf wechselnde Reize konzentrieren.

Als Objekt der Konzentration empfiehlt sich die Wahl eines Wortes, wie z. B. Om - So-Ham - Ham - diese Laute wirken gleichzeitig beruhigend. Ziel ist es, den Geist von allen anderen Gedanken zu entleeren - wenn Ihre Gedanken abschweifen, kehren Sie unverzüglich zu Ihrem gewählten Laut zurück. Wichtig ist außerdem die Meditationshaltung, d. h. eine Körperstellung, in der Sie über längere Zeit bewegungslos verharren können. Beginnen Sie die Meditationen mit einer Dauer von 20 Minuten und steigern Sie sich langsam auf eine Stunde.

Progressive Muskelentspannung nach Jacobson

Stehen wir unter Stress und Anspannung, so ist meist auch die Muskulatur unbewusst angespannt. Seelische Belastungen führen zu körperlichen Verspannungen, die z. B. mit Rücken- und Nackenschmerzen oder Kopfschmerzen einhergehen.

Bei seelischen Problemen können sich auch Magen und Darm verkrampfen, was zu entsprechenden gesundheitlichen Problemen im Magen-Darm-Bereich führen kann. Umgekehrt kann eine entspannte Muskulatur auch zu mehr Ruhe und Gelassenheit verhelfen. Diese Tatsache - die wechselseitige Beziehung zwischen Anspannung von Körper und Seele - macht sich die Progressive Muskelentspannung zunutze.

Die Progressive Muskelentspannung wurde bereits im Jahre 1938 von dem amerikanischen Arzt Edmund Jacobson (1888-1983) entwickelt, in den 60er Jahren des vorherigen Jahrhunderts kam diese Entspannungstechnik auch nach Deutschland. Sie ist eine der bekanntesten Methoden zur Verminderung und Prävention von Stress und Anspannungen, außerdem wird Stress nicht nur abgebaut, sondern das Gehirn wird auch sensibilisiert und kann so neu auftretenden Stress schneller erkennen und vermeiden.

Die Palette der Einsatzgebiete ist lang und reicht von Schlafstörungen, Angst, Lampenfieber, Stress, innerer Anspannung, Unruhezuständen und Nervosität bis hin zu Spannungskopfschmerzen, Migräne und Tinnitus sowie Konzentrationsstörungen und Bluthochdruck.

Die Progressive Muskelentspannung ist kinderleicht zu erlernen, überall einsetzbar und wirkt meist schon nach der ersten Anwendung positiv.

Das Prinzip ist denkbar einfach, es beruht auf der Wechselbeziehung von psychischer und muskulärer Anspannung. Denn sind wir psychisch angespannt, ist auch der gesamte Körper und somit auch die Muskeln angespannt.

Im Umkehrschluss führt eine aktive Entspannung der Muskeln gleichzeitig zu einer Entspannung der Psyche, was wiederum eine zunehmende Muskelentspannung zur Folge hat - ein positiver Kreislauf der Entspannung ist entstanden.

Je mehr die Muskeln entspannt werden, desto ruhiger und entspannter wird auch die Psyche.

Die Durchführung der Progressiven Muskelentspannung ist einfach und ohne großen Aufwand durchzuführen: Alles, was Sie dazu brauchen, ist die Bereitschaft zur Ruhe und Entspannung.

Setzen oder legen Sie sich bequem und entspannt hin. Alsdann werden verschiedene Muskelpartien vom Kopf bis zum Fuß gezielt nacheinander angespannt und nach kurzer Zeit wieder losgelassen. Die Anspannung dauert etwa fünf bis zehn Sekunden, die Entspannung sollte mindestens doppelt so lange dauern. Man beginnt üblicherweise mit den Händen, geht dann zu den Armen über, anschließend zum Nacken, zum Gesicht und zum Rücken bis hin zu den Beinen und den Füßen. Durch den Kontrast von Muskelanspannung und -entspannung nimmt man die eintretende Entspannung wesentlich intensiver wahr als ohne vorherige Anspannung.

Im Laufe der Übung werden alle Körperteile angespannt und dann wieder losgelassen, der Text für den rechten Arm lautet etwa: ***Spannen Sie Ihren rechten Arm an. Fühlen Sie die Anspannung? Halten Sie die Spannung, dann entspannen Sie den rechten Arm. Spüren Sie, wie sich der Arm wieder entspannt, mehr und mehr?***

Am Ende der Gesamtübung nehmen Sie die Entspannung zurück. Räkeln und strecken Sie sich, atmen Sie tief ein und aus. Nach dem Üben werden Sie sich ganz wach und frisch fühlen. Die Progressive Muskelentspannung ist ohne Weiteres im Selbststudium in Form einer geführten Audio-CD oder auch in einem Kurs erlernbar.

Ideal ist auch, dass die Methode ohne weitere Hilfsmittel jederzeit und an jedem Ort einsetzbar ist.

Autogenes Training

Autogenes Training ist eine Art Selbsthypnose, die durch Autosuggestion zur Entspannung und zum Lösen von inneren Blockaden führt. Verschiedene Übungen bauen hierbei aufeinander auf, nach der Phase der allgemeinen Beruhigung konzentrieren sich die Gedanken auf das Erleben verschiedener Eindrücke, z. B. von Schwere und Wärme, auf die Atmung, den Puls usw.. Autogenes Training ist ein auf Autosuggestion (Selbstbeeinflussung) basierendes, didaktisch klar gegliedertes Verfahren zur Selbstentspannung - es ist ein Weg zu innerer Ruhe und Kraft, zum Abschalten, Loslassen und Erholen. Es ist eine weitverbreitete und anerkannte Methode, um u. a. Stress und psychosomatische Störungen zu behandeln. Das Autogene Training wurde vom Berliner Arzt Johannes Heinrich Schultz (1884-1970) entwickelt, dessen Lebensleistung freilich durch seine Rolle während der NS-Zeit verdunkelt ist.

Autogenes Training kann in einer Gruppe oder in Einzelkursen unter Anleitung eines Psychologen oder Arztes innerhalb einiger Wochen erlernt werden. Es kann aber auch im Selbststudium erlernt werden, wovon aber mitunter abgeraten wird, um keine Fehlprogrammierung auszulösen. Zum Zwecke des Selbststudiums gibt es nichtsdestotrotz viele Bücher, die häufig zusätzlich mit einer CD ausgestattet sind. Vorrangiges Ziel des Autogenen Trainings ist es, einen Zustand des Wohlbefindens, der Harmonie, der Ausgeglichenheit und Entspannung zu erreichen. Dies erreicht man bspw. durch Sätze wie ***„Gedanken kommen und gehen“***.

Die bekannteste Formel ist jedoch ***„Ich bin ruhig und gelassen“***. Durch ständiges Üben und Repetieren dieser Formel prägt sich diese ins Unterbewusstsein ein und verselbstständigt sich. Somit kann man die Formel im Alltag gerade auch in schwierigen Situationen anwenden, durch das Abrufen der Formel kehren auch in stressigen Situationen wieder Ruhe und Gelassenheit ein.

Allein die Vorstellung der Entspannung und das mentale Visualisieren führen tatsächlich zu tiefer Entspannung.

Beim Autogenen Training unterscheidet man die ***„Unterstufe"*** und die ***„Oberstufe"***. Bereits innerhalb der Grundstufe lässt sich mit den Komponenten der Schwere- und der Wärmewahrnehmung nach mehrwöchigem Training eine psychovegetative Gesamtumschaltung erreichen.

Zusätzliche Organübungen vertiefen die Körperwahrnehmung. Dabei wird das Ziel verfolgt, sich selbst in einen Zustand der Entspannung zu bringen. In der Unterstufe werden besonders körperliche Vorgänge beeinflusst. Dabei versucht der Übende, sich ausschließlich auf seinen Körper zu konzentrieren. Hierbei liegt er entspannt auf dem Rücken oder befindet sich in der sogenannten Droschkenkutscherhaltung. Die richtige Körperhaltung fördert eine maximale Entspannung.

Zu den Grundübungen gehören Schwereübungen (z.B. ***„mein Arm ist schwer"***), Wärmeübungen, Atemübungen (z.B. ***„mein Atem ist ganz ruhig"***), Bauchübungen, Herzübungen und Stirnübungen (z. B. ***„mein Kopf ist leicht"***). In der Oberstufe des Autogenen Trainings kommt es zur Vorstellung von Bildern (z. B. eine Rose, eine brennende Kerze) und von selbst gewählten Situationen (z. B. eine Reise auf den Meeresgrund oder auf den Gipfel eines Bergs). Durch das Hineinversetzen in einen entspannten Zustand kann so die Möglichkeit zur Lösung von Problemen und zur Linderung oder Heilung von Krankheiten geschaffen werden.

Angewandt werden kann Autogenes Training bei vielen Beschwerden und Erkrankungen, z. B. bei chronischer Müdigkeit, Erschöpfung, Burnout, Stress, Muskelverspannungen, bei Herz-Kreislauf-Erkrankungen, Schlafstörungen, Migräne, innerer Unruhe und Schmerzen.

Regelmäßige Bewegung zur Aktivierung der Lymphe

Regelmäßige Bewegung lässt nicht nur überflüssige Pfunde schmelzen, sondern auch Durchblutung und Stoffwechsel werden auf Hochtouren gebracht. Die verbesserte Stoffwechselleistung führt zu einer gesteigerten Entgiftung und Entschlackung, außerdem können aufgrund der vermehrten Durchblutung mehr Giftstoffe über die Entgiftungsorgane ausgeschieden werden. Gleichzeitig wird der Körper einem Verjüngungsprozess unterzogen, für jede einzelne Zelle ist diese Regeneration spürbar. Schließlich hilft kontinuierliche Bewegung, Stress abzubauen und das vegetative Nervensystem zu beruhigen.

Bewegungsmangel

Die moderne Lebensweise ist von einem allgemeinen Bewegungsmangel geprägt: Am Arbeitsplatz sitzt man, zur Arbeit fährt man mit dem Auto, zum Büro gelangt man mit dem Aufzug. Während früher viele Strecken zu Fuß zurückgelegt werden mussten und viele handwerkliche Tätigkeiten selbst verrichtet wurden, ist dies in der modernen Zeit nicht mehr erforderlich. Doch diese vermeintlichen Erleichterungen haben auch ihre Kehrseite, nämlich einen immer weiter zunehmenden Bewegungsmangel.

Den beruflich bedingten Bewegungsmangel könnte man durch fleißige Bewegung am Feierabend kompensieren, was man aber meist nicht tut. Nach Dienstschluss stehen dann nicht etwa Spaziergänge in der Natur an erster Stelle, sondern man sitzt gerne vor dem Fernsehapparat oder am Computer.

Um es provokant auszudrücken: Man ist bequem und träge geworden, nur eine Minderheit der Bevölkerung kann sich überhaupt noch zu einem regelmäßigem Sportprogramm aufraffen. Bewegungsmangel aber macht dick und krank. Denn wir sind viel mehr in die Gesetzmäßigkeiten der Natur eingebunden, als wir gemeinhin glauben. Unser Körper ist dafür vorgesehen, ständig in Bewegung zu sein.

Wollen wir dann endlich fit werden und kommen in die Pötte, so übertreiben wir es oft gleich maßlos: Wir überlasten uns im Fitnessstudio beim Hantel-Stemmen oder bei einseitigen Sportarten wie Tennis, und in guter Absicht erreichen wir oft nur das Gegenteil. Gesundheitliche Beschwerden wie Gelenkerkrankungen stellen sich ein und als Folge davon verlieren wir wieder die Freude an der Bewegung.

Was tun, lautet nun die Frage, wie kann man diesem verderblichen Teufelskreis entkommen? Es gilt, nur ein paar ganz einfache Regeln zu beherzigen, um eine sinnvolle Bewegung zu praktizieren, die sich auf alle Bereiche unseres Lebens positiv auswirkt.

Ausreichend körperliche Aktivität

Ausreichende körperliche Aktivität ist ein ganz wichtiger Baustein zur Entgiftung des Organismus sowie zur Stärkung der Widerstandskräfte und zur Schaffung neuer Energien. Deshalb ist es wichtig, dass Sie sich täglich bewegen, vorzugsweise in Form von Ausdauersport. Ratsam ist, dass die Bewegung im Freien, an der frischen Luft, und bei Tageslicht, erfolgt. Auf diese Weise verschaffen Sie sich ausreichende Sauerstoffkapazitäten, weiter werden durch das Tageslicht evtl. aufkeimende Depressionen in die Schranken verwiesen.

Suchen Sie sich eine Ausdauersportart, die Ihnen Freude bereitet - das kann Schwimmen, Walken, Wandern oder Fahrradfahren sein. Auch Gartenarbeit ist ein exzellentes Mittel gegen Müdigkeit und Erschöpfung, außerdem beruhigt die Tätigkeit im Garten gestresste und nervöse Gemüter.

Bewegung bringt die Entgiftung des Körpers auf Trab

Durch Bewegung werden Kreislauf und Durchblutung angeregt, es wird mehr Blut in die Gefäße gepumpt - auf diese Weise wird die Aktivität aller Organe gesteigert. Zudem werden aufgrund der besseren Durchblutung alle Zellen des Körpers einem Verjüngungs- und Regenerationsprozess unterzogen. Ferner wird durch Bewegung das Lymphsystem und der Darm in Schwung gebracht - Gifte, Schlacken und Krankheitserreger können auf diese Weise effizienter ausgeschieden werden. Auch die Stoffwechselaktivität der Leber und der Nieren wird durch Bewegung angeregt, so können auch diese Organe ihrer Entgiftungsfunktion besser nachkommen. Gelöste Schlacken und Giftstoffe können durch die gesteigerte Durchblutung zudem besser aus dem Körper geschleust werden. Außerdem hilft regelmäßige Bewegung, Stress abzubauen. Dauerstress in Beruf und Alltag schwächt indes bekanntermaßen Körper und Seele.

Besonders Bewegung an frischer Luft birgt einen großen Nutzen: Frische Luft sorgt für zusätzliche Durchblutung, wodurch wiederum die Entgiftung des Organismus und speziell auch die der Lymphe angekurbelt wird. Optimal für die Gesundheit ist ein moderates Ausdauertraining von 45 Minuten 3-5 Mal pro Woche. Leistungsorientierter Sport und zu starke Überlastung des Körpers sollten dagegen vermieden werden, da Extremsport in Disstress ausartet.

Ausdauersport

Besonders vorteilhaft für die Gesundheit ist Ausdauersport. Beim Ausdauersport steht - wie der Name schon sagt - die Ausdauer im Vordergrund, wobei die Bewegung bei relativ niedriger Intensität erfolgt.

Diese Intensität sollte über eine möglichst lange Zeit aufrechterhalten werden, ohne dass es zu einer vorzeitigen körperlichen bzw. geistigen Ermüdung kommt. Außerdem sollte dem Körper die Gelegenheit gegeben werden, sich so schnell wie möglich wieder zu regenerieren.

Optimal ist eine gleichbleibende Pulsrate, die mit einem leichten Training erreicht wird. Mit der Zeit kann die Intensität des Trainings gesteigert werden.

Beim Ausdauersport wird nicht nur die Stoffwechselleistung gesteigert, bei diesem gesunden Ganzkörpertraining wird auch der Kreislauf auf positive Weise angekurbelt, das Herz arbeitet effizienter und der Ruhepuls sinkt. Weiter werden überflüssige Pfunde abgebaut, welche den Körper zusätzlich belasten. Regelmäßige körperliche Betätigung fördert ganz nachhaltig das Wohlbefinden und eine innere Ausgeglichenheit, wodurch aufkeimender Stress in die Schranken verwiesen wird.

Ratsam ist es auf jeden Fall, mindestens eine Ausdauersportart zu betreiben. Das kann Wandern, Schwimmen, Radfahren oder Tanzsport sein. Wechseln Sie ruhig regelmäßig zwischen den einzelnen Ausdauersportarten ab, damit sich niemals Monotonie und Langeweile einstellen. Denn Sport sollte niemals nur Mittel und Zweck sein, sondern immer auch ein Stück Lebensqualität bedeuten.

Laufen, Laufen, Laufen

Eine der besten Ausdauersportarten ist ganz einfach und von jedermann zu praktizieren: Das Wandern an der frischen Luft. Man braucht keine teure Ausrüstung, kein Fitness-Studio, keine teuren Gerätschaften, und diese Bewegungsform ist überall möglich. Beim Laufen werden insbesondere auch die Muskel-Venen-Pumpe und das Lymphsystem effektiv trainiert. Hier ist keine Höchstleistung in Form von Jogging gemeint, sondern zügiges Laufen an der frischen Luft. Alles, was Sie dazu brauchen, sind ein paar gute Wanderschuhe und zweckmäßige Freizeitkleidung. Und los kann's gehen. Laufen wirkt sich in vielerlei Hinsicht positiv auf unseren Körper aus. Durch Bewegung an der frischen Luft wird die Durchblutung und Entgiftung des Körpers aktiviert, durch die Einwirkung verschiedener Klimareize werden zudem die Abwehrkräfte aktiviert. Deshalb am besten bei Wind und Wetter an die frische Luft gehen, denn wie heißt es so schön: Es gibt kein schlechtes Wetter, nur schlechte Kleidung.

Um eine optimale Wirkung zu erzielen, sollten Sie ruhig ab und an leichte Steigungen erklimmen: Denn wenn das Herz hüpft, arbeitet dieses besonders gut und wird so geschmeidig und gesund erhalten.

Ein ganz wesentlicher Aspekt beim Wandern ist auch der Naturaspekt. Durch das Betrachten der verschiedenen Landschaften im Laufe der Jahreszeiten beruhigt sich der Geist und die Seele jubiliert beim Genießen der vielfältigen Eindrücke der Natur.

Machen Sie sich bei Ihrem nächsten Spaziergang alle diese Eindrücke ganz bewusst und lassen Sie diese gezielt auf sich wirken: Der Ast, der im Wind weht. Der erste Strahl der Sonne im Frühling. Erleben Sie die Natur jeden Tag von Neuem.

Tanzsport

Gerade Tanzsport ist als Einstieg geeignet, um bisherige Sportmuffel an Bewegung mit Spaß heranzuführen und ihnen zu zeigen, wie viel Freude es bereiten kann, den Körper auf angenehme Weise richtig zu fordern. Tanz ist ein elementares Ausdrucksmittel des Menschen - es gibt verschiedene Tanzarten schon so lang wie die Menschheit selbst. Tanzen ist eine der geselligsten Sportarten überhaupt, in angenehmer Gemeinschaft werden Kontakte zu anderen Tänzern geknüpft. Tanzen ist auch ein Sport, für den es nie zu spät ist und der für jedes Alter geeignet ist.

Der gesamte Körper wird beim Tanzen gefordert, es ist die ideale Ausdauersportart mit positiver Wirkung auf das Herz-Kreislauf-System.

Aber auch die seelische Gesundheit kommt nicht zu kurz, drückt doch keine zweite Sportart so wie Tanzsport Lebensfreude aus - beschwingte Musik, gemütliche Räumlichkeiten und elegante Kleidung wirken wie Balsam auf unsere Seele.

Beim Tanzen kann ein doppelter Erfolg hinsichtlich der Entgiftung des Körpers verbucht werden: Zum einen werden durch Bewegung die Entgiftungsorgane aktiviert, zum anderen wirken sich die beim Tanzen erlebbaren Gefühle wie Lebensfreude positiv auf Körper und Seele aus - denn ein entspannter und gelassener Mensch akkumuliert Schadstoffe nicht so stark wie ein verkrampfter, angespannter Mensch.

Ob klassische Standardtänze wie Walzer oder Foxtrott, feuriger Flamengo oder rassige Tänze wie Salsa und Rumba - finden Sie heraus, welche Tanzart Ihnen am besten gefällt und welche am besten zu Ihnen passt und machen Sie diesen Schritt zu Ihrem Lieblingstanz.

Schwimmen

Schwimmen ist eine äußerst gesunde Ausdauersportart, schwerelos gleiten und schweben wir durchs Wasser und entspannen uns hierbei auf angenehmste Weise. Schwimmen entgiftet zudem den Körper sehr stark, es wirkt aktivierend auf alle Entgiftungsorgane, insbesondere auch auf das Lymphsystem. Auch Aquagymnastik und Aquacycling eignen sich neben Schwimmen in besonderer Weise zum Training des Lymphsystems. Denn bei Sportarten im Wasser wirkt der Wasserdruck wie eine Lymphdrainage, die Beine werden entstaut, weiter wird das Lymphsystem angeregt. Durch die hydrostatische Wirkung des Wassers wird der Rückfluss der Lymphe gefördert.

Auch Kneippsches Wassertreten regt die Lymphtätigkeit sowie den Abtransport von angesammelter Lymphe an.

Man sollte jedoch darauf achten, dass das Wasser nicht zu warm ist, weswegen man spezielle Warmwassertage bzw. Thermen mit warmem Wasser meiden sollte.

In fast jeder Stadt kann glücklicherweise relativ kostengünstig in städtischen Hallenbädern trainiert werden. Und was gibt es im Urlaub Herrlicheres, als im Meer zu schwimmen, die Freiheit des Ozeans zu spüren, über sich der weite Himmel und um sich die Sonne, die sich im Meer spiegelt.

Radsport

Auch Radfahren ist ein gesunder Ausdauersport, der Spaß macht und von jedermann zu praktizieren ist. Im Gegensatz zum Lauftraining stellt Rad fahren auch eher eine moderate Herz-Kreislauf-Belastung dar, die es fast jedem ermöglicht, auch im untrainierten Zustand längere Fahrten zu unternehmen. Ein weiterer Vorteil gegenüber dem Laufen ist, dass die Gelenke bewegt und trotzdem geschont werden, da diese nicht durch ihr Eigengewicht belastet werden.

Radfahren bietet zudem einen extrem hohen Erlebniswert, da man in kurzer Zeit viele Landschaften, Städte und Sehenswürdigkeiten passiert.
Beim Radsport werden nicht nur die Entgiftungsorgane gestärkt und mit neuer Energie versorgt - auch das Herz-Kreislauf-System wird ertüchtigt, die Muskulatur wird trainiert, man verliert Gewicht - und das alles idealerweise in Gesellschaft und in angeregter Unterhaltung mit lieben Mitmenschen.

Auf dem Rücken der Pferde liegt das Glück der Erde

Bei kaum einer anderen Sportart ist man der Natur und dem Himmel näher als beim Reiten. Beschwingt und heiter auf dem Rücken des Pferdes verbindet man beim Reiten den sportlichen Nutzen mit der Wahrnehmung der verschiedenen Landschaftseindrücke beim Trab oder Galopp.
Da der Reiter sich permanent an die Bewegungen des Pferdes anpasst, kommt es zu einem kontinuierlichen Wechsel zwischen Anspannung und Entspannung der Muskulatur kommt. Auf diese Weise wird der Lympfluss angeregt und aktiviert. Beim Reiten werden ferner alle Muskeln trainiert, auch Gleichgewicht und Koordination werden geschult.
Eine ganz wichtige Rolle spielt auch das sogenannte heilpädagogische Reiten, das als Therapie bei psychischen Erkrankungen und Verhaltensauffälligkeiten eingesetzt wird.
Über das Medium Pferd werden gerade bei Menschen mit psychischen Krankheiten alle Sinne angesprochen, durch die Nähe und den Kontakt zum Tier können seelische Blockaden aufgelöst werden.

Leckere und gesunde Rezepte für die Lymphe

Overnight Oats mit Feigen und Honig im Glas

(Für 4 Personen)
Zubereitungszeit: 10 min. Kühlzeit ca. 10 h

Zutaten

- 120 g Haferflocken
- 1 EL Chiasamen
- 500 ml Milch, fettarm
- 4 EL Honig
- 4 Feigen
- 2 EL Mandelkerne
- 150 g Naturjoghurt, fettarm

Zubereitung

1. Die Haferflocken mit Chiasamen, Milch und 3 EL Honig verrühren. In vier Schraubgläser (Inhalt à ca. 350 ml) füllen und verschlossen im Kühlschrank über Nacht ziehen lassen.
2. Vor dem Verzehr die Feigen abbrausen, putzen und in Spalten schneiden. Die Mandeln grob hacken.
3. Den Joghurt auf die Overnight Oats füllen und mit den Feigen belegen. Mit dem übrigen Honig beträufeln und mit den Mandeln bestreut servieren.

Pro Portion: 291 kcal, 8 g Fett, 41 g Kohlenhydrate, 12 g Eiweiß, 5 g Ballaststoffe

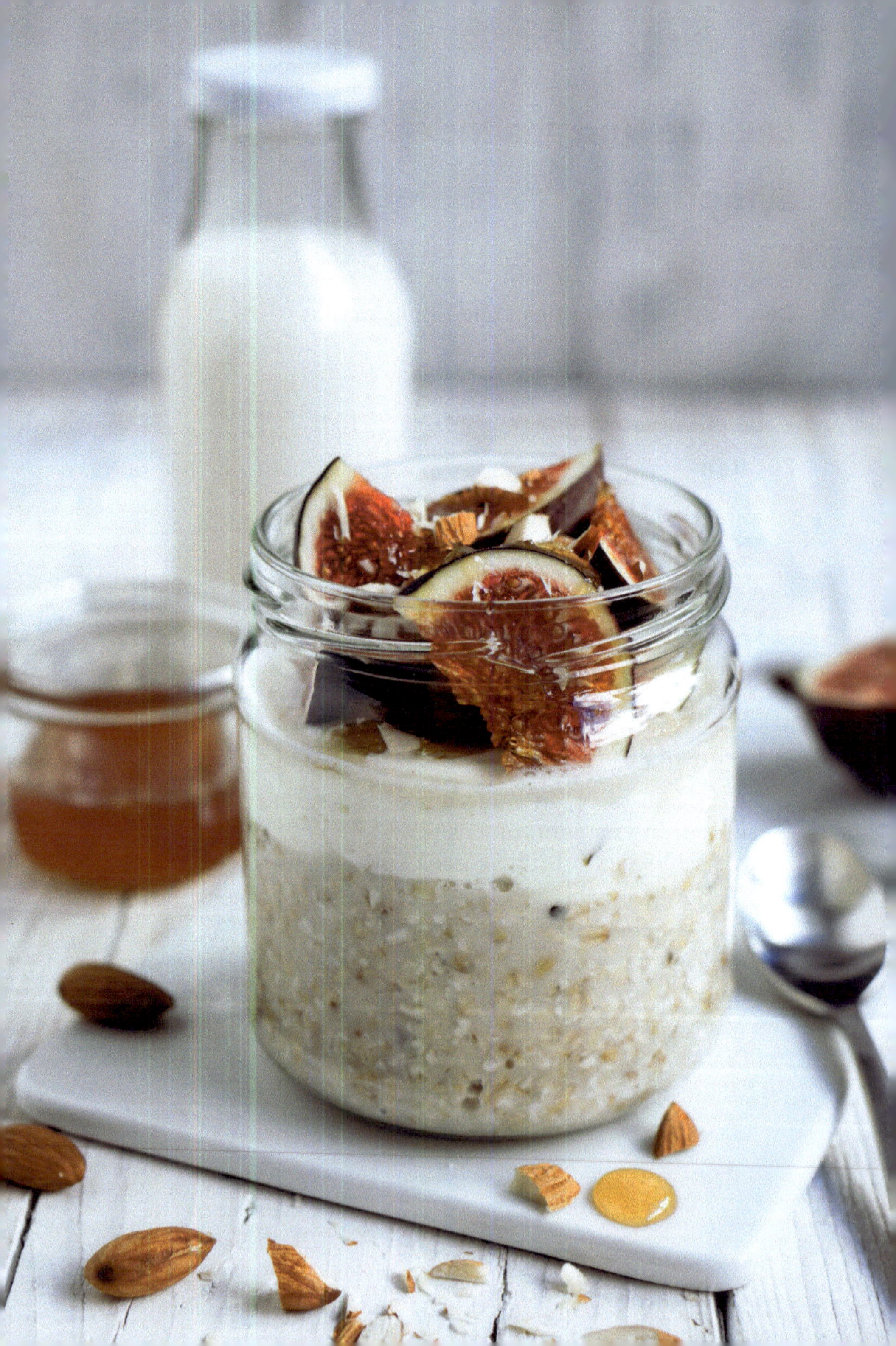

Frühstücks-Cookies und Gurken-Smoothie

Cookies

(Für 15 Stück)

Zubereitungszeit: 20 min. Backzeit ca. 20 min

Zutaten

- 150 g Heidelbeeren
- 100 g Dinkelmehl
- 60 g Vollkornmehl
- 1/2 TL Backpulver
- 180 g Haferflocken
- 30 g Leinsamen
- Salz
- 1/2 TL gemahlener Zimt
- 2 reife Bananen
- 80 ml flüssiges Kokosöl
- 1 Ei
- 3 EL Honig
- 1 TL Vanilleessenz
- 80 ml Buttermilch
- 100 g Nüsse, z. B. Mandeln, Walnüsse

Zubereitung

1. Den Backofen auf 170 °C (Ober- und Unterhitze) vorheizen. Ein Backblech mit Backpapier belegen. Die Heidelbeeren verlesen, waschen und abtropfen lassen. Beide Mehle in einer Schüssel mit Backpulver, Haferflocken, Leinsamen, 1 Prise Salz und Zimt vermischen.

2. Die Bananen schälen, in Stücke schneiden und pürieren. Das Bananenpüree mit Kokosöl, dem verquirlten Ei, Honig, Vanilleessenz und Buttermilch verrühren. Die feuchten Zutaten zur Mehl-Haferflocken-Mischung geben und untermengen.

3. Die Nüsse grob hacken und mit den abgetropften Heidelbeeren untermischen. Jeweils 1-2 EL der Masse mit ausreichend Abstand auf das Blech setzen, leicht flachdrücken und die Cookies im Ofen 15-20 Minuten goldbraun backen. Kurz abkühlen und auf einem Kuchenblech auskühlen lassen.

Pro Stück: 198 kcal, 11 g Fett, 18 g Kohlenhydrate, 6 g Eiweiß, 4 g Ballaststoffe

Gurken-Smoothie

Zubereitungszeit: 10 min

Für vier große Gläser (350 ml)

Zutaten

- 1 Bund Brunnenkresse oder junger Blattspinat (100 g)
- 200 g Salatgurke
- 2 reife Bananen
- 1 Stück Ingwer (ca. 2 cm)
- 4 EL Zitronensaft
- 200 ml Orangensaft
- 300 ml Trinkmolke

Zubereitung

1. Brunnenkresse (bzw. Spinat) verlesen, waschen und trocken schütteln. Einige Stängel zum Garnieren beiseitelegen, restliche Brunnenkresse samt Stielen grob schneiden. Gurke putzen, waschen und würfeln. Bananen schälen und in ca. 2 cm dicke Stücke teilen. Ingwer schälen, fein reiben.

2. Erst die Brunnenkresse (bzw. Spinat), danach Gurke, Bananen und Ingwer in einen hohen Rührbecher geben. Mit Zitronen- und Orangensaft sowie Molke auffüllen. Alles zunächst auf kleiner, dann auf höchster Stufe mit dem Stabmixer fein pürieren.

3. Den Smoothie auf vier Gläser verteilen und mit der beiseitegestellten Brunnenkresse (bzw. Spinat) garnieren. Sofort genießen.

Pro Glas: 105 kcal, 0,5 g Fett, 21 g Kohlenhydrate, 2,5 g Eiweiß, 2 g Ballaststoffe

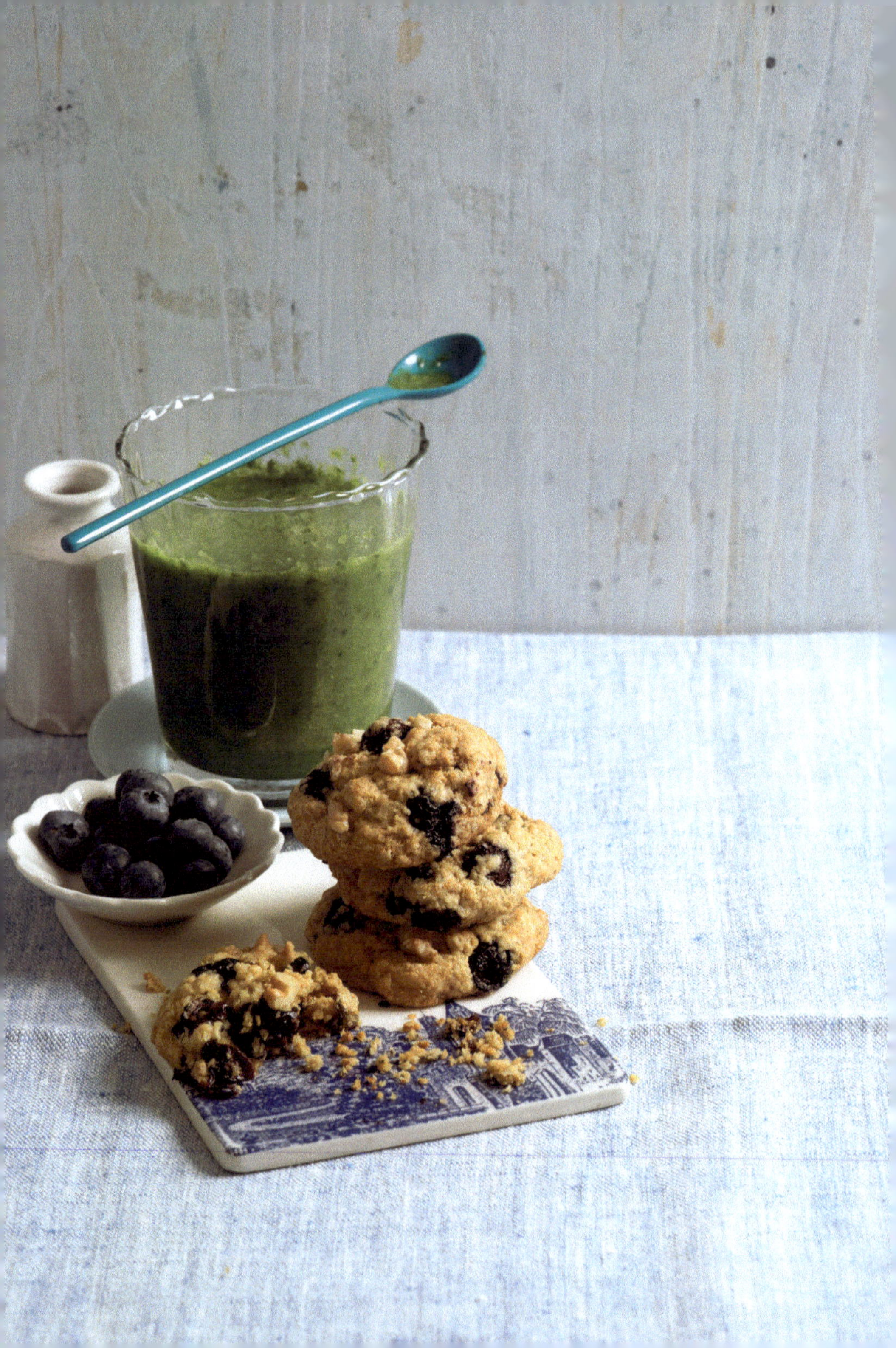

Kräuterrührei im Glas

(Für 4 Personen)

Zubereitungszeit: 20 min. Garzeit ca. 20 min

Zutaten

- 50 g Parmesan
- 1 kleine Handvoll gemischte Kräuter, z. B. Petersilie, Dill, Kerbel, Schnittlauch
- 8 Eier
- Salz
- Pfeffer, aus der Mühle
- 100 g Crème fraîche
- 1 Scheibe Roggenbrot

Zubereitung

1. Den Parmesan in grobe Stücke schneiden. Die Kräuter waschen, trocken schütteln, grob hacken und im Blitzhacker mit dem Parmesan fein zerkleinern. Die Eier dazuschlagen, mit Salz und Pfeffer würzen und die Crème fraîche ergänzen. Alles nochmals durchmixen und in vier kleine Einmachgläser mit Glasdeckel (ca. 200 ml) füllen.

2. Die Deckel auflegen, in einen Topf etwas Wasser füllen, die Gläser in den passenden Dämpfeinsatz stellen und bei milder Hitze über heißem Wasserdampf in ca. 20 Minuten garen. Zum Servieren das Brot in Streifen schneiden und zum Kräuterrührei reichen.

Pro Portion: 379 kcal, 27 g Fett, 11 g Kohlenhydrate, 23 g Eiweiß, 1 g Ballaststoffe

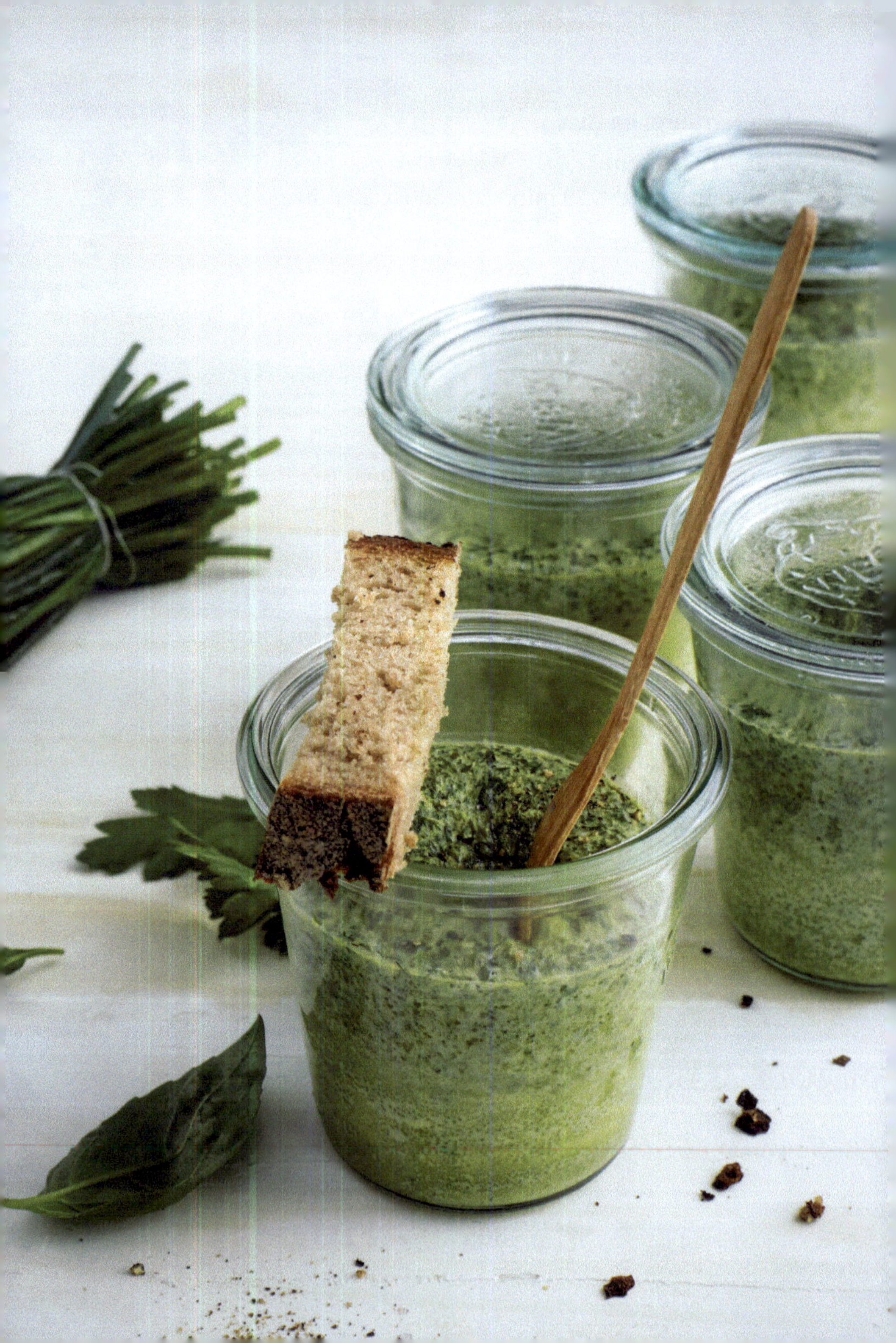

Lauchcremesuppe mit Petersilienöl

(Für 4 Personen)

Zubereitungszeit: 20 min. Garzeit ca. 30 min

Zutaten

- 450 g Lauch, ca. 3 kleine Stangen
- 200 g mehligkochende Kartoffeln
- 1 Zwiebel
- 3 EL Olivenöl
- 1 1/2 l Gemüsebrühe
- 300 ml Mandeldrink, ungesüßt
- 1 Handvoll Petersilie
- 4 EL Mandelöl (oder Traubenkernöl)
- Salz
- 150 g Sahne
- Pfeffer, aus der Mühle
- Muskatnuss, frisch gerieben

Zubereitung

1. Den Lauch putzen und waschen, zwei Stangen längs halbieren und die weißen und hellgrünen Teile in 1 cm breite Stücke schneiden. Übrigen Lauch beiseitelegen. Die Kartoffeln schälen und in Würfel schneiden. Die Zwiebel abziehen und in feine Würfel schneiden.

2. In einem großen Topf 2 EL Olivenöl erhitzen und die Zwiebel bei mittlerer Hitze anschwitzen. Lauch und Kartoffeln dazugeben und 2-3 Minuten mitdünsten. Brühe und Mandeldrink angießen, alles zugedeckt aufkochen und bei mittlerer Hitze 15-20 Minuten garen.

3. Inzwischen die Petersilie waschen und trocken schütteln. Die Blätter abzupfen und mit dem Mandelöl in einem hohen Rührbecher mit dem Stabmixer fein pürieren.

4. Die übrige Lauchstange in feine Ringe schneiden und im restlichen Olivenöl in einer beschichteten Pfanne bei mittlerer Hitze 4-5 Minuten dünsten. Mit Salz würzen. Die Sahne unter die Suppe rühren, dann mit dem Stabmixer fein pürieren. Mit Salz, Pfeffer und Muskatnuss würzen und abschmecken.

5. Die Suppe in tiefen Tellern anrichten, mit den Lauchringen bestreuen und mit dem Petersilienöl beträufeln. Nach Belieben noch mit frischem Pfeffer übermahlen.

Pro Portion: 340 kcal, 30 g Fett, 13 g Kohlenhydrate, 5 g Eiweiß, 4 g Ballaststoffe

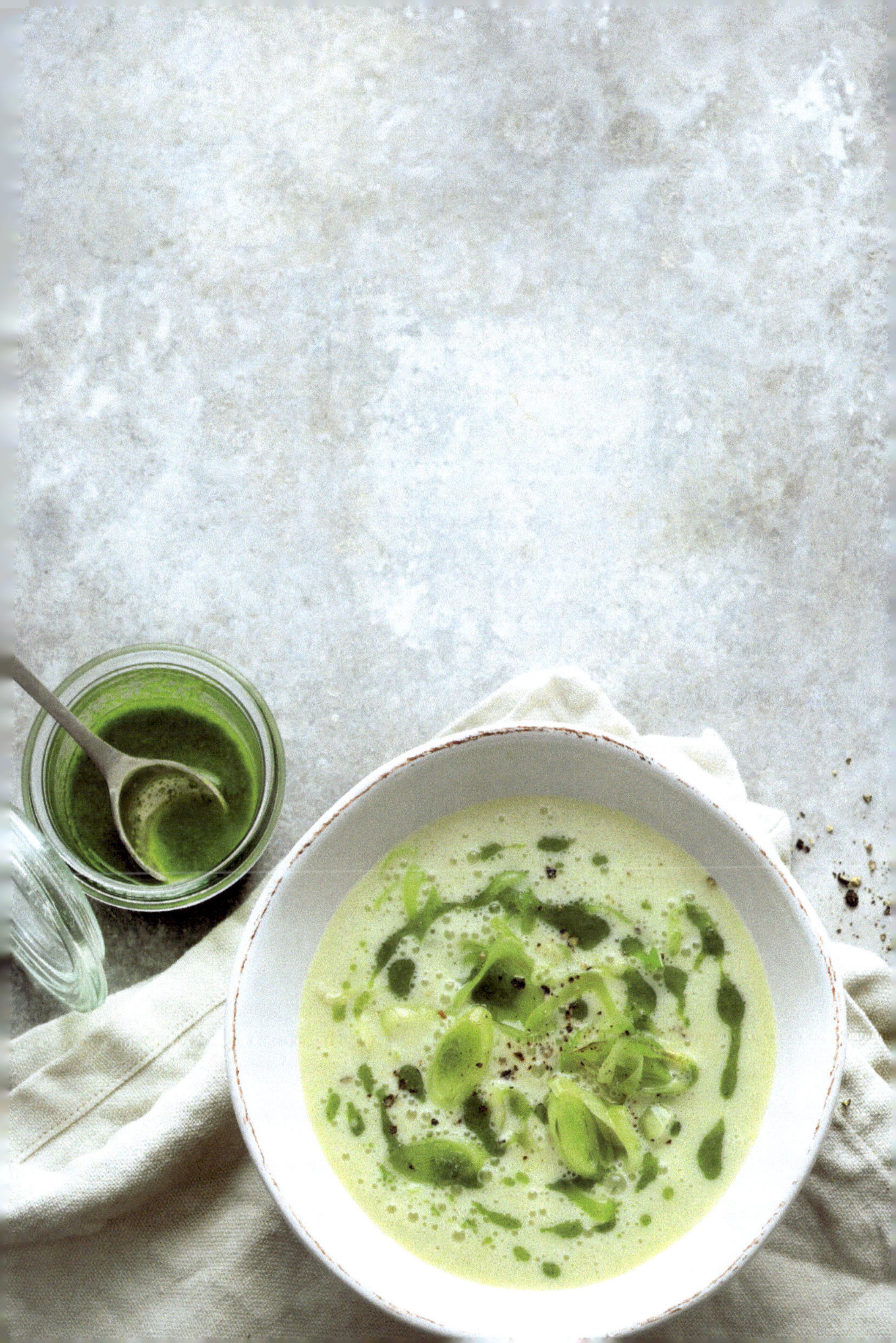

Pastinaken-Kartoffelpuffer mit Kräuterdip

(Für 4 Personen)

Zubereitungszeit: 20 min. Garzeit ca. 10 min

Zutaten

- 500 g Pastinaken
- 500 g vorwiegend festkochende Kartoffeln
- 1 Zwiebel
- 1 Knoblauchzehe
- 1 Ei
- 2 EL geriebener Parmesan
- 2 EL Mehl
- Salz
- Pfeffer, aus der Mühle
- Muskat, frisch gerieben
- 3 - 4 EL Pflanzenöl
- 1 Kästchen Gartenkresse
- 20 g Schnittlauch
- 200 g Quark, mager
- 100 g Joghurt, fettarm

Zubereitung

1. Die Pastinaken und Kartoffeln schälen, waschen und raspeln. Die Zwiebel und den Knoblauch schälen, beides fein würfeln. Mit dem Gemüse, dem Ei, dem Parmesan und dem Mehl vermengen. Mit Salz, Pfeffer und Muskat würzen.

2. Zum Ausbacken kleine Häufchen der Masse in eine Pfanne in heißes Öl setzen (nach Belieben mit Hilfe eines Rings), flach drücken und etwa 4-5 Minuten langsam goldbraun braten. Dann wenden und weitere 4-5 Minuten goldbraun fertig backen. So portionsweise alle Puffer goldbraun braten. Nach Belieben im Ofen (bei 70 °C) warmhalten, bis alle ausgebacken sind.

3. Für den Dip die Kresse abschneiden. Den Schnittlauch abbrausen, trocken schütteln und in feine Röllchen schneiden. Den Quark mit dem Joghurt und den Kräutern verrühren und mit Salz und Pfeffer abschmecken. Zu den Puffern servieren.

Pro Portion: 349 kcal, 12 g Fett, 41 g Kohlenhydrate, 17 g Eiweiß, 7 g Ballaststoffe

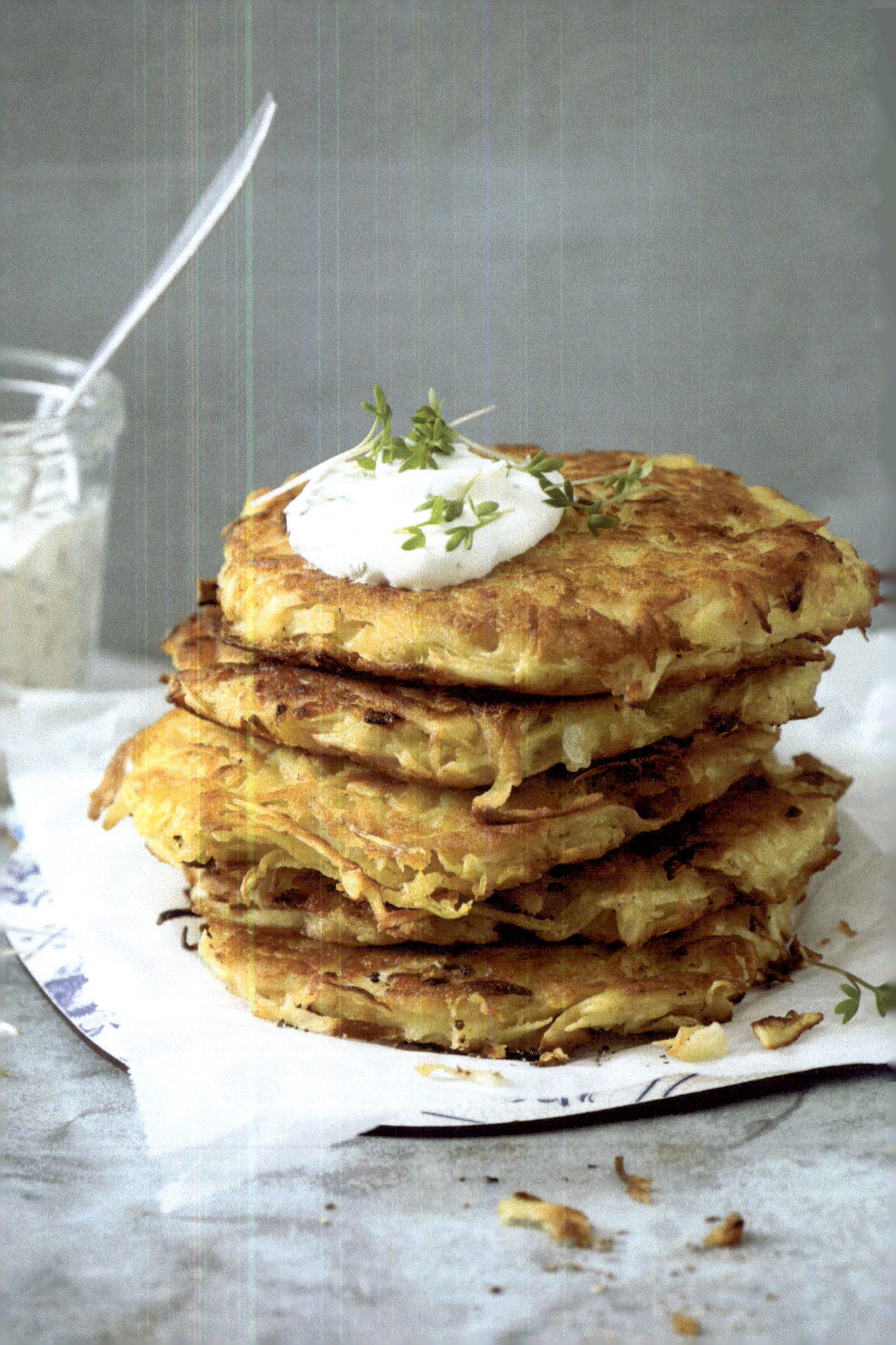

Basische Gemüsebrühe mit Ingwer

(Für 4 Personen)

Zubereitungszeit: 25 min. Kochen ca. 1 h 20 min

Zutaten

- 400 g Bundmöhren, mit Grün
- 200 g Petersilienwurzeln
- 1 Fenchelknolle, mit Grün
- 1 Kohlrabi
- 1 Bio-Zitrone
- 3 Wacholderbeeren
- 2 TL Koriandersamen
- 1 walnussgroßes Stück Ingwer
- 2 Lorbeerblätter
- 1 TL Salz
- 1 Handvoll Kräuter, z. B. Salbei, Dill, Majoran, Petersilie

Zubereitung

1. Möhren, Petersilienwurzeln, Fenchel und Kohlrabi putzen, waschen und falls nötig schälen. Alle Gemüse und das Grün davon klein schneiden. Die Zitrone heiß waschen, trockenreiben und in Scheiben schneiden.

2. Wacholderbeeren und Koriander in einer Pfanne ohne Fett anrösten, bis sie duften. Dann mit einer breiten Messerklinge andrücken, sodass sie aufbrechen. Den Ingwer schälen und in Scheiben schneiden. Alle vorbereiteten Zutaten mit Lorbeerblättern, Salz und 2 l kaltem Wasser in einem großen Topf aufkochen und zugedeckt bei schwacher Hitze ca. 1 Stunde köcheln lassen.

3. Die Kräuter waschen, zur Brühe geben und alles weitere 20 Minuten ziehen lassen. Die Suppe durch ein feines Sieb passieren. Nach Belieben zum Servieren in kleine Weckgläser (ca. 300 ml) füllen. Oder abkühlen lassen, Gläser verschließen und im Kühlschrank aufbewahren. Hält sich gekühlt ca. 1 Woche.

Pro Portion: 60 kcal, 0,5 g Fett, 10 g Kohlenhydrate, 4 g Eiweiß, 7 g Ballaststoffe

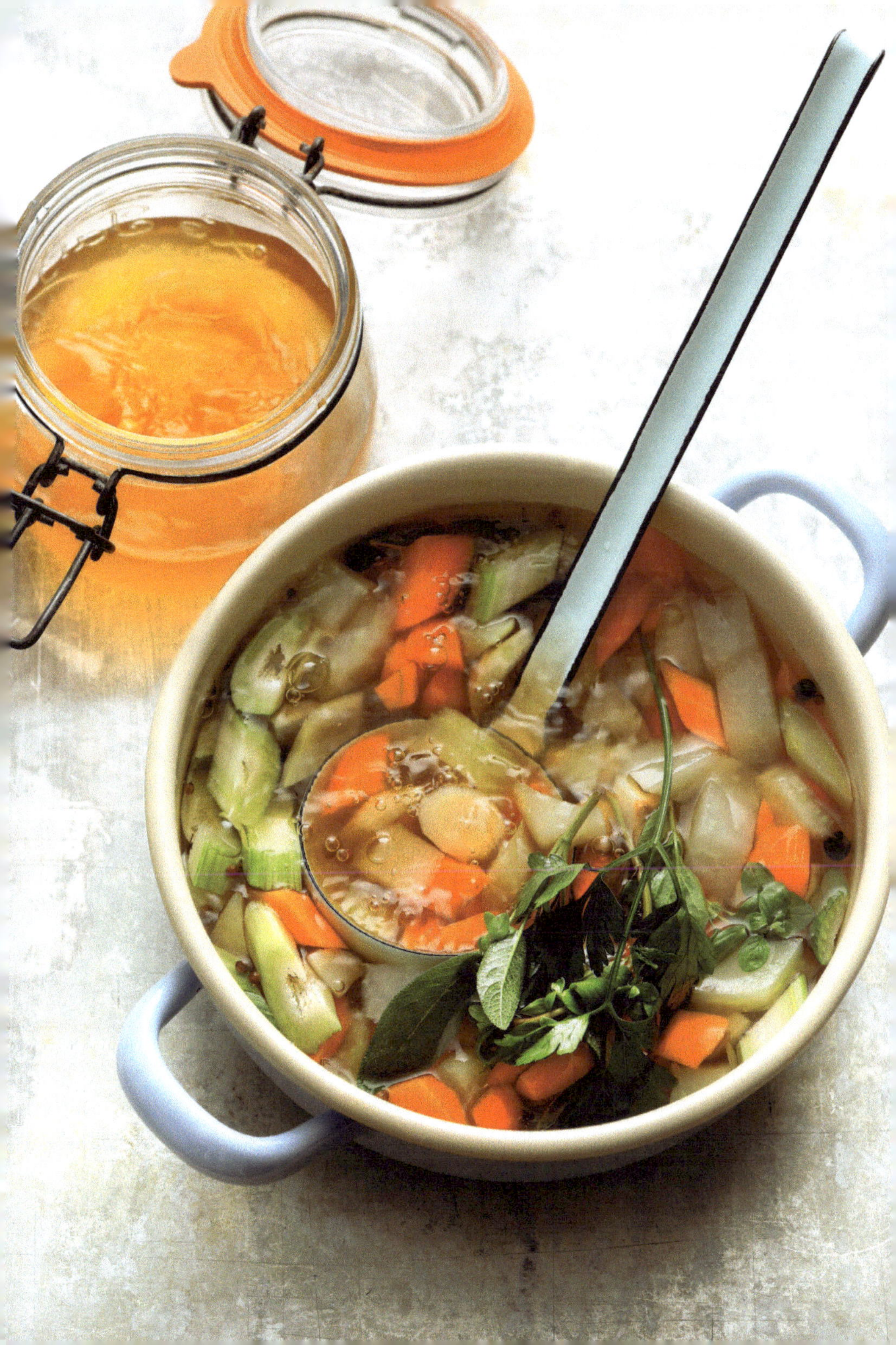

Gefüllte Avocado mit Caprese

(Für 4 Personen)

Zubereitungszeit: 30 min.

Zutaten

- 2 Stängel Basilikum
- 2 Avocados
- 12 kleine Mozzarellakugeln (150 g)
- 1 Stange Staudensellerie
- 3 Tomaten
- 10 Halme Schnittlauch
- 6 EL Olivenöl
- 3 EL Balsamico Bianco
- Salz
- Pfeffer, aus der Mühle
- 1 Prise Cayennepfeffer
- 1 kleines Vollkorn-Baguette

Zubereitung

1. Das Basilikum waschen, trocken schütteln und die Blätter von den Stängeln zupfen. Die Avocados waschen, halbieren, entsteinen und mit einem Esslöffel das gesamte Fruchtfleisch herausholen. Die Schale zum Servieren auf die Seite legen.

2. Das Avocadofruchtfleisch würfeln und in eine Schüssel geben. Die Mozzarellakugeln hinzufügen. Den Sellerie waschen, die Fäden ziehen und in kleine Stücke schneiden. Die Tomaten waschen, den Strunk herausschneiden und würfeln.

3. Den Schnittlauch waschen, trocken schütteln und in feine Röllchen schneiden. Alles zu den gewürfelten Avocados geben. 4 EL Olivenöl und den Essig darüber gießen, mit Salz, Pfeffer und Cayennepfeffer abschmecken und vermengen.

4. Das Baguette längs halbieren, dann noch einmal halbieren und in einer Grillpfanne mit dem restlichen Öl anrösten. Den Salat in die Avocadoschalen verteilen, mit den Basilikumblättern garnieren und mit dem gerösteten Baguette servieren.

Pro Portion: 499 kcal, 31 g Fett, 42 g Kohlenhydrate, 14 g Eiweiß, 5 g Ballaststoffe

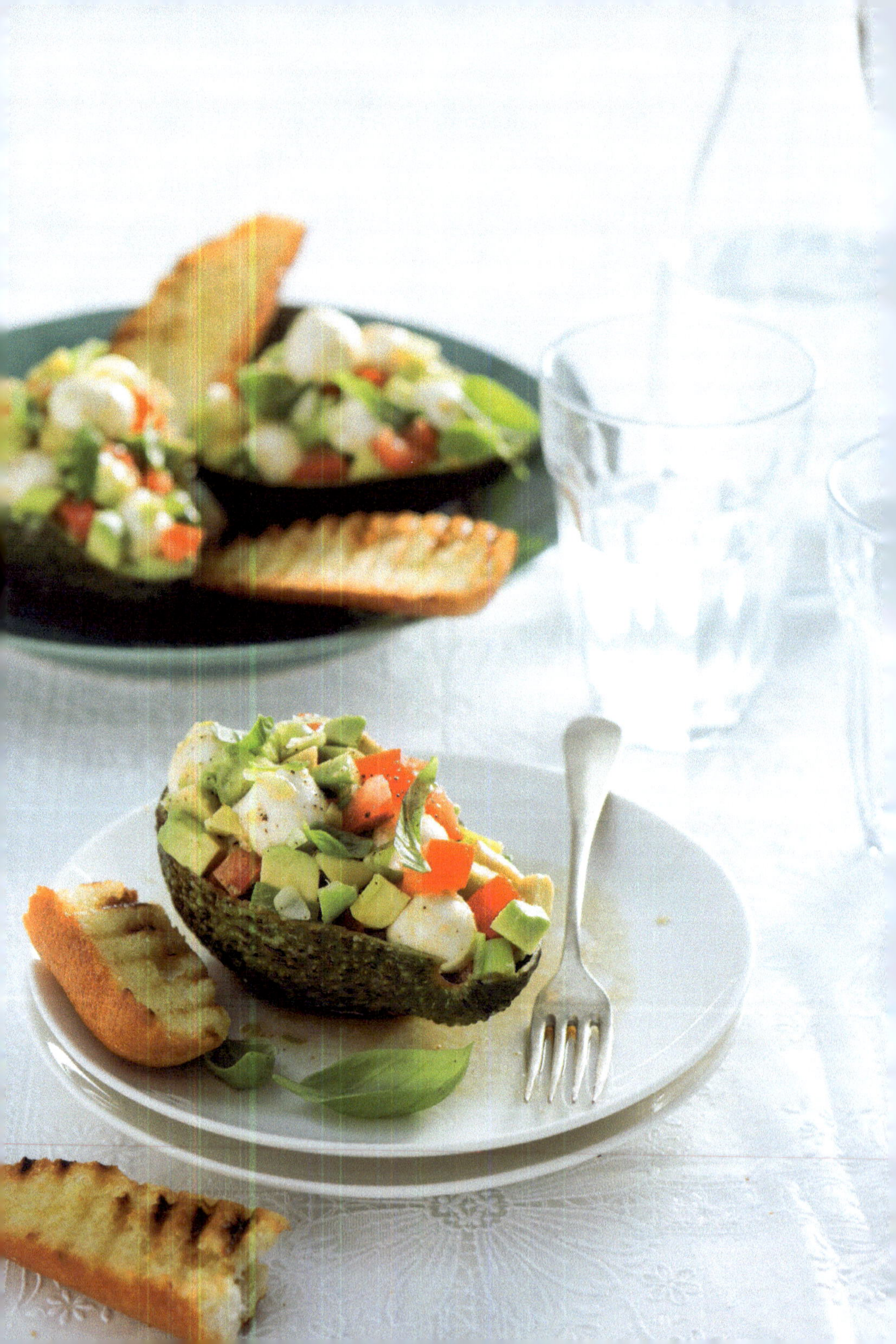

Roter Rettichsalat mit Sonnenblumenkernen und Leinölsonnenblumen

(Für 4 Personen)

Zubereitungszeit: 15 min. Wartezeit ca. 10 min

Zutaten

- 500 g roter Rettich
- 500 g weißer Rettich
- Salz
- 6 EL Leinöl
- 4 EL Apfelessig
- 1 TL Dijonsenf
- 1 TL Agavendicksaft
- Pfeffer, aus der Mühle
- 4 EL Sonnenblumenkerne, gekeimt
- 4 TL geröstete Hanfsamen
- 1 Kästchen Gartenkresse

Zubereitung

1. Beide Rettiche schälen und grob raspeln. Salzen und ca. 10 Minuten Wasser ziehen lassen. Dann abbrausen und in einem Sieb gut abtropfen lassen.

2. Für das Dressing das Leinöl mit Apfelessig, Senf und Agavendicksaft verrühren. Mit Salz und Pfeffer abschmecken. Etwa die Hälfte davon unter den Rettich mischen und auf Teller anrichten. Mit den Sonnenblumenkernen und Hanfsamen bestreuen.

3. Die Kresse vom Beet schneiden und darüber streuen. Mit dem übrigen Dressing beträufeln.

Pro Portion: 251 kcal, 19 g Fett, 10 g Kohlenhydrate, 7 g Eiweiß, 9 g Ballaststoffe

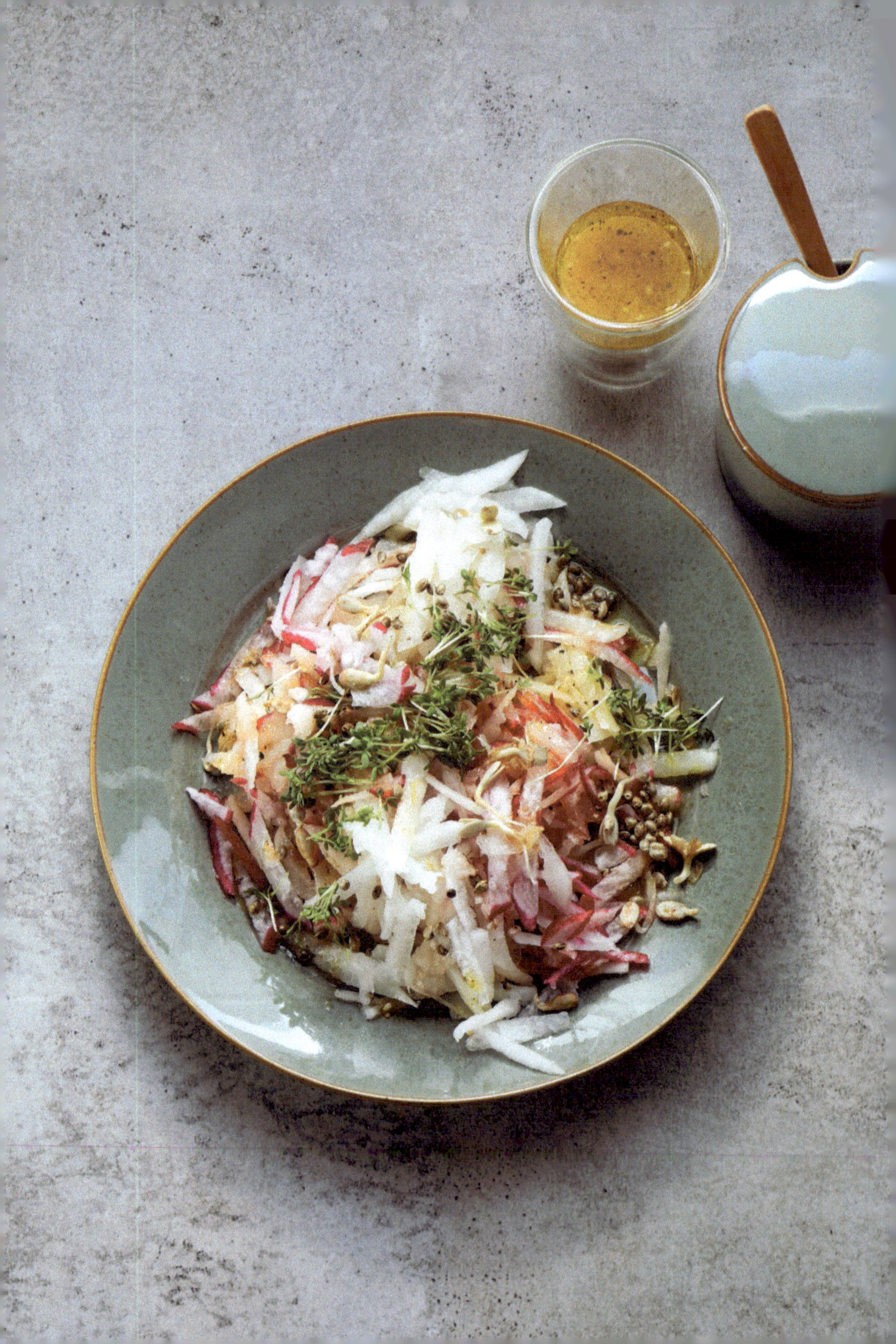

Schnelles Hähnchencurry mit Erbsen

(Für 4 Personen)

Zubereitungszeit: 10 min. Garzeit ca. 15 min

Zutaten

- 1 rote Zwiebel
- 1 TL Pflanzenöl
- 3 - 4 EL grüne Currypaste
- 1 Bio-Limette, Saft und Abrieb
- 1 TL Honig
- 400 ml fettarme Kokosmilch
- 350 g Hähnchenbrustfilets
- 100 g Zuckerschoten
- 100 g Erbsenschoten
- 150 g Erbsen
- 400 g Express-Naturreis (Mikrowelle)
- 1 - 2 TL Fischsauce
- Salz
- weißer Pfeffer, aus der Mühle
- Koriandergrün, zum Garnieren

Zubereitung

1. Die Zwiebel abziehen und klein würfeln. In einem Topf im heißen Öl glasig anschwitzen. Die Currypaste zugeben und kurz mitrösten. Limettensaft, Limettenabrieb, Honig und Kokosmilch in einem Topf aufkochen lassen.

2. Das Hähnchenfleisch trocken tupfen, in Scheiben schneiden und in der Sauce ca. 5 Minuten leise köcheln lassen. Nach Bedarf ein wenig Wasser ergänzen.

3. Die Zucker- und Erbsenschoten abbrausen und putzen. Beides zusammen mit den Erbsen zum Curry geben und weitere ca. 5 Minuten gar köcheln.

4. Den Reis nach Packungsangabe garen und auf tiefe Teller verteilen. Das Curry mit Fischsauce, Salz und Pfeffer abschmecken und über den Reis geben. Mit Koriandergrün garniert servieren.

Pro Portion: 289 kcal, 3 g Fett, 36 g Kohlenhydrate, 27 g Eiweiß, 6 g Ballaststoffe

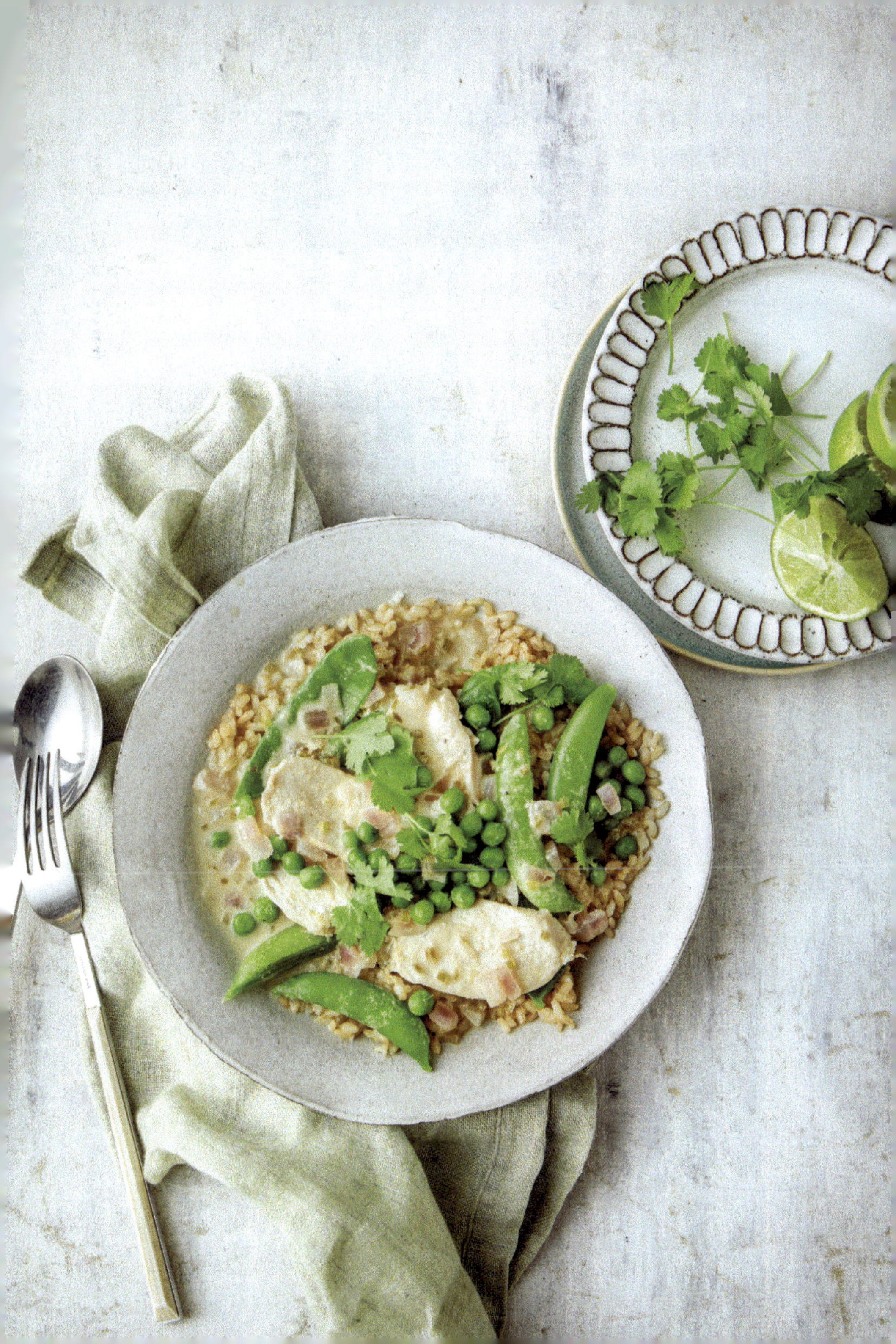

Gebratener Butternusskürbis, dazu Gerstensalat mit Apfel und Pekannüssen

(Für 4 Personen)

Zubereitungszeit: 20 min. Garzeit ca. 45 min Backen ca. 40 min

Zutaten

- 100 g Gerste
- Salz
- 1 1/2 kg Butternutkürbis (wahlweise Hokkaido)
- Pfeffer, aus der Mühle
- 6 EL Olivenöl
- 60 g Pekannusskerne (wahlweise Walnüsse oder Cashews)
- 3 EL Ahornsirup
- 2 kleine Kopfsalatherzen
- 2 rotschalige Äpfel
- 1 rote Zwiebel
- 2 EL gehackte Petersilie
- 3 EL Apfelessig
- 1 Prise (Birken-)zucker
- 200 g griechischer Joghurt
- 1/2 Bio Limette, Saft und Abrieb

Zubereitung

1. Die Gerste in reichlich kochendem Salzwasser ca. 30 Minuten abgedeckt kochen. Dann die Hitze auf ein Minimum reduzieren und die Gerste weitere 15 Minuten ausquellen lassen.

2. Den Backofen auf 200 °C Ober- und Unterhitze vorheizen. Den Kürbis waschen, halbieren und das Kerngehäuse entfernen. Die Hälften längs in Spalten schneiden, mit Salz, Pfeffer und 2 EL Olivenöl vermischen und auf einem Backblech verteilen. Für 35-40 Minuten im Ofen braten.

3. Die Pekannusskerne in einer Pfanne bei mittlerer Hitze mit dem Ahornsirup karamellisieren und leicht rösten. Auf Backpapier abkühlen lassen.

4. Den Kopfsalat in Streifen schneiden, waschen und trocken schütteln. Die Äpfel waschen, putzen und in Stifte schneiden. Die Zwiebel abziehen und fein würfeln.

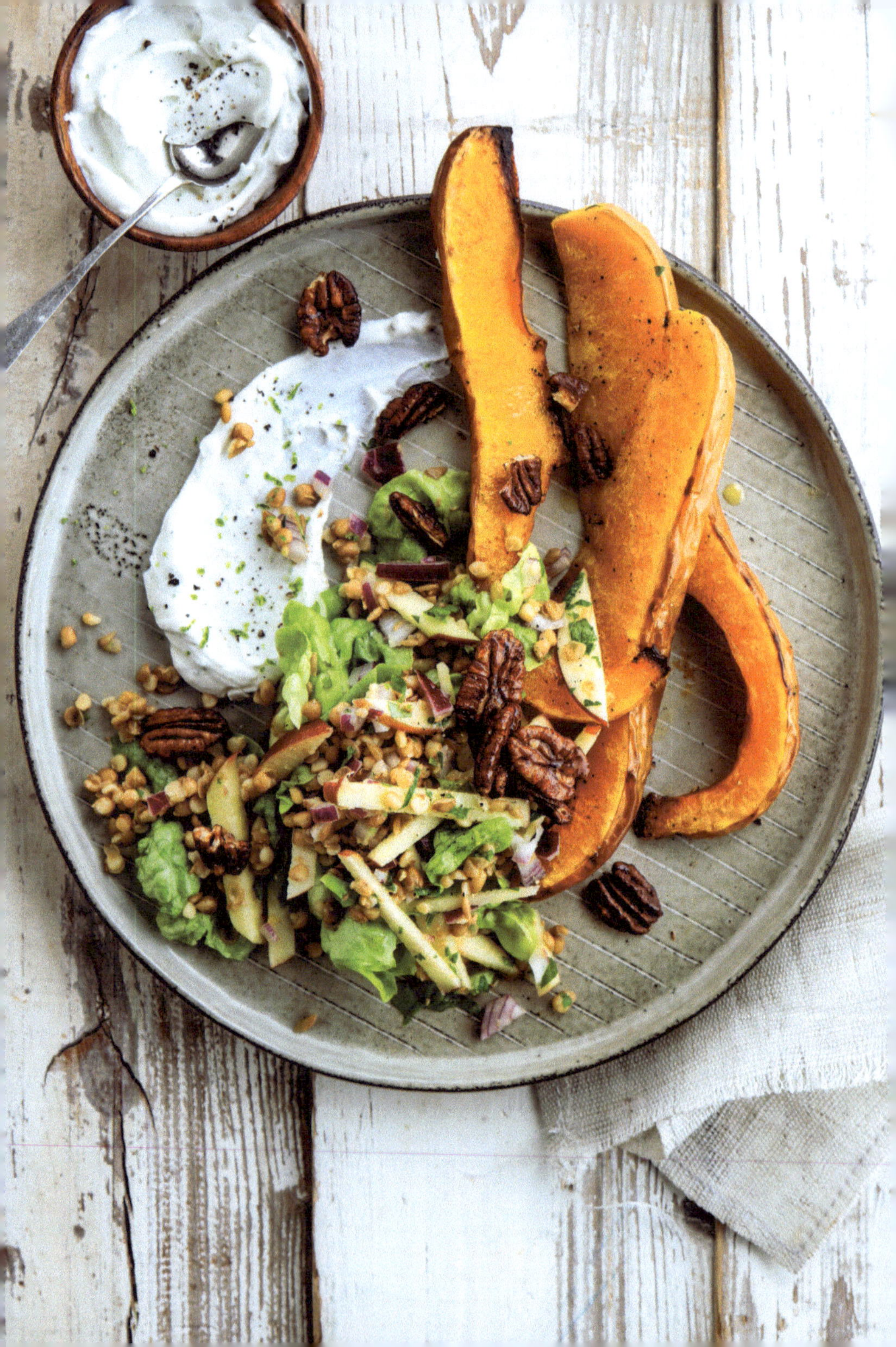

Epilog

Nie zuvor wurde der Mensch tagein, tagaus mit so vielen Schadstoffen konfrontiert wie heutzutage - unabhängig davon, ob er die Schadstoffe freiwillig bspw. in Form von Alkohol oder Nikotin aufnimmt oder unfreiwillig z. B. durch das Einatmen von Umweltgiften. Zu dem Übermaß an Schadstoffen, denen wir ausgesetzt sind, kommt ein Zuwenig an Bewegung und Entspannung sowie gleichzeitig ein Zuviel an ungesunder Ernährung.

Grundsätzlich ist der Körper in der Lage, sich selbst zu reinigen und zu entgiften - so hat sich das Lymphsystem darauf spezialisiert, mittels ausgetüftelter Mechanismen den Körper von Schadstoffen zu befreien. Aufgrund der immer größeren Schadstoffflut, die unser Körper zu bewältigen hat, ist jedoch irgendwann auch das leistungsfähigste Lymphsystem überfordert und muss kapitulieren.

Also gilt es, mittels geeigneter Maßnahmen dem Lymphsystem auf die Sprünge zu helfen und dessen Aktivität zu steigern. Wie das am besten zu bewerkstelligen ist, haben Sie in diesem Ratgeber gelesen. Durch die Anwendung der beschriebenen Maßnahmen wird der Mensch im Idealfall nicht nur von Krankheit und Leiden befreit, sondern er erlangt zudem deutlich mehr Lebensqualität, Ausgeglichenheit und Vitalität.

Nun trage ich die Hoffnung in mir, dass Sie diesem Buch einige wertvolle Anregungen und Impulse entnehmen, die Sie bestmöglich für sich nutzen können. Nicht jede der genannten Therapien passt zu jedem Menschen - Ihre Intuition wird Ihnen den Weg zeigen, welche Therapie am besten zu Ihnen passt.

Auf Ihrem persönlichen Weg zu einem gesunden, glücklichen und erfüllten Leben wünsche ich Ihnen alles erdenklich Gute.

Herzlichst Ihre Apothekerin Dr. Angela Fetzner

Literatur (Auswahl)

Studien

1. Happe, S./ Peikert, A./ Siegert, R. et al. (2016): The efficacy of lymphatic drainage and traditional massage in the prophylaxis of migraine: a randomized, controlled parallel group study. Neurol Sci (2016) 37: 1627. https://doi.org/10.1007/s10072-016- 2645-3.
2. Wang, T.-J./ Wang, H.-M./ Yang, T.-S. et al. (2014): The Effect of Abdominal Massage in Reducing Malignant Ascites Symptoms. Research in Nursing & Health. https://doi.org/10.1002/nur.21637.
3. Louveau, A./ Smirnov, I./ Keyes, T. J. et al. (2015): Structural and functional features of central nervous system lymphatic vessels. Nature 523, 337-341. Juli 2015. https://doi:10.1038/nature14432.
4. McNeely, M. L./ Magee, D. J./ Lees, A. W. et al (2004): The Addition of Manual Lymph Drainage to Compression Therapy For Breast Cancer Related Lymphedema: a Randomized Controlled Trial. Breast Cancer Research and Treatment. Juli 2004, Vol. 86, 2, Seiten 95-106. https://doi.org/10.1023/9f.
5. Ekici, G./ Bakar, Y./ Akbayrak, T. et al (2009): Comparison of Manual Lymph Drainage Therapy and Connective Tissue Massage in Women With Fibromyalgia: A Randomized Controlled Trial. Journal of Manipulative and Physiological Therapeutics. Vol. 32, 2, S. 127-133.
6. Bayrakci Tunay, V./ Akbayrak, T./ Bakar, Y. et al (2010): Effects of mechanical massage, manual lymphatic drainage and connective tissue manipulation techniques on fat mass in women with cellulite. Journal of the European Academy of Dermatology and Venereology. Vol. 24, 2. https://doi.org/10.1111/j.1468- 3083.2009.03355.

7. Jamalian, S./ Jafarnejad, M./ Zawieja, S. D. et al (2017): Demonstration and Analysis of the Suction Effect for Pumping Lymph from Tissue Beds at Subatmospheric Pressure. Sci Rep. September 2017, 7, 1; 10.1038/s41598-017-11599-x.

8. Breslin, J. W. (2014): Mechanical forces and lymphatic transport. Microvasc. Res., November 2014, 96: 46-54. 10.1016/j.mvr.2014.07.013.

9. De Godoy, J. M. P./ Batigalia, F., M./ de F. G. Godoy (2002): Preliminary evaluation of a new, more simplified Physiotherapy technique for lymphatic drainage. Lymphology 35, S. 91-93.

10. https://www.researchgate.net/ ra_De_Godoy3/publication/305731208_Preliminary_evaluation_of_a_new_more_simplified_physiotherapy_technique_for_lymphatic_drainage/links/579e85b108ae6a2882f53e33/Preliminary-evaluation-of-a-new-more-simplified-physiotherapy-technique-for-lymphatic-drainage.pdf.

Printliteratur

1. Sobotta: Atlas der Anatomie des Menschen. Limitierte Jubiläums-Ausgabe: der komplette Atlas in einem Band. Herausgegeben von R. Putz und R. Pabst. Urban & Fischer, 21. Auflage in einem Band September 2004, Elsevier GmbH München.

2. Fetzner Angela: Die Lymphe in Fluss bringen - Heilen und Stärken durch ganzheitliche Behandlung. Kampenwand 2021.

3. Fetzner Angela: Die Lymphe - Wächter über Gesundheit und Vitalität. Kampenwand 2021.

4. Fetzner Angela: Entgiften - Heilen, Stärken, Loslassen. BoD 2017.

5. Fetzner Angela: Gesund und ausgeglichen durch die Säure-Basen-Balance. BoD 2013.

6. Herold G.: Innere Medizin. Eine vorlesungsorientierte Darstellung. Gerd Herold (Herausgeber) und Mitarbeiter. Köln 2015.

7. Fetzner Angela: Die Ölziehkur. Entgiften und Heilen. BoD 2017.

8. Beck M. F.: Theory & Practice of Therapeutic Massage. 5th Edition. 2010.

9. S2k Leitlinie Diagnostik und Therapie der Lymphödeme. AWMF Reg.-Nr. 058-001. Mai 2017. Zugang über https://www.awmf.org/uploads/tx_szleitlinien/058-001l_S2k_Diagnostik_und_Therapie_der_Lymphoedeme_2017.

10. Fetzner Angela: Wege zur Gelassenheit. Wie die Seele wieder auftankt. BoD 2017.

11. Fetzner Angela: Ständig müde und erschöpft. Neue Kraft durch Lebensfreude und Gelassenheit. BoD 2015.

12. Marquardt Hanne: Reflexzonenarbeit am Fuß. Gebundene Ausgabe. Haug 2016.

13. Mutschler E. et al.: Arzneimittelwirkungen. Lehrbuch der Pharmakologie, der klinischen Pharmakologie und Toxikologie. Wissenschaftliche Verlagsgesellschaft mbH, Stuttgart. 11. Auflage 2020.

14. Vaupel P., Schaible H.-G., Mutschler E.: Anatomie, Physiologie, Pathophysiologie des Menschen. Wissenschaftliche Verlagsgesellschaft mbH Stuttgart. 7. Auflage 2015.

15. Kasseroller R., Brenner E.: Kompendium der Lymphangiologie. Georg Thieme Verlag Stuttgart. 5. Auflage 2015.

16. Göhring H.: Physiotherapie in der Inneren Medizin. 2. Aufl. 2009.

17. Rutte R., Sturm S.: Atemtherapie. 2. Aufl. Stuttgart: Springer Verlag 2010.

18. Weise S. et al.: Empfehlungen der Deutschen Atemwegsliga. Empfehlungen zur physiotherapeutischen Atemtherapie. 2. Aufl. München 2008.

18. Herpertz U.: Ödeme und Lymphdrainage: Diagnose und Therapie von Ödemkrankheiten. Stuttgart: Schattauer 2010.

19. Földi M, Földi E, Kubik S, editors: Lehrbuch der Lymphologie für Mediziner, Masseure und Physiotherapeuten. 6. völlig überarb. Aufl. München: Elsevier 2005.

20. Weissleder H, Schuchardt C., editors:. Erkrankungen des Lymphgefäßsystems: Viavital 2015.

21. Schneider W., Walker J., editors:. Kompendium der Phlebologie. München: Universitätsdruckerei und Verlag Dr. C. Wolf. 1984.

Internetquellen

Haftungsausschluss für Links

Die Internetquellen enthalten Links zu externen Webseiten Dritter, auf deren Inhalte ich keinen Einfluss habe. Deshalb kann ich für diese fremden Inhalte auch keine Gewähr übernehmen. Für die Inhalte der verlinkten Seiten ist stets der jeweilige Anbieter oder Betreiber der Seiten verantwortlich. Die verlinkten Seiten wurden zum Zeitpunkt der Verlinkung auf mögliche Rechtsverstöße überprüft. Rechtswidrige Inhalte waren zum Zeitpunkt der Verlinkung nicht erkennbar. Eine permanente inhaltliche Kontrolle der verlinkten Seiten ist jedoch ohne konkrete Anhaltspunkte einer Rechtsverletzung nicht zumutbar. Bei Bekanntwerden von Rechtsverletzungen werde ich derartige Links umgehend entfernen.

- Verein zur Förderung der Lymphödemtherapie https://lymphverein.de/lymphgefaesssystem.html
- https://www.leading-medicine-guide.de/anatomie/lymphsystem
- https://www.bauerfeind.de/de/gesundheit/diagnose-therapie/dossier-oedem/lip-und-lymphoedem/so-bringst-du-die-lymphe-in-schwung
- https://www.lymphcaredeutschland.de/patient/das-lymphoedem/das-lymphgefaesssystem.html
- Deutsche Gesellschaft für Lymphologie. Ödemkrankheiten. http://www.dglymph.de/medizin-informationenstudien/oedemkrankheiten/
- Deutsche Gesellschaft für Angiologie Gesellschaft für Gefäßmedizin e. V. Lymphödem. http://www.dga-gefaessmedizin.de/patienten/lymphoedem.
- https://www.lymphnetz-mitteldeutschland.de/
- Lymphödem Vereinigung Schweiz: https://www.lv-schweiz.ch/
- https://www.amoena.com/de/amoena-life/bewegungen-die-den-lymphfluss-anregen/

- http://www.lipoedemportal.de/lipoedem-selbst-behandeln.htm
- https://www.wellnessheimstudium.de/krankheit-therapie/lymphdrainage-selber-machen
- https://www.spektrum.de/lexikon/biologie/lymphe/40286; Copyright 1999 Spektrum Akademischer Verlag, Heidelberg.
- https://portal.massage-expert.de/massage-lexikon/lymphmassage
- https://www.munterundmehr.com/gesichts-lymphdrainage-in-nur-10-minuten
- https://www.netdoktor.de/therapien/lymphdrainage
- https://www.dr-gumpert.de/html/lymphdrainage
- https://www.vodderakademie.com/lymphdrainage-ausbildung/manuelle-lymphdrainage-das-original/dr-emil-vodder-historie.
- http://ausbildung.vodderakademie.com/lymphdrainage-fortbildung/lymphdrainage-dr-vodder/lymphdrainage-griffe
- http://www.greensoul.de/trockenbuersten/#Anleitung%E2%80%935-einfache-Schritte-beim-Trockenbuersten; https://www.erkaeltet.info/erkaeltung/behandlung/ hausmittel/anwendungen/massage/
- https://www.aerztezeitung.de/medizin/krankheiten/schmerz/kopfschmerzen/article/807820/uebung-lindert-spannungskopfschmerzen.html

Videoquellen

1
https://www.youtube.com/watch?v=RqDVcs95SdM&list=PL gmrffBX535wHYXht-zEkhqbwhl_AL8fBt

2.
https://www.youtube.com/watch?v=IwPShvJt-G8

3. Dr. Annette Jasper: #030 Lymphmassage | Wie und warum das Lymphsystem für unseren Körper so wichtig ist. https://www.youtube.com/watch?v=91669IxCb58;

4. Manuelle Lymphdrainage nach Dr. Vodder - Pumpgriff. Ausführung durch Prof. Hildegard Wittlinger. https://www.youtube.com/watch?v=Cxt0c5JBzWU

5. Manuelle Lymphdrainage nach Dr. Vodder - Drehgriff. Ausführung durch Prof. Hildegard Wittlinger. https://www.youtube.com/watch?v=Ehl-TWvY5Xo

6. Manuelle Lymphdrainage nach Dr. Vodder - Stehender Kreis. Ausführung durch Prof. Hildegard Wittlinger. https://www. youtube.com/watch?v=1uwvvw-Ms2k&feature=youtu.be

7. Manuelle Lymphdrainage nach Dr. Vodder - Schöpfgriff. Ausführung durch Prof. Hildegard Wittlinger. https://www.youtube.com/watch?v=fRmKpP28wJw

8. Lymphdrainage am Arm & Bein. https://www.youtube.com/watch?v=Yxc097pislQ

9. Eigenübung Lymphdrainage der Beine. https://www. youtube.com/watch?v=4wM35lWYu2I

Zur Autorin

Dr. Angela Raab geb. Fetzner, geboren in Bad Kissingen, ebenda auch aufgewachsen.

Studium der Pharmazie in Würzburg, anschließend Approbation zur Apothekerin. Aufbaustudium der Pharmaziegeschichte in Marburg, Abschluss als Pharmaziehistorikerin.

Dort auch Promotion zum Dr. rer. nat.

Seit 1996 bis dato Arbeit in öffentlichen Apotheken und Krankenhausapotheken in ganz Deutschland sowie der Schweiz. Daneben Seminartätigkeit im In- und Ausland.

Von 2012-2022 Veröffentlichung von mehr als 50 Ratgebern und Fachbüchern v. a. zu verschiedenen Gesundheitsthemen, die Hundertausende von Lesern begeistern.

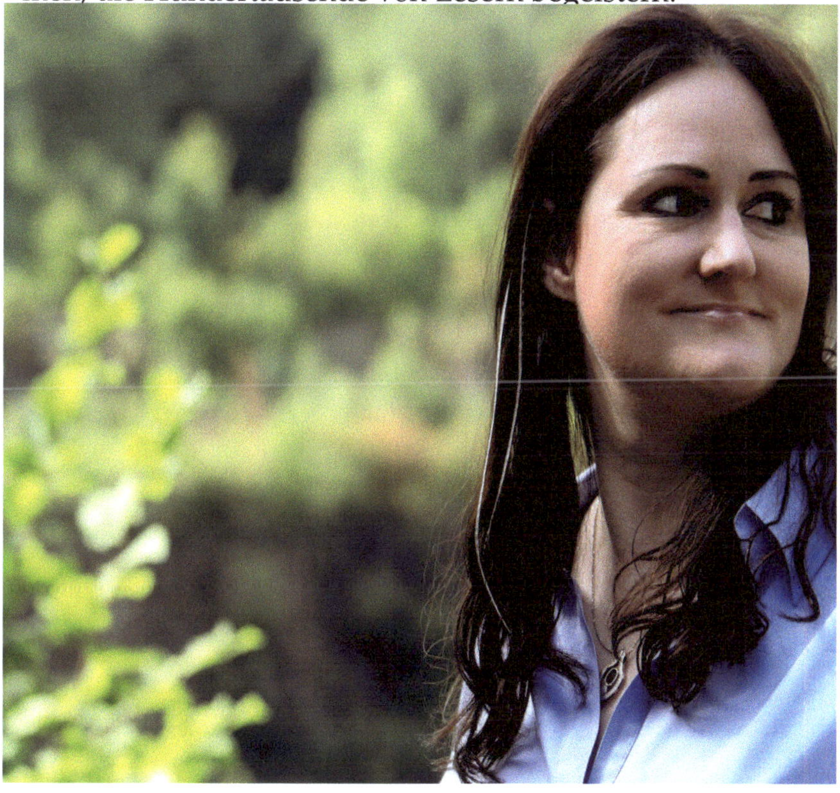

Ein herzliches Dankeschön

- an dieser Stelle an alle werten Leserinnen und Lesern. Lob, Kritik oder Anregungen können Sie mir gerne auf meiner Facebook-Seite
https://www.facebook.com/AngelaFetzner
oder auf meiner Autorenhomepage mitteilen:
https://www.angela-fetzner.de

Bücher von Dr. Angela Fetzner

Auf meiner Homepage finden Sie nicht nur alle meine Bücher, Hörbücher und E-Books. Darüber hinaus möchte ich meinen Leserinnen und Lesern auch einen besonderen Service bieten. So stelle ich auf meiner Homepage regelmäßig Onlinelesungen von mir ein, weiter schreibe ich Blogartikel zu verschiedenen Themen sowie Rezensionen zu diversen Büchern.
Hier können Sie sich auch für meinen Newsletter anmelden, um regelmäßig Informationen über neue Bücher, Preisaktionen, Verlosungen und Gesundheitstipps zu erhalten.
Außerdem finden Sie meine E-Books in allen führenden Online Shops und die Druckbücher im Versand- und Standardbuchhandel.
Sie finden mich auch in den sozialen Netzwerken:
Facebook, Twitter, Instagram und Youtube.

Homepage:
https://angela-fetzner.de

Leseprobe

Dr. Angela Fetzner

Die Nieren

Kraftwerk und Klärwerk

Entgiften, Reinigen, Stärken

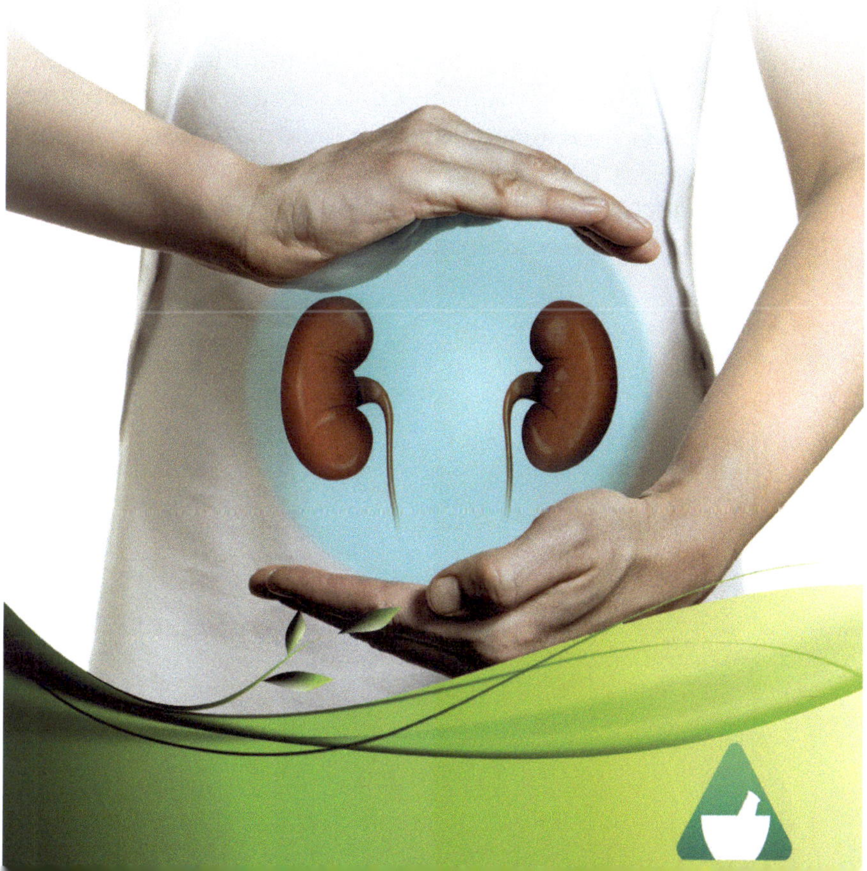

Die Nieren - Kraftwerk und Klärwerk

Die Niere - Das vergessene Organ

Obwohl mehr als zehn Prozent der Bevölkerung hierzulande an einer Erkrankung der Nieren leiden, ist das Thema Nierengesundheit kaum im öffentlichen Bewusstsein. Dies ist umso dramatischer, da Nierenerkrankungen oft erst sehr spät erkannt werden und viele Betroffene nichts von ihrer Erkrankung wissen.

Die Nieren sind die Kläranlagen des Körpers

Die Hauptaufgabe der Nieren ist die Entgiftung des Körpers. - Schadstoffe werden aus dem Blut entfernt und später über den Harn ausgeschieden. So filtern die Nieren sagenhafte 300 Mal täglich die gesamte Blutmenge, was insgesamt etwa 1500 Liter Flüssigkeit ergibt.

Die Nieren - Schwerstarbeiter für unseren Körper

Unsere Nieren verrichten täglich unermüdlich und weitgehend unbeachtet Schwerstarbeit. So sorgen sie neben der Entgiftung für einen ausgeglichenen Elektrolyt- und Wasserhaushalt des Körpers. Weiter sorgen die kleinen Organe für gesunde Knochen, sie aktivieren das lebenswichtige Vitamin D und sind an der Regulierung des Blutdrucks beteiligt.

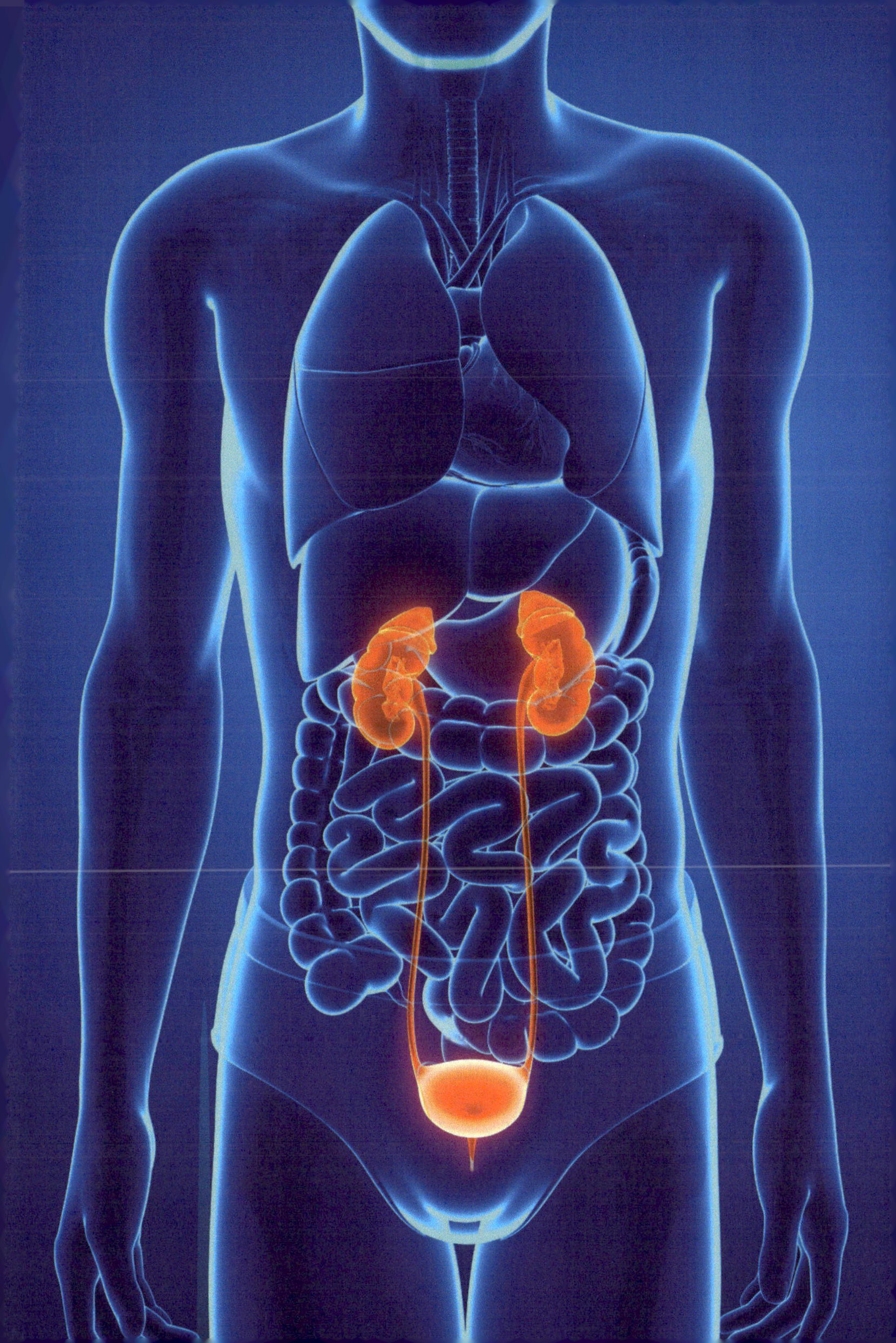

Nieren leiden lange still

Störungen und Erkrankungen der Nieren spürt man meist über lange Zeit überhaupt nicht. - Deshalb spricht man hier auch von der stummen und lautlosen Gefahr. Hinzu kommt, dass die Symptomatik von Nierenerkrankungen oft derart unspezifisch ist, dass man gar nicht an die Nieren denkt. Wer würde bspw. bei Beschwerden wie Müdigkeit, Abgeschlagenheit, Schlaflosigkeit, Konzentrationsstörungen oder Kopf- und Rückenschmerzen an kranke Nieren denken? Auch Bauchschmerzen, Übelkeit, trockene und juckende Haut können Anzeichen einer Nierenerkrankung sein. Neben physischen Erkrankungen kann es auch zu psychischen Veränderungen wie Reizbarkeit, Teilnahmslosigkeit, Gedächtnisstörungen und Depressionen kommen.

Warum die Nieren nur wenig verzeihen

Im Gegensatz zu anderen Organen - wie etwa der Leber - können sich die Nieren bei bereits eingetretener Schädigung nicht mehr vollständig regenerieren. Dazu kommt, dass geschwächte und nicht mehr voll funktionsfähige Nieren sich auf die Gesundheit des gesamten Organismus auswirken. Denn die einzelnen Organe arbeiten wie Zahnräder in einem Getriebe zusammen, und gerade die Nieren sind an vielen wichtigen Schaltstellen im Körper beteiligt.

Was hält die Nieren gesund? - Die ganzheitliche Nierenreinigung

Eine regelmäßige Entgiftung der Nieren ist von immenser Bedeutung, da funktionsfähige Nieren unabdingbar für die physische und psychische Gesamtgesundheit des Organismus sind.

In diesem Buch werden alle natürlichen Therapien und Behandlungsmethoden geschildert, die sich als wirksam für eine grundlegende Entgiftung und Stärkung der Nieren erwiesen haben.

Es handelt sich hierbei um alltagstaugliche, motivierende und effiziente Maßnahmen zur Selbstbehandlung. Hierzu gehören alle Maßnahmen zur Entgiftung und Stärkung der Nieren wie Heilpflanzentherapie, Wärmetherapie, Ernährungstherapie sowie Homöopathie und Schüßler-Salze. Auch Abbau von Stress mittels spezifischer Entspannungstechniken sowie moderate Bewegung mit speziellen Übungen zur Stärkung der Nieren gehören zu diesem harmonischen, aufeinander abgestimmten Programm.

Mit Unterstützung der vorgestellten, ausgewählten Methoden und Therapien zur Entgiftung und Stärkung der Nieren bringen Sie Ihre Nieren wieder auf Vordermann. Infolgedessen werden Sie bereits nach kurzer Zeit wieder mehr Vitalität, Kraft und Lebensfreude verspüren.

Die Autorin berät und informiert als promovierte Apothekerin seit mehr als zwei Jahrzehnten zahlreiche Kunden. Als unabhängige Autorin und Apothekerin fühlt sich die Verfasserin dieses Buchs nur der Gesundheit und dem Wohl der Menschen verpflichtet.

Herzlichst Ihre Apothekerin Dr. Angela Fetzner

Prolog

Die Nieren - Schwerstarbeiter für unseren Körper

Unsere Nieren verrichten täglich unermüdlich und weitgehend unbeachtet Schwerstarbeit. So sind sie rund um die Uhr für uns tätig - sie filtern und entgiften ca. 300 Mal pro Tag die gesamte Blutmenge unseres Körpers (ca. fünf bis sechs Liter). Das entspricht 1,2 Liter Blut pro Minute oder 72 Liter Blut pro Stunde.

In der Summe bedeutet das sagenhafte 1800 Liter Flüssigkeit je Tag, was etwa zehn gut gefüllten Badewannen Flüssigkeiten entspricht.

Das Filtersystem der Niere - Die Entgiftungszentrale

Die Niere ist unser Hauptausscheidungsorgan für Schadstoffe aller Art. Nicht zu Unrecht werden die Nieren deshalb auch als Klärwerk oder Waschmaschine unseres Körpers bezeichnet. So verfügen die Nieren über ausgeklügelte Filterstationen, in denen Millionen Gefäßknäuel im Dienst der Entgiftung stehen. Die Filterstationen trennen hierbei wieder verwertbare und nützliche Stoffe von jenen, die überflüssig oder schädlich sind und daher ausgeschieden werden müssen.

Die Guten ins Töpfchen, die Schlechten ins Kröpfchen

In den Filterstationen der Nieren wird das Blut gereinigt - aus dem Primärharn werden letztendlich ca. zwei Liter Endharn gebildet, der den Körper verlässt. Die Hauptaufgabe der Nieren ist die Reinigung des Blutes von Giftstoffen, die wir letztlich mit dem Urin ausscheiden. Die Nieren befreien unser Blut hierbei von Abbauprodukten des Stoffwechsels, von Umweltgiften, Medikamentenrückständen und anderen Schadstoffen. Auch überflüssige Salze werden mittels des Harns aus dem Körper katapultiert. Andererseits werden Wasser, Salze, Blutzellen und Hormone wieder in den Blutkreislauf zurückgeführt.

Die Niere - Ein komplexes und raffiniertes Gebilde

Obwohl die bohnenförmigen Organe mit ihren jeweils etwa 200 g Gewicht und zehn cm Länge sehr kleine Organe sind, erfüllen sie viele lebenswichtige Aufgaben in unserem Körper und leisten tagtäglich Knochenarbeit.

Der Bau der Nieren ist optimal auf ihre verschiedenen Funktionen abgestimmt. So wird das Blut durch ein ausgefeiltes System von mehr als einer Million kilometerlange, verschlungene, röhrenförmige Filtereinheiten geleitet, die im Innern der Niere angeordnet sind.

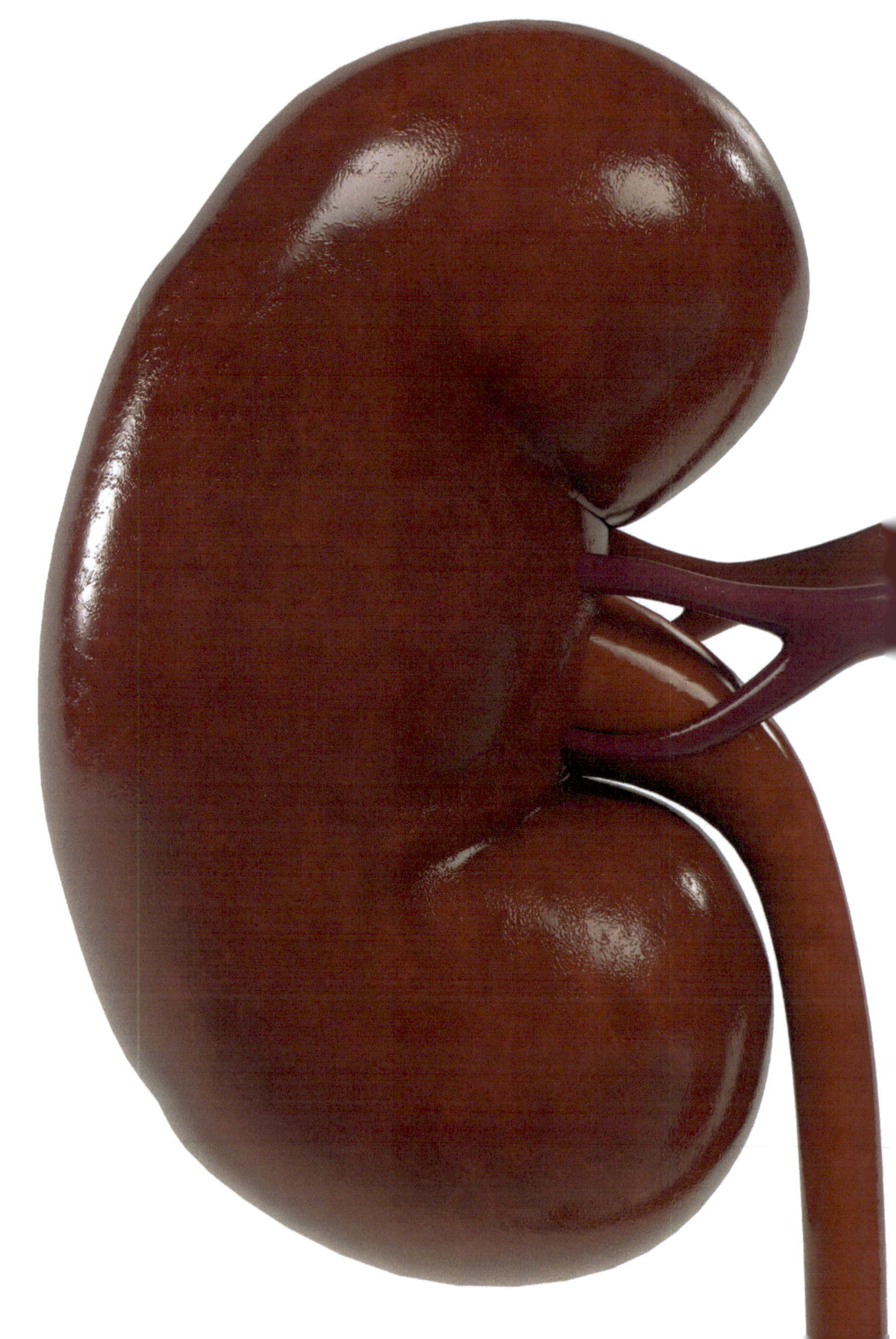

Die Nieren sind paarig angelegte Organe, die sich beiderseits der Wirbelsäule etwa in Höhe der unteren Rippen an der hinteren Bauchwand befinden. Geschützt werden die Organe jeweils von einer Fettschicht, die wiederum von einer Bindegewebsschicht umgeben ist.

Die Nieren sind gut durchblutet

Die Nieren sind viel stärker durchblutet als etwa die viel größeren Organe Leber oder der Herzmuskel. Obwohl die Nieren nur rund ein Prozent des Körpergewichts ausmachen, durchströmt ein Fünftel des gesamten Blutes die Nieren. Diese gute Versorgung mit Blut ist nicht etwa eine Laune der Natur. - Denn um ihren Ausscheidungs- und Entgiftungsfunktionen nachkommen zu können, müssen beide Nieren optimal mit Blut versorgt werden.

Die Nieren sind Multitalente

Die Nieren sind aber bei Weitem nicht nur für die Entgiftung zuständig. Die Nieren regulieren den Flüssigkeits- und Mineralstoffgehalt des Körpers und das Säure-Basen-Gleichgewicht. Auch bei der Regulierung des Blutdrucks spielen die Nieren an vorderster Front. Die Überwachung des Sauerstoffgehalts im Blut ist eine weitere wichtige Aufgabe der Nieren. Sinkt der Sauerstoffgehalt des Blutes, bilden sie das Hormon Erythropoetin, das wiederum im Knochenmark die Bildung roter Blutzellen anregt. Außerdem überführen die Nieren Vitamin D in seine aktive Form, das Calcitriol.

Nierenerkrankungen - Die unbekannte Volkskrankheit

Die Niere ist sowohl im öffentlichen Bewusstsein als auch in Fachkreisen das ***„vergessene Organ"*** - was zur Folge hat, dass enorme Defizite in der Versorgung von Patienten mit Nierenerkrankungen bestehen. Während bspw. die Prävention und Therapie von Herz-Kreislauf-Erkrankungen auch in der Allgemeinpraxis angekommen ist und die Mortalität von Herz-Kreislauf-Erkrankungen hierzulande rückläufig ist, können wir - was Nierenerkrankungen betrifft - einen gegenteiligen Trend feststellen. Obwohl schätzungsweise bereits ca. jeder zehnte Deutsche an einer chronischen Nierenkrankheit leidet und die Tendenz der Nierenerkrankungen steigend ist, ist das Thema ***„Niere"*** kaum präsent. Besonders alarmierend ist auch die Tatsache, dass nur etwa ein Drittel der Betroffenen von der eigenen Nierenerkrankung weiß. - und somit wird auch die Chance verpasst, dem Fortschreiten der Erkrankung rechtzeitig entgegenzuwirken.

Die Nieren leiden lange still

Störungen und Erkrankungen der Nieren spürt man meist über lange Zeit überhaupt nicht. - Deshalb spricht man hier auch von der stummen und lautlosen Gefahr. Denn obwohl man keine Beschwerden hat, können die Nieren dennoch schon lange leiden und krank sein.

Melden sich die Nieren dann doch einmal und weisen auf ihre Probleme und Beschwerden hin, so ist die Symptomatik oft derart unspezifisch, dass man gar nicht an die Nieren denkt.

So können bspw. Müdigkeit, Appetitlosigkeit, Kopf- und Rückenschmerzen auch Zeichen ganz anderer Funktionsstörungen des Körpers sein. - Kaum jemand würde bei diesen uncharakteristischen Beschwerden an eine Nierenproblematik denken.

Aus diesen Gründen wird die immense Bedeutung der Nieren von den meisten Menschen unterschätzt. - und einsetzende Probleme werden daher auch viel zu oft nicht ernst genommen. Während ein krankes Herz oder ein angeschlagener Magen oft zahlreiche, auch spezifische Beschwerden bereiten, leidet die Niere leise. - und verliert so häufig unterdessen ihre Funktion, ohne dass gravierende Symptome die aussichtslose Lage der Nieren verraten würden. Zum anderen erliegen viele Betroffene dem weit verbreiteten Irrtum, dass eine erkrankte Niere kein großes Problem sei, da noch eine zweite Niere in petto ist. Diese Ansicht ist jedoch nicht korrekt - denn beide Nieren bilden ein gemeinsames System. Ist die eine Niere krank, leidet auch die andere.

Weiter kommt es auch beim Arzt nicht selten vor, dass grenzwertige Nierenwerte übersehen, als unwichtig eingestuft oder als altersgerecht abgetan werden. Kein Wunder also, dass eine Nierenkrankheit oft erst spät erkannt wird.

Viele Arten von Nierenerkrankungen werden erst im fortgeschrittenen Stadium diagnostiziert. - Im Frühstadium werden Nierenerkrankungen meist nur zufällig entdeckt, obwohl durch einfache Urin- und Bluttests Einschränkungen der Nieren schon frühzeitig feststellbar wären. So wird eine chronische ***Niereninsuffizienz*** (**Nierenschwäche**) meist erst diagnostiziert, wenn die Nieren nur noch 60 % ihrer normalen Leistung erbringen.

Im fortgeschrittenen Stadium einer Nierenerkrankung ist häufig der gesamte Körper in Mitleidenschaft gezogen. - Sämtliche Organe werden durch die nicht mehr ausreichende Entgiftungsfähigkeit der Nieren geschädigt, es erfolgt eine langsame und schleichende Vergiftung des Körpers. Da die Nieren zudem in viele wichtige Aufgaben eingebunden sind, die sie nicht mehr erfüllen können, kommt es bei fortschreitendem Funktionsverlust der Nieren zu massiven Störungen des Wasserhaushalts, auch der Säure-Basen- und der Elektrolythaushalt des Körpers geraten außer Kontrolle.

Auch andere Organsysteme werden geschädigt, weiter entgleist der Blutdruck, und das Herz-Kreislauf-System verändert sich pathologisch. Das Immunsystem ist geschwächt, der Körper ist anfällig für allfällige Infektionen.

Die durch die ausbleibende Bildung von Erythropoetin einsetzende Blutarmut (**Anämie**) führt zu Müdigkeit, allgemeiner Schwäche sowie abnehmender körperlicher und geistiger Belastbarkeit. Da die Nieren nach und nach ihre Funktion einstellen, ist die abgegebene Urinmenge nur noch gering. Durch die immer weiter einsetzende Vergiftung des Körpers kommt es zu Benommenheit, Gedächtnis- und Konzentrationsstörungen. Außerdem werden die Betroffenen von starkem Juckreiz geplagt.

Im Endstadium der Niereninsuffizienz - man spricht von terminalen Nierenversagen - kommt es zu ***Ödemen*** (**Wassereinlagerungen**), Luftnot sowie zu Übelkeit, Durchfällen und Erbrechen. Weitere Begleiter des Nierenversagens sind Benommenheit, Schläfrigkeit, weiter kann es zu Herzrhythmusstörungen, Krämpfen und komatösen Zuständen kommen. Fällt die Organfunktion auf weniger als zehn Prozent, muss das Blut künstlich gewaschen werden (***Dialyse***). Als weitere Möglichkeit bleibt die Nierentransplantation, wobei es nicht genügend Spenderorgane für alle betroffenen Patienten gibt.

Ende der Leseprobe

Dr. Angela Fetzner

Der Seelenmuskel

Die Angst auflösen und Entspannung finden

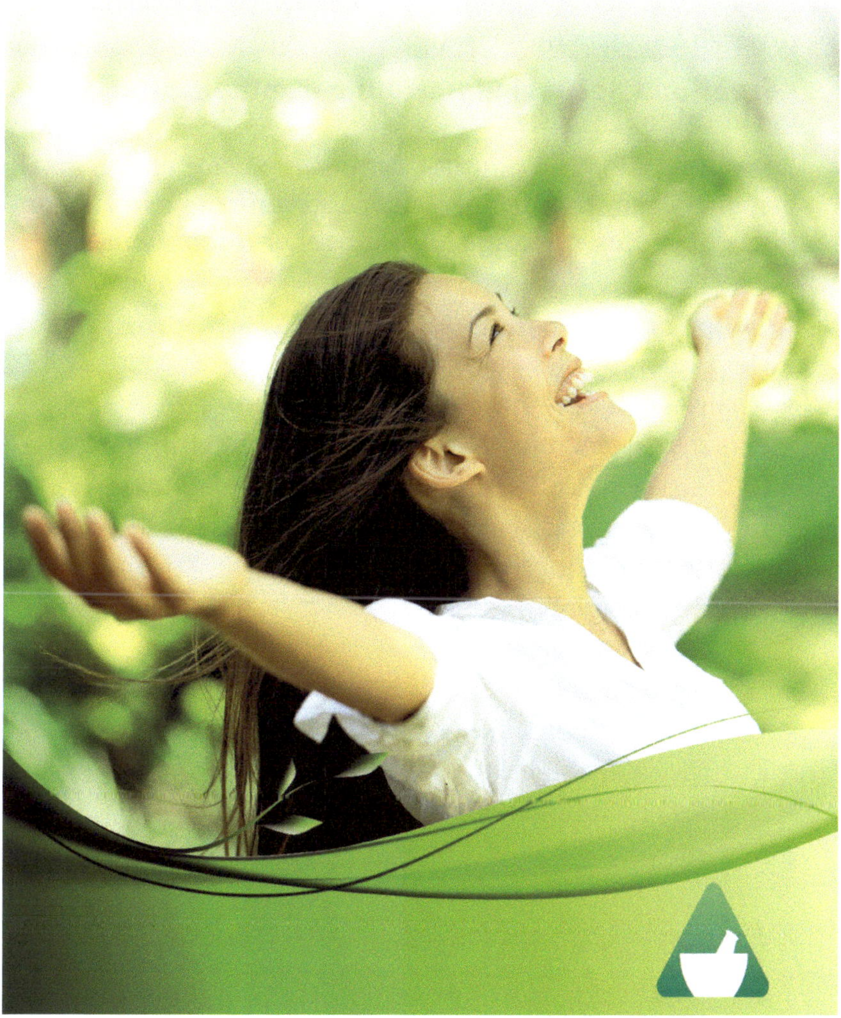

Der Seelenmuskel - die exakte Bezeichnung ist großer Lendenmuskel (lat. Musculus psoas major) - liegt tief versteckt in der Hüftmuskulatur, es ist der einzige Muskel, der die Wirbelsäule mit den Beinen verbindet.

Der Seelenmuskel - Spiegelbild unserer Seele

Es gibt einen Muskel in unserem Körper, der unsere Ängste beeinflussen kann, den „Seelenmuskel". Wenn wir diesen Muskel trainieren, können wir unsere Angst besiegen und unseren Lebensmut stärken.

Körper und Seele sind untrennbar miteinander verbunden.

Dass unsere Psyche Einfluss auf unseren Körper hat, ist allgemein bekannt. Nun gibt es aber auch immer mehr Erkenntnisse, dass dieser Prozess auch umgekehrt funktioniert.

Inhalt:

- Der Seelenmuskel - Der Sitz der Angst
- Anatomie des Seelenmuskels
- Was den Seelenmuskel aus dem Gleichgewicht bringt
- Der Seelenmuskel als Spiegel unserer Seele
- Körperspannung als Schutzmechanismus
- Atmung und Emotionen
- Das Reptiliengehirn
- Wie entsteht Angst
- Loslassen lernen
- Was dem Seelenmuskel gut tut
- Zurück zu Wohlgefühl und Vitalität
- Die besten Übungen für den Seelenmuskel
- u. v. m.

Zahlreiche farbige Fotos und Abbildungen ergänzen den Text.

Dr. Angela Fetzner

Aromatherapie

Die heilende Kraft ätherischer Öle

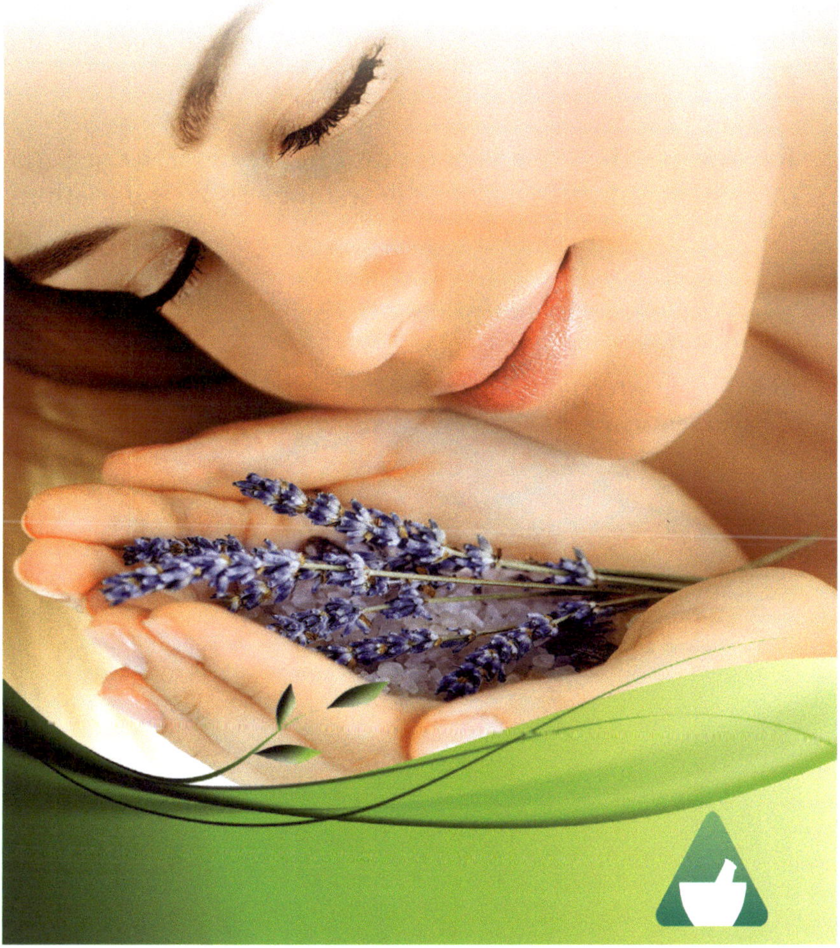

Die heilende Kraft ätherischer Öle ist wohl eine der angenehmsten Möglichkeiten, viel für die seelische und körperliche Gesundheit zu tun.

Denn die wohltuenden Düfte ätherischer Öle können unsere Stimmung beeinflussen und sich positiv auf Seele und Körper auswirken. Diese Tatsache macht sich die Aromatherapie zunutze, bei der ätherische Öle gezielt eingesetzt werden, um bestimmte Wirkungen zu erzielen.
Die heilende Energie und gebündelte Lebenskraft der natürlichen Stoffe sorgt für Harmonie, Ausgeglichenheit und dauerhafte Gesundheit.

Ich möchte Sie, liebe Leserin und lieber Leser, dazu einladen, mich auf die Reise in die spannende Welt der ätherischen Öle zu begleiten.

Die Autorin berät und informiert als promovierte Apothekerin seit zwei Jahrzehnten zahlreiche Kunden. Als unabhängige Autorin und Apothekerin fühlt sich die Verfasserin dieses Buchs nur der Gesundheit und dem Wohl der Menschen verpflichtet.

Dr. Angela Fetzner

Blutdruck senken ohne Medikamente

Natürliche Maßnahmen zur Selbsttherapie

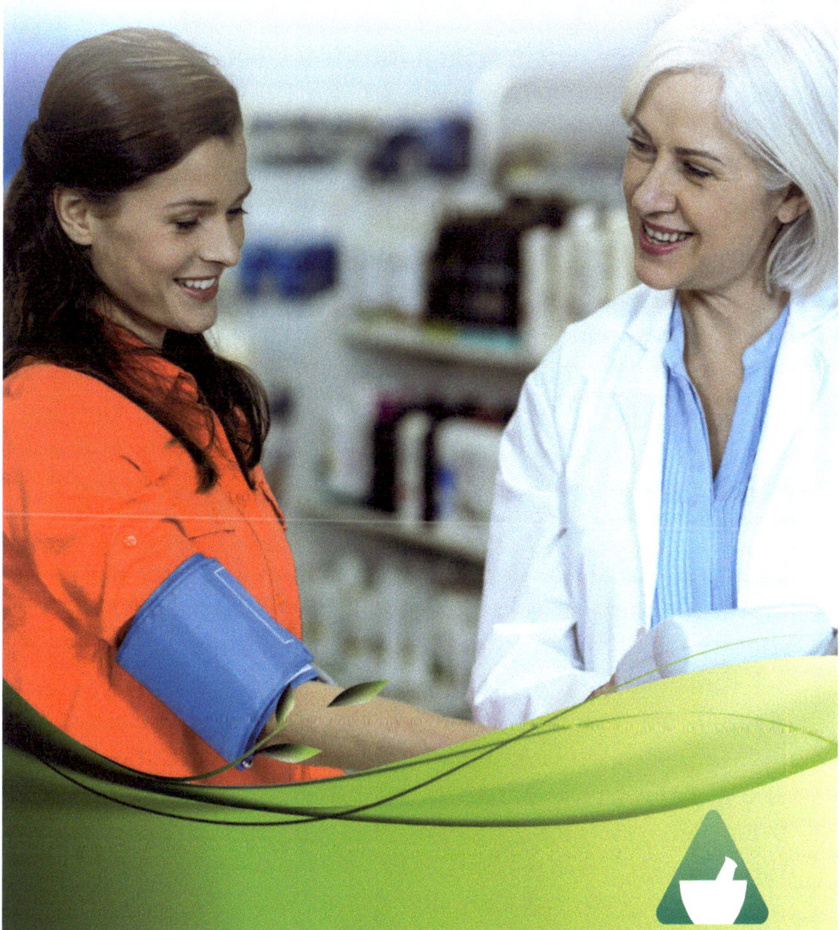

357

Volkskrankheit Bluthochdruck - Die schleichende Gefahr

Schätzungsweise 20 Millionen Deutsche leiden unter einem erhöhten Blutdruck. Verlässliche Zahlen hierzu gibt es allerdings nicht, da viele Betroffene überhaupt nichts von ihrer Erkrankung wissen.

Bluthochdruck entwickelt sich schleichend, weshalb die heimtückische Krankheit auch als ***„stummer Killer"*** bezeichnet wird. Die ganze Tragweite der Erkrankung wird oft erst klar, wenn ernsthafte Folgeerkrankungen, wie Herzinfarkt und Schlaganfall, auftreten. Doch soweit muss es nicht kommen. Legen Sie einem hohen Blutdruck beizeiten das Handwerk und verweisen Sie ihn in die für ihn vorgesehenen Schranken.

Ein gesundes Herz ist der Schlüssel zu einem gesunden und vitalen Leben

Leiden auch Sie unter einem erhöhten Blutdruck und möchten selbst etwas dagegen tun? Die gute Nachricht lautet: Die Krankheit ist sehr gut therapierbar und in den meisten Fällen lassen sich erhöhte Blutdruckwerte auf natürliche Weise senken. Oft sind die Erfolge hierbei so groß, dass keine blutdrucksenkenden Medikamente (mehr) benötigt werden.

Unterstützen Sie Ihr Herz durch die ganzheitliche Blutdrucktherapie

In diesem Buch werden alle natürlichen Therapien und Behandlungsformen geschildert, die sich als wirksam in der Therapie des Bluthochdrucks erwiesen haben. Es handelt sich hierbei um alltagstaugliche, motivierende und effiziente Maßnahmen zur Selbstbehandlung. Hierzu gehören wirksame Methoden zum Abbau von Stress, moderate Bewegung, eine ausgewogene Ernährung und viele weitere natürliche Therapien wie Homöopathie, Einsatz von Schüßler-Salzen usw.

Dr. Angela Fetzner

Leber & Galle

Entgiften & stärken

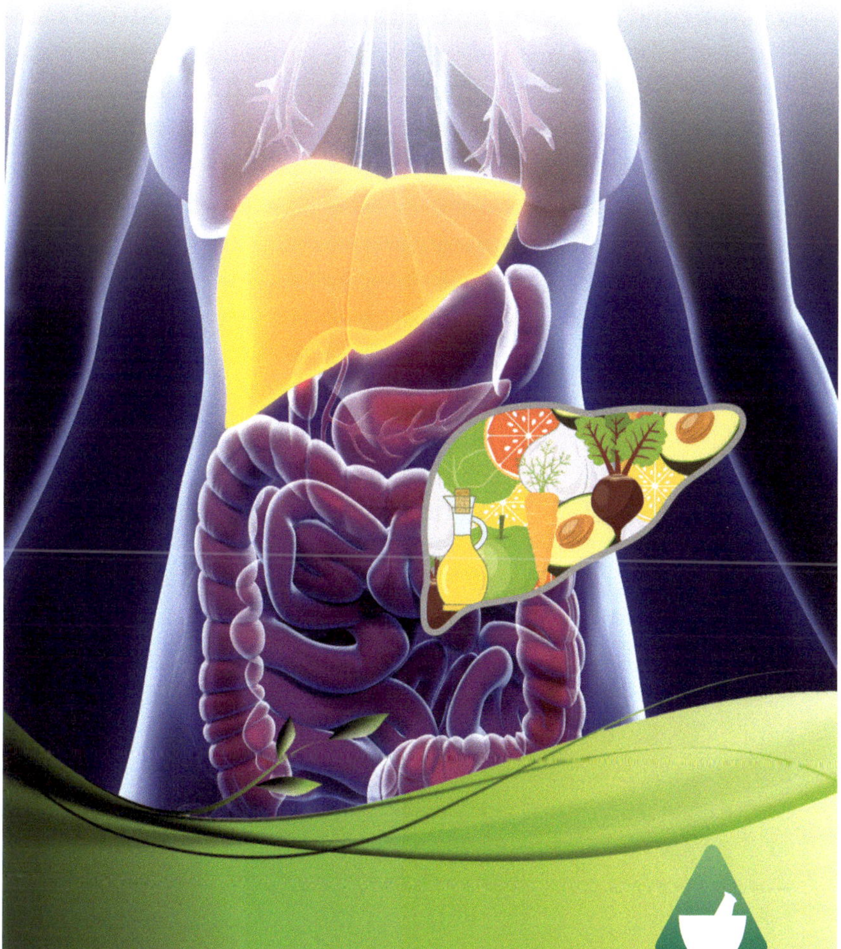

359

Eine gesunde Leber ist der Schlüssel zu einem gesunden und vitalen Leben

Die Leber ist unser zentrales Stoffwechselorgan und unser wichtigstes Entgiftungsorgan - die Leber ist hierbei Tag und Nacht für uns im Einsatz, gleichsam einer Fabrik ohne Ruhezeiten. Eine ungesunde Ernährungs- und Lebensweise schwächt die Leber, ausruhen kann die Leber jedoch nicht, also arbeitet das emsige Organ unermüdlich weiter. Wird die Leber jedoch kontinuierlich überlastet, fühlt man sich schlapp und ausgelaugt, denn die Müdigkeit ist bekanntlich der Schmerz der Leber. Weiter können viele chronische Krankheiten die Folge einer geschwächten oder erkrankten Leber sein. Denn: Funktioniert die Leber nicht, erkrankt der ganze Mensch.

Unterstützen Sie Ihr wichtigstes Entgiftungsorgan: Die ganzheitliche Leberreinigung

Die Leber leidet bekanntlich leise, weshalb wir sie meist nicht mit der nötigen Achtsamkeit behandeln. Grundsätzlich essen wir zu fett, zu säurelastig, weiter belasten wir die Leber durch zu viel Stress und zu wenig Bewegung. Aus diesem Grund ist es sinnvoll, den Körper von diesem Ballast zu befreien und schädliche Abfallprodukte und Gifte auszuschwemmen. Nutzen Sie hierbei die wundervolle Regenerationskraft Ihrer Leber - denn die Leber ist ein ungeheuer dankbares Organ, ihre Selbstheilungskraft beispiellos. Schenken Sie Ihrem wichtigsten Entgiftungsorgan daher eine ganzheitliche Leberreinigung. Mittels der in diesem Buch aufgeführten vielseitigen Maßnahmen wie Heilpflanzentherapie, Teekuren, Darmentgiftung, Schüßler-Salze, Homöopathie, Leberwickel, Wasseranwendungen, Ernährungsempfehlungen usw. wird die Leber auf natürliche Weise entgiftet und gestärkt. Mit Unterstützung dieser ausgewählten Leberkuren werden Sie bereits nach kurzer Zeit wieder mehr Lebensqualität, Kraft, Vitalität und Lebensfreude verspüren.